熊本大学生命倫理論集 4

医療の本質と変容
伝統医療と先端医療のはざまで

高橋隆雄・北村俊則［編］

九州大学出版会

まえがき

　生命倫理学の登場以来，医療倫理に関わる問題として医療者と患者の関係，患者の自己決定の権利，インフォームド・コンセント，生殖医療，移植医療，終末期医療，医療者の職業倫理，ケアのあり方，医療資源の配分，倫理委員会のあり方等々とともに，それらを論じる倫理的原理や法について問われてきた。その際，治療とはいかなることか，医療とはそもそもいかなることであるかは，多くの場合，暗黙の了解とされてきた。しかし，最近のエンハンスメント問題への注目が示唆するように，そうした暗黙の前提が揺らぎ始めており，医療の本質を問うことは，今や生命倫理や医療倫理が避けて通れないことがらとなってきている。その問いは，健康とは，幸福とは，成熟とは，正常とは，自然的とは，人間とは，といった哲学・倫理学の基本概念について問うものであり，本格的考察には多岐にわたる視点が必要である。本書はそうした根本問題に対して，哲学，倫理学，医学，看護学，法学，社会学，人類学の観点から迫るものである。自明とされてきた医療や治療の概念をこれまでとは別の視点で再検討し，医療という概念にあえて揺さぶりをかけることを通じて，医療倫理の新たな基礎づけの序章となることを本書は目指している。

　以下に諸章の概要を記す。

第Ⅰ部　歴史における医療

　ある概念や制度の本質を探究する一つの方法は，それらが歴史的に生成してきた様子を描くことである。これは，現在の概念や制度を相対化することで，現代の医療に批判的視点をもたらすとともに，現行の姿形の奥に持続する医療の本質を示すものでもある。

　第1章「西欧中世における医療概念」（宮川俊行）では，現代の医療の特徴が中世の医療との対比において浮かび上がってくる。本章では，中世医療を現代医療とも十分に対話できる相手とするため，聖書的キリスト教信仰や倫理とともに，ギリシャ・ローマの異教古代文化の遺産である医学・医療，

あらゆる時代・文化に共通な自然法倫理，さらに神学・哲学の合理的思考に注目するという方法を取る。

中世医療の世界観によれば，理性と自由意志を具えている人間は神により全自然界の「管理者」とされる特別の被造物（神の像）である。現在の全被造物界は「基本的」には神の完全性を現し固有の役割を与えられており，新しい生物を作り出したりある種の生物を絶滅させたりするような介入は許されていない。しかし，「具体的」あり方には，様々の不具合が見られ神が本来意図している状態から離れており，そこに介入し本来的目的を実現させるのは「管理者」としての人間の役割である。医療はこのような活動として正しいものとされた。神から創造された自然は「良きもの」であり生命力に満ちている。医療は身体に内在している生命力・自然治癒力を前提し，技術や薬による介入でこれを補強したり助けたりする。ただし，健康も病もそれ自体としては価値的に無記である。それが人を神に近づけるか否かによって価値は決まる。

中世医学での医療的介入は大別して二種だった。第一は自然的健康の確保であり，病気・傷・障害などの予防は各人や幼児の保護者や公共の責任者の課題とされたが，老化現象は当然として受け容れられており，完全な健康は来世において神から与えられるものされていた。第二は健康が損なわれているのを治癒によって自然的健康状態に回復することだった。人間は構成二要素の一つである身体を通し自然界に組み入れられておりその変化にも巻き込まれているが，もう一つの要素であり神から創造され尊厳の基礎をなす精神魂によって自然を超越していると解された。生と死は神の司るものとして人間の側からは恣意的な介入の許されない領域であるとされた。これに対し，医療が関わる対象は健康や先天的奇形・異常・障害また後天的な病気や外傷や異常や障害などであり，自己同一性に影響しない介入だった。

中世医学が自然の「管理」を目指し，自然的健康保持と回復を使命としたのに対し，近世以後，特に現代においては，人為は科学と知識と技術で自然の「支配と征服」を目指すものとなった。抗加齢医学やエンハンスメント医療に典型的に現れているように，医学は地上的幸福を最高目標とする顧客の要望に応えるサービス業的色彩の強いものになりつつある。

第 2 章「生命政治と健康」(船木亨) では，フーコーのいう「生命政治」に取り込まれているとして，現代の医療を批判の俎上に載せている。本章で言及される「生命政治」とは，ミシェル・フーコーによれば，18 世紀末に生じた，人間の「健康，衛生，出生率，寿命，種など，統治の実践において，人口をなす生者の総体に固有の現象から起こる諸問題の合理化」を担う臨床医学の厚生権力による政治である。

臨床医学は，従来の民間療法や大学医学部的診療を排除して，新設の医学校で教育された者だけに医療行為を認めたことからはじまる。そのころ，科学は哲学のもとを離れ，科学者集団が形成され，公共の福利に奉仕するという名目で知をリードする立場に立った。臨床病院において，病人を病院に来させ，入院させるのは，病気の本来の姿を観察し記録するためであった。近代ヒューマニズムにおける人間の尊重として個人を病気の苦悩から解放するためではなく，病気の統計的特性を知り，その根本的原因をつきとめて，社会に病気が生じないようにし，生命活動の総量を増加させるためであった。

医学はやがて公衆衛生学，優生学，遺伝学，大脳生理学の知見を取り込み，適用範囲を拡げて，いまだ病気でないひとびとに予防医学の必要性を説きはじめた。喫煙や肥満(メタボリック症候群)に関する警告のように，医師，政府機関，マスメディアは，食生活や運動習慣などについて発言し干渉する。健康は，ひとが人生において意味あることをするために必要な条件にすぎないのに，人生の目的が健康それ自体へと変更させられる。現代の管理社会を作りだしたのは，情報操作よりも，このような厚生権力のもとでの臨床医学的体制であった。今日，何が善で何が悪かは，各人の理性ではなく，医師が判断する。医師が病気であるとするものが悪であり，病気でないとするものが善である。ひとびとは，病気か健康かの二元論的思考のなかにある。このように，権力が生命を担保にして，理性的判断の前提としての知に働くとき，意識は権力に対して無力である。

生命倫理は，「医師と患者」という実践的関係を，近代的な人間性(ヒューマニティ)という観点によって規制しようとする議論であるが，生命政治が行われるのは，道徳的価値としての「よさ」においてではないし，生物学的なヒトの生命の存続においてでもなく，「健康」，すなわち病気が存在しなく

なることである．そこに，中絶も人工授精も，安楽死も脳死も，病気に対する戦略として，無際限に肯定されていく理由がある．このような状況下では，現代の医学に従うひとびとがなぜそうするのかという解答を，人間の理性や自由や幸福の概念に求めようとしても答えられないであろう．生命政治は，近代が終わりはじめたときに，中世の神学に代わって出現したのではないだろうかと筆者は結ぶ．

　第3章「古代日本の思想と医療——古代の思想から現代の医療を問い直す——」（西田晃一）では，古代日本の思想と医療から医療の本質を考察している．本章では，古代，特に奈良時代から平安時代中期に焦点をあて，古代の医療思想における科学的思考と呪術的思考のうちの後者に着目する．医療と密接に関わる古代日本の重要な思想，すなわち，モノノケ思想・モノガミ思想・ケガレ思想と医療との接点の考察を通じて，呪術的思考にもとづく医療思想の構造を明らかにするとともに，そうした医療思想と現代の医療との関係を探究することを目的としている．

　まずモノノケ思想に関しては，身体に関する治療は医師にまかせるものの，生死は見えざる力あるいは働きにまかせるという態度に着目する．そうした態度は，見えざる力の媒介者として僧を捉え，その媒介行為はそれぞれの仕方で患者に生死の意味を説き，患者が病や死を受け入れるための支援を行うものであると解釈できる．この点から，医療とは身体的治療と同時に，患者に寄り添い，患者が自らの生死を受け止める支援を行うものと考えることができる．モノガミ思想については解釈と意味づけの重要性に着目した．『古事記』と『日本書紀』より，垂仁記における出雲大神の事例と崇神紀における大物主神の事例が取り上げられ，これら2つの事例から，災いの背後にある不定の原因を特定しようと努め，災いの原因である神の名を知ることにより同定し，同定できたことによって災いを祓うことができるという思惟構造が指摘される．神の名を知り同定する行為は解釈ないし意味づけと捉えることができる．つまり，その行為は患者本人が自分の生を振り返り，訪れた運命を受け入れる際に不可欠なものであると考えることができる．真の医療者とは，その解釈や意味づけの適切な支援を行える者といえるだろう．次いでケガレ思想に焦点をあて，ケガレを「ケ＋枯れ」（内部の力が減衰すると

いう構造）とする見方と，災いの原因（外から災いが降りかかるという構造）とする見方に着目する。これらに共通するのは，ケガレを生命の存続にとって否定的な現象を生じさせる原因として捉える見方である。ケガレは共同体の存続に関わる側面を持つが，同時に，人間はケガレの働きに抗う本質を持ってもいる。そして，ケガレへの抗いが洗練されたものとして医療を捉えることができるだろう。

　以上の考察結果をもとに，医療とは人間の本性としての働きを支援するものであると筆者は結論づける。

　第4章「医療とは何か？──バイオ・コスモロジーの視点から──」コンスタンティン・S. クルーツキーでは，医療の本質について，アリストテレス哲学を基盤にして，進化・進展する生物と社会の全体像を提示するバイオ・コスモロジー（Biocosmology）という新たな視点から考察がなされる。筆者はロシアの哲学と科学がともにアリストテレス的要素を核に展開してきたと捉える。さらには，東西の哲学と科学の歴史が示すところでは，それらの進展・変遷は，個人と社会，自然，宇宙とが有機的に動的に統合された全体としてのコスモスに依拠する哲学，科学への道程であり，医療もそのような脈絡で捉えられるべきとされる。

　筆者によれば現代の生物医学が批判されるべき理由の一つは，それが限定的な病因論概念に焦点を当てていること，つまり病気とは我々の身体的状況や環境に基づく原因あるいはその一連の諸原因から生じるものとしていることにある。病因論のこの概念には，すべての原因が含まれてはおらず，とりわけ志向的で目的をもつ動力を欠いている。それはアリストテレスならば目的因と呼ぶだろうものだが，ここではアリストテレスの言うところの形相因，作用因，質量因にも焦点を当てている。筆者によれば，現代の生物医学は，人間の生のすべての現象とプロセスを説明しうるような普遍理論を必要としており，新しいコスモロジーが，現在の「科学的手法」にとって代わることが必要である。すなわち現在，われわれには，個人的また集合的な進化プロセスを，一つの全体としてのコスモスの進化の自然な産物であり，分かち難く統合されたその一部であると捉えるような，地球の諸過程を認識しうるバイオ・コスモロジーが求められているのである。これは世界・コスモスを

「バイオ」コスモスとして扱うことであり，一つの全体的・有機的自己進化システムの世界において，あらゆる存在が固有の場と目的を有しているような有機的・全体的・階層的コスモスとして扱うことである。

こうした文脈において，筆者は西洋的標準的医療とともに用いられる「東洋的補完」医療と，標準的医療の代わりに用いられる「東洋的代替」医療の概念を紹介し検討していく。そしてバイオ・コスモロジーが単に西洋に東洋を対立させる思想でないように，バイオ・コスモロジーに基づく医療とは，西洋的医療に対置されるようなものではなく，西洋と東洋の医療を動的に統合するものとしてある。さらに言えば，ここでは，西洋的，東洋的，統合的医療は三位一体的なあり方をしている。

第Ⅱ部　医療概念の再照射

医療とは何かを問う仕方として，医療と非医療を対比させること，医療法の変遷に着目する考察，医療と不可分な健康・障害概念の考察，人間の医療を動物の医療と対比させること等は有効なものであろう。第Ⅱ部ではこのような視点から医療の本質に向けての探究がなされている。

第5章「医療の目的と医療専門職の義務の限界」（浅井篤）は，医療と医療ではないものの間に境界は存在するのだろうかという視点から，医療概念を再照射するものである。

医学とは直接的には病気を治すこと，すなわち病気の診断や治療についての学問であり，広く予防や健康維持についての知識も含むとされる。医療とは，医師およびその他の医療従事者が医師の指示に基づいて行う，患者の疾病・外傷の診断・治療の目的で行われる医行為の総称である。暗黙の了解として，医療の目的は，疾患の予防と治癒，健康の維持と促進，低下した機能の改善，機能と状態の改善が見込めない場合の現状維持，病める人々に対する各種ケア，苦痛・苦悩の緩和または除去，大往生の実現であり，医療行為とはそれらを医学的判断および技術を活用して，対象になる人および他者に害を与えることなく達成する営みだと言っても間違いではないだろう。

逆に言えば，これらの目的のいずれにも該当しない行為や医学的な手法を用いない介入は，一般的には医療ではないということになる。しかし科学技

術は日進月歩で発達し，遺伝子工学やロボット工学が治療手段に導入されている．医学の基礎になる科学領域も拡大している．生命科学や脳科学，行動科学の知識が加速度的に深まっている．人々の意向や価値観が多様化し，医療に期待することも一律に「病気にならない，病気を治す，苦痛・苦悩を緩和する，そして天寿を全うする」ことだけではなくなってきている．もはや「それは医療従事者の仕事ではない」という提供側，特に医師の一方的な態度や決定が当然視され受け入れられる時代は終わったのかもしれない．人々の世界観も様々で物の見方も一定ではない．社会全体を一つの方向に統括するような「世界のルール」や「共通目標」がなくなりつつある今，一つの行為が医療行為に該当するのか否か，故に医療専門職の仕事なのかどうかがはっきりしなくなってきている．

　筆者は，脳死患者への延命措置，アシュレイ治療，医師による自発的積極的安楽死，救世主ベビー，遺伝子工学を用いたエンハンスメント，死者蘇生，成功率が極めて低い治療を例に挙げて，次のような問いに答えようと試みる．医療専門職はそれに従事することを禁止されているのか，行っても許容されているのか，行うべきなのか，行うことが推奨されているのか，してもしなくてもどちらでもいいのか，または従事したら称賛されることなのか，職業的義務であっても個人的な理由があれば従事を拒否できるのか，医療専門職として行ってはいけないが個人としては問題ないのか，その逆はあるのか，そして，これらの問いの答えを決めるのは誰なのか．各々のケースにおいて医療専門職の義務と「義務の強さのレベル」に関わる様々な概念について考察がなされている．

　第6章「医療法の変遷から見る医療概念」（稲葉一人）は，医療とは何かを，昭和23年に制定された医療法の変遷過程から探る試みであり，戦後70回の改正のうち，医療法自体の改正を主目的としている15の改正を，主として国会の議事録を中心に分析している．

　改正の初期は，社会保障制度の拡充の観点からの改正である．そこでは，最低限の医療制度を提供するための仕組み作りが対象となり，医療法人の設立，病院・診療所の構造改造の猶予期間の延長，48時間規制の緩和，病床数の総量規制がされ，さらに，医学の進歩ないし学問的基礎からの改正で，

標榜科の追加という形が採られている。また，業務が人の健康及び生命に関わるため，弊害防止の観点からの改正として，広告規制の変更，医療法人の経営の適正化が行われている。つまり，戦後初期段階での改正は，概ね，社会保障制度の拡充，しかも，最低限の医療制度の提供のための仕組み作りを中心とし，医学的観点からの改正，弊害防止からの改正を付け加えるというもので，いわば，「医療内在的な要因による改正」であった。

その後，医療資源の地域的な偏在，機能の連携が十分ではないといった観点や，都道府県ごとの地域における体系だった医療体制の実現が考えられ，医療法の目的の拡充及び医療計画が図られる。これは後に来る改正への過渡期と言える。

平成に入ってからは，人口の高齢化，医学医術の進歩，疾病構造や患者の受療行動の変化等に対応していくため，医療提供の枠組み自体を見直していくという，いわば，「医療外在的な要因による改正」が中心となる。そこでは，医療施設機能の体系化，医療の担い手の責務，長期療養患者のための施設，地域医療支援病院が取り上げられ，平成18年には，医療事故等の社会問題を踏まえ，安心，信頼を確保し，質の高い医療サービスを提供し患者の視点に立った制度全般にわたる改革を行うとされ，医療に関する情報提供の促進，地域における医師確保，社会医療法人の拡充，医療安全支援センターの制度化，在宅医療の推進のための規定整備等が改正の対象となっている。

これらを見ると，医療法の改正は，医療の本質は何かという大上段に振りかぶった改正ではなく，その時々に（偶然も含めて）焦点が当たった問題に，所管局である厚生省・厚生労働省医政局が，「資格法（医師法等）」と二人三脚で，医療の量的提供体制のコントロールから質的提供体制をコントロールしているものといえる。したがって，医療法がいう医療とは，形式的には，国会での議決を経て民意の承認を得たものではあるが，社会からの要請を色濃く受けた，歴史的な産物であるといえる。

第7章「医学的介入の論理と障害の概念──「何もしないより，何かよいことをしたほうがよいか」──」（八幡英幸）では，医療そのものを成り立たせる健康，疾病，障害などの評価的意味を持つ概念を障害の観点から考察することで，医療とは何かの問いに迫ろうとする。

英国の著名な倫理学者 J. ハリスは，人間に対する各種の医療技術の適用について考察する際に，「何もしないより，何かよいことをしたほうがよい」という原則を用いる。ハリスは，この原則（大前提）を，疾病や障害はそれ自体，人間が持つ「合理的な信念や欲求」に反する「害悪または危害」であるという認識（小前提）と結びつけ，次のような結論を導き出す。すなわち，他に特別な理由がない限り，疾病や障害の予防や軽減に努めることこそが「よいこと」であり，私たちはそうすべき責務を負うとさえ言える。また，この責務は，「それらを持つことになるであろう人々を産み出すことを可能な限り防ぐことにも同じように適用される」，とハリスは言うのである。

　しかし，上述のハリスの原則には問題点がある。この原則はまず，あえて「何もしないこと」が「よいこと」である可能性を排除している。また，この「何もしないこと」とは，ある特殊な解釈の視点の下でそう呼ばれるに過ぎない。例えば，ハリスは，障害を持つ子が生まれる可能性があるのを知りながら「何もしない」人々を批判するであろう。だが，彼らは障害を持つ子との暮らしに備えているのかもしれない。にもかかわらず，ハリスがそれを「何もしないこと」として批判するとすれば，それは，医学的介入のみを意味のある行為と考えるような，非常に狭い解釈の視点を彼が採用しているからだろう。ハリスの場合，その障害概念についても（すでに堀田らによって指摘されているように），このような行為の解釈についても医学モデルの支配が強烈である。

　以上の検討から，ハリスの議論はまったく誤っているとか，幻想であるといった結論がただちに導かれるわけではない。その議論は，彼と同じように医学モデルに強く影響された解釈の視点を持つ多くの人々に対しては，依然として強く訴える力を持つであろう。だが，そのような視点を共有しない人々を批判したり，屈服させたりするような力を持たないのは明らかである。本章では最後に，そのような人々が辿り着くであろう立場の一つを素描的に考察している。それは，A.W. フランクが言うように，「苦しみを人間の条件の手なずけがたい一部として受け入れ」，「臨床倫理とケアの概念を多声的なものにする」ことを目指すという方向性である。

　第 8 章「「動物への医療・ケア」と「人間への医療・ケア」」（藤井可）で

は，動物の医療・ケアとの対比を通じて，従来とは異なる視点から人間の医療・ケアの本質を捉えようとする。

「動物への医療・ケア」を分類する前提として，まず，現存する「動物への道徳的配慮に関する諸立場」を挙げ各々の考え方が整理される。「極端な人間中心主義的立場」，「動物の保護」，「動物の福祉」（「保護」と「福祉」を併せて「動物の愛護」），「動物の解放」，「動物の権利」，「生命中心主義的な立場」，「生命圏共同体を重視した立場」がそれである。これらを踏まえ，置かれている飼養環境により「動物への医療・ケア」が分類されるとともに，それぞれが依拠する道徳的立場が考察される。すなわち，家庭動物，展示動物，産業動物の医療・ケアは「動物の愛護」に基づき，実験動物の医療・ケアは「動物の福祉」に基づいている。野生動物の場合は様々な立場が混在している。また，遺棄・脱走動物への医療・ケアは，「動物の愛護」と「極端な人間中心主義的立場」双方が関わっていると考えられる。

次に，「動物への医療・ケア」と「人間への医療・ケア」を比較して，両者の類似点と相違点が指摘される。まず言えることは，「動物への医療・ケア」では，「医療・ケアの対象」，「受益者」，「意思決定の主体」の三者が乖離する頻度が，「人間への医療・ケア」よりも格段に高いという点である。さらに，医療やケアの受容について言えば，動物や人間の子どもの場合，「ケアを嫌がらない」という形でケアの受容を示すことが可能である。そこでは，合理性や言語といったものに依存しなくても，「受容」という形でケアが極限のラインで成立している。同様に，判断能力の欠如した人間に対しても，代諾者の理性的な言説にすべてを委ねるのではなく，「受容されているか否か」という点で患者の意図を汲めることがあるという事実を忘れてはならない。また，医療・ケアサービスは，社会保障であるのみならず，集団の安全補償の一種だと考えられるが，集団防衛のためには個人の権利が抑制されることもあり得る。現代の医療では患者の自律や自己決定の重要性が強調されるため見落とされがちであるが，医療の集団主義的側面は，現在も確実に存在し続けているのである。「動物への医療・ケア」への関心は，これらの盲点に気付くよいきっかけとなるだろう。

第Ⅲ部　看護とケア

　医療とは何かという問題に，医療における看護やケアの位置づけの考察は欠かせない。第Ⅲ部では，医師の業務と看護師の業務の関係，看護行為についての考察，ケアの源泉という切り口からそうした考察を行う。

　第9章「看護職の専門性を生かす——患者の安全・安心の確保のために——」（石井トク）では，看護職（保健師・助産師・看護師・准看護師）の身分と業務を規定する保健師助産師看護師法（「保助看法」と略記）に焦点をあて，看護職が有する専門性と担う責務について考察することで，医師の特権である「医行為」とは何かを再検討している。

　まず保助看法第37条には，①包括的指示，②危害行為の禁止，③緊急時の応急処置の正当性，④助産師の助産業務の4点について述べられている。医師の中には本条を誤って解釈し，医師が指示さえすれば，看護師に医療行為をさせることができると誤認している者がいる。また，本条に規定する医師の看護師に対する「包括的指示」については，「看護師が患者の状態に応じて柔軟に対応できるよう，患者の病態の変化を予測し，その範囲内で看護師が実施すべき行為を一括して指示する」と解されている。一方，助産師の業務は，医行為として解されているので，第37条の但し書きによって，助産行為の裁量性が法的に定められている。

　医師・看護師は，相互の信頼のもとにそれぞれの専門性を発揮しながら医療を遂行しなければならない。医師の絶対的医行為に対して，看護師には絶対的看護行為がある。また，診断に必要な諸検査及び治療のための措置を「相対的医行為」と称しているが，その中には，「相対的看護行為」が存在する。それは，絶対的医行為である診断，治療などに対して，患者を危険から守り，苦痛，不安を軽減するために，看護師がその一部を代行する看護行為をいう。したがって，医師の指示は看護師の診療行為であるところの行為の決定までであり，その行為を支える看護師の裁量，すなわち看護師の専門的判断領域にまでは医師の指示は及ばない。それゆえ看護師は，この領域においては，責任を担うことになる。

　医師，看護師は，注意義務として，患者の異常を早期に発見し，最悪の状態への予防措置をしなければならない（危険の予測・回避）。そのために医

師は,「診察」という行為によって異常の早期発見に努め,看護師は24時間を通し患者を「看護」し,異常の早期発見に努めている。つまり医師は「点」であるが看護師は「線」である。また,看護師による観察は,異常発見のための観察とともに,患者の心身の適応状態を社会的,心理的な側面から観察するという点で,医師の医学的観察と異なる。したがって,医師の診察から得られた医学的情報,看護師の観察から得られた看護学的情報の共有は,個々の患者における危険の予測能力を高め,最善の医療を提供し,患者のQOLを高めることができる。

医師の特権である「医行為」とは何かを問わざるをえない時代を迎え,看護職も,医師の補助者ではなく,医療従事者として看護の独占業務を有し,医師と協働して業務を遂行している協働関係にあることを社会に説明する責任があるといえる。

第10章「看護の現場から見た健康——看護理論と看護診断に見る健康の見方——」(森田敏子・前田ひとみ)では,看護における重要概念である「健康」概念に焦点を当てることで,看護行為とは何かということについて考察がなされる。

看護学を構成しているのは,「人間」「環境」「健康」「看護」という4つの概念である。また,看護の基本的責任は,健康を増進させること,疾病を予防すること,健康を回復することにあり,「健康」は看護における重要概念の一つである。看護理論家等による健康概念から見えてくることは,看護において健康とは,最高の健康レベルからより良い健康のレベル,健康が損なわれたレベルなど種々があり「病気である」とか「健康である」というように単純に二分できない概念であることである。そして健康とは,病気や虚弱でないという消極的概念,あるいはそれらの反対概念ではなく,身体的,精神的,社会的状態が相互に影響しあう仕方をダイナミックに表す概念であるということである。さらに,以上から理解できるように,健康は医学的意味での普遍性をもつのみならず,心身の状態や環境,人生観がそれぞれ異なるように,ひとびとの数だけ存在する個別性をも有している。

それゆえ,医師は疾病の存在(病名の診断)と治療という視点から健康に関心を寄せるが,看護は疾病に伴う現象や反応への着目に加えて,患者や家

族との信頼関係を構築しながら，所与の環境において自立した生活を安全に健やかに営めるように支援する。生物医学モデルによる治療では数ヵ月の生命として死を宣告された人が，生命力の消耗を最小にし，生きる意味を見いださせる看護の取り組みの力によって予想以上に長期にわたって生存が可能となった事例や，植物状態で回復困難と思われた人の意識が回復して，生活者としての尊厳を取り戻した事例も少なくない。

　看護師は全人的医療を行う者であり，医学と治療一般に必要な技術の習得とともに，看護独自の診断と治療にも習熟する必要がある。看護は，人間の生きることの欲求に深く関わり，生命力の消耗を最小にすることをめざしており，看護診断における診断名には医師の診断名のつかないようなものもある。また，「手で触れるケア」が精神だけでなく身体の不調にも効果があることが指摘されているが，これについては現在，TE（手）の art の意味を込めた"TE-ARTE（てあーて）"学が提唱されている。

　第 11 章「ケアと正義の基底にあるもの——アリストテレスの友愛論から——」（高橋隆雄）では，キャロル・ギリガン以来の「ケアの倫理」対「正義の倫理」の論争の本質をアリストテレス「友愛論」に求めるとともに，ケアと正義の基底にあるもの，さらにはケアの源泉について考察している。

　アリストテレス友愛論は少々複雑な構成をしているため，種々の分類や脈絡を分離する必要がある。そのため，愛する理由による分類，友愛の当事者どうしの関係による分類という2つの分類，正義との類比の脈絡，幸福の脈絡，施善の優位性の脈絡という3つの脈絡が取り出され，それについて整理がなされる。友愛論の基軸となるのは，友愛と，均等化原理を軸とし相互応酬的関係に基づく正義との並行関係であることからも明らかなように，友愛論は正義論との並行性を主眼に論じられている。すなわち，友愛論では，与えられた愛や善を適切な仕方で返すことが主として考察されているのである。ところが親から子への愛は，存在や養育を負っている親の恩を子どもは返すことができないという意味で，非対等な関係者間での愛であり，通常の均等化原理では説明しがたい。現代のケア論が主として扱うのは，互いに対等というよりもこうした非対等という特徴をもつ友愛であり，与えられた愛を返すことよりも愛を与えることであるが，アリストテレスが意図した均等

化の方向を検討すると，その裏にそのような友愛・ケアの相貌が垣間見える。その意味で，アリストテレスの友愛論は，正義との並行性に引きずられるあまり，施善の優位性やケア的な意味での愛を十分に論じていないといえる。

しかしながら，アリストテレス友愛論においても，現代のケア対正義の論争と共通の論点が重視されている。それは，友愛のもつ本質的特徴としての対面性であり，規範や原理適用における脈絡依存性である。現代の論争は，事柄の奥深くに存するこうした対立を現代的な脈絡で論じていると考えられる。ただし，対面性と脈絡依存性以外の，現代の論争の争点の一つである個人重視と関係重視の人間観の対立は，アリストテレス友愛論とは縁遠いものであり，現代あるいは近代という時代に特有とみなせる。さらに，正義と友愛がともに共同体の基盤となるという点，また，均等化原理は与えられた善への応報だけでなく，施善の原理としても解釈可能である点等の検討を通じて，ケアと正義の基底にあるものやケアの源泉が考察される。

第Ⅳ部　成熟・異常・エンハンスメント

エンハンスメント問題は，治療とは何か，医療とは何かという根本問題を投げかけるものである。第Ⅳ部では，これと関連する仕方で，成熟概念，精神における正常と異常，願望実現としての医療について論じることで，医療の本質に迫るものである。

第12章「人間の生の目的と成熟の概念」（岡部勉）では，成熟した社会における個人としての人間の生の目標や人生設計を考察することで，原理的・哲学的に解明しようと試みている。

成熟した社会はそうでない社会とどのように異なるのか，また，社会の成熟の度合いをどのように測るのかというのは難しい問題であるが，人間性という尺度が有効であろう。つまり，より人間的であるような社会がより成熟した社会である，また，社会を構成する個人としての人間のできるだけ多くが，より豊かに人間性を実現できるような社会がより成熟した社会であると，まずは考えることができる。次に，典型的に非人間的であるとか反社会的であると言われる存在はどのような存在であるかを想像することで，人間性とその成熟ということがさらに探究される。そして，「理性的」存在としての

成熟ということが，本当にわれわれの一つの目標であると言える理由について考察がなされる。社会自体が少しは成熟すると，「理性的」存在としての成熟ということを，社会がわれわれに求めるようになる，あるいは，社会の成熟にともなって，目標とか目的の設定の仕方を，一定の仕方で変えるように求められるようになる，そういう意味で社会の成熟と個人の成熟は連関している。さらに，その目標，目的の設定の仕方を変えるということについて，以下のように述べられる。日常生活における目的や目標は複合的・集合的なものである。仮に最終目的とか究極目的というようなものが何かあるとしても，それだけが単独であって，他には何もないということは考えにくい。しかし，そうした複雑な組み合わせを作ることになった目的，目標のどれもが，同じ程度の重みとか望ましさを持つということはないであろう。できあがった組み合わせは，欲求，願い，望みといったものを何らかの仕方で調整した結果であって，ある場合には，全体としてバランスがとれていて，まとまりのある実現可能な「体系」のように，すぐれて人間的なものであり得る反面，他方では，状況依存的・場当たり的で，一貫性を欠いたものでもあり得る「試み」であろう。

　そのような「体系」ないし「試み」を，何らか統一的な仕方で「総合的に」評価することが，「人間的」ということの実質的な意味を明らかにすることで，可能になるかもしれない。成熟した社会においては，そのような何らか統一的で総合的な評価が可能になっていると考えてもよいかもしれない。

　第13章「精神に疾患は存在するか」（北村俊則）では，精神科医の立場から，精神疾患であるか否かを決定する操作的診断基準の問題点を取り上げながら，はたして精神疾患に病理性があるといえるのか，またそれが疾患と呼ばれる根拠は何かについて検討している。

　医療現場では治療を行うか否かの決定が求められており，「あり」か「なし」かの範疇的評価が常に求められる。しかし，生命現象はふつう連続量的数値で現れ，このように範疇的であるのは稀であり，程度の強弱は必然的に切り捨てられてしまう。

　知的障害について言うと，知能指数が70を下回ると知的障害と定義される。ここでも便宜的にある一点で区分けがされている。知能指数の低い人の

中には，見た目は同じ現象でも，機能的（生理的）疾患だけでなく器質的（病理的）疾患を伴う場合もある．また，不安障害，気分障害は指数関数の分布に従うのであり，生理的変動の範囲内にある．その意味で，多くの精神疾患は，病理的というよりもむしろ生理的なものであり，ガウス分布を示す生理的変動のある一地点で，疾患とそうでないものとを区分けしたものである．その場合，生理的なものであっても健康被害を及ぼすのであれば疾患と呼ぶべきなのかもしれない．それについて，いくつかの精神疾患について検討してみると，不安，抑うつ感，恐怖感などは，それらが強いほうが25歳以下の事故による死亡率が低いことが示すように，人間の生活にとって本来不可欠の心理現象であることが分かる．それらが平均より強いあるいは長期間持続するときに障害を発生していると言えるかもしれないが，これも実は疑わしい．というのは，それら心的機能が過剰な場合だけでなく過小な場合も重大な欠陥を呈するからである．ここには逆U字型の関係があり，障害の発生については個人だけでなく社会のあり方が大きく関与しているが，これはたとえばガンのような身体疾患には妥当しないことである．

疾患の本質をなすさまざまな心理状態は，人間の生に役立つ本来の機能を有している．それが置かれた心理社会的環境との相互作用の中で機能不全を呈し，疾患であると考えられているのであり，連続量として評価できる多くの心理状態を臨床上の必要性から，あたかも質的に異なるものであるかのように評価しているに過ぎないのである．

第14章「パーソナリティ障害とパーソナリティの成熟」（木島伸彦）では，パーソナリティ障害とパーソナリティの成熟について，クロニンジャー理論に基づいて概略を紹介するとともに，エンハンスメントとみなされるパーソナリティ障害の治療について論究している．

クロニンジャー理論を特に取り上げた理由として，それが本章が扱うパーソナリティ障害と密接な関係があること，また，生理学的な基盤があること，パーソナリティの成長を理論化していることの3点が挙げられる．パーソナリティ障害とは，アメリカ精神医学会の Diagnostic and statistical manual of mental disorders（DSM）の中における，比較的変動しにくい個人の特徴を扱っているII軸の精神疾患として想定されている．DSMにおけるパーソ

ナリティ障害の診断基準のうち，特に重要な3点は，①対象となる個人が所属する文化によって期待される行動パターンから逸脱していること，②その逸脱した行動パターンが，特定の場面だけではなく，社会的生活のなかの多くの場面において一貫していること，③その逸脱した行動パターンのために，機能障害があるということである。

パーソナリティの成熟については，様々な見解があるが，一般的に，自己志向性や協調性ばかりを強調し，スピリチュアルな側面に対する気づきの重要な役割を無視している。これに対して，クロニンジャー理論では，スピリチュアルな側面を育成することは，パーソナリティの成熟という意味において極めて重要であると考えられている。スピリチュアルな側面を高めることに重要なのは，自覚を高めることである。

パーソナリティ障害のある人には，自覚がないことが多い。自覚がないと，目の前にある自分の好きなことや嫌いなことに応じて，行動してしまうことになる。さらに，パーソナリティの成熟段階に応じて，自覚には3つの段階が想定されている。①ほとんどの成人が多くの状況で有している典型的な自覚状態。②「良い親」であろうとするときに典型的にみられる自覚状態。これは「メタ認知」あるいは，「マインドフル」であると記述できる。③観照あるいは，「ソウルフル」と記述できる段階で，自分の根源的な見方を直接知覚でき，われわれの注意の方向を定め，われわれの予想や態度や出来事の解釈を系統だてる概念枠組みを与える段階である。

パーソナリティ障害の治療について，「「正常性（正常値）」の範囲を積極的に飛び越えて，より優れた能力獲得のために，人間の組織に対する医学的介入を加える」ことを意味するエンハンスメントにあたるかどうかが検討される。現在の段階の治療はそれに当たらないが，将来的な実用に向けて研究されている遺伝子の改変や，脳の手術による治療は，エンハンスメントにあたると考えられる。これに続いて，エンハンスメントが望ましいものであるとされる必要条件について考察がなされる。

第15章「エンハンスメントから願望実現型医療へ──病気治療という医学の本義との関係──」（松田純）は，現代における医療の根本的変質を「治療型医療」と「願望実現型医療」の対比を通じて浮かび上がらせるもの

である。

　病に苦しむ病者は，医療者に助力と治療を求める。医療者は，その知識と技能のかぎりを尽くして，病者の求めに応えようとする。治療行為のこうした規範性は古今東西の医の倫理のなかに共通して見いだされる。医学のこうした伝統的な自己了解はいま揺らぎ始めている。美容外科手術や生活改善薬の流行など，病気の治療とは言えないような新しいタイプの医療がさまざまな分野に登場し，拡大しているからである。医学の知と力を病苦から逃れるために用いるのではなく，自分が生きたいと望む生の方へ自身の身体構成をできるだけ近づけ合わせようとするために用いる。こうした営みを「願望実現型医療，または欲望に駆り立てられる医療」と呼んで，病気の治療を目的とする本来の医療である「治療型医療」と対比して，その意味が考察される。

　願望実現型医療は，「エンハンスメント」という概念で捉えられてきた現象と広い範囲で重なるが，エンハンスメント論より，もっと広い枠組みを見据えることができる。エンハンスメント論は，とりわけ先端医療技術を，心身の正常機能を回復する治療以上に用いることを対象とし，治療／正常機能以上の増強的介入（エンハンスメント）という枠組みのなかで，個別診療科ごとに，医学的介入の正当性とその限界（医学的適応の限界）をめぐって議論し，主に，治療とエンハンスメントとの線引きに目が向きがちである。これに対して，願望実現型医療論は，先端医療に限定せず，代替医療や民間医療の方法，化粧を含む美容，健康食品，ピアス等々をも含み，個々の医学的適応をめぐる議論を超えて，全般的傾向を最初から主題化する。これによって，願望実現のために医療的手段を用いる現象全体を文化論的コンテクストのなかで統一的に理解することを可能にする。願望実現型医療をめぐる問題は単に生命倫理学の問題ではない。それは医療文化論という広い枠組みのなかで考究すべき課題である。治療型医療として数千年にわたって持続してきた医療がいま本質的に変容しようとしている。この構造的変化の意味について包括的な理論的・学問的検討を「願望実現型医療」という新たな構想のもとで考究することが求められている。

第Ⅴ部　医療の社会的文脈

　医療は社会制度であるため，医療の本質への問いは，制度としての医療についての問いを不可避的に含む。第Ⅴ部では，社会学的視点からの仕事としての医療の考察，人類学的視点からの近代医療と伝統医療の関係の考察がなされる。

　第 16 章「仕事としての医療」（中川輝彦）は，「仕事としての医療」という観点から，医師の営みを考察している。この観点においては，①医療には失敗が付きものであること，②失敗から直接被害を被るのは，それを仕事とする人（医師など）ではなく，患者であること，③このため医師は，患者側から失敗の責任を追及されるリスクに晒されていること，つまり医療という仕事には「失敗のリスク」が付きまとうことに注目する。

　医師は，こうした「失敗のリスク」に対応するために，失敗がただちに医師の責任にならないような仕事の評価基準（「結果」より「手段」を重視する）を作りあげ，医療の評価権を確保しようとする。つまり仕事上の「自律」を求めるのである。

　こうした「自律」を，「外部」に向けて正当化するのが，医師集団における医療の評価・コントロール，つまり「自己規制」である。しかし，この「自己規制」は厳格なものにはなりにくい。医師は，仕事において「個人主義的」だからである。というのも，医師は，「自分の」患者に対する責任を強調し（逆にいえば，他の医師の担当する患者に対する責任は免除される），心身の複雑性，患者の個別性に対応するため，形式化され共有された医学的知識からの推論以上に，各自の臨床経験に基づく判断を重視する（したがって医師により「最善」の判断が異なって当然とされる）からである。

　以上は，良質の医療の安定供給の構想・実現に取り組む者が直面するジレンマを示唆する。さしあたり 2 つのジレンマが考えられる。まずは，医師集団の「自律」をどこまで認めるのかというジレンマがある。医師集団の「自律」を限定すればするほど，「失敗のリスク」に抗して仕事をするという医師の動機付けは低下する，すなわち医療の安定供給が脅かされる。逆に「自律」を認めれば認めるほど，患者など「外部」の評価から乖離した医療が行われる可能性が大きくなる。2 番目は，医師の「個人主義的」傾向をめ

ぐるジレンマ，特に医学的知識と臨床経験のウェイトをめぐるジレンマである。医師に「科学的」であることを強制すると，臨床経験に基づく判断が発揮できなくなる。規則（医学理論や診療ガイドライン）に忠実な，悪しき意味で「官僚的」な医療が出現する。逆に臨床経験に基づく判断を認めることは，「非科学的」（例えば同時代の医学からは「遅れた」）診療が行われ続ける余地を生じさせるのである。

第17章「医療と悪——ケニア海岸地方における伝統医療者の専門職化とその座礁——」（慶田勝彦）では，人類学の視点から医療の本質に迫っている。

本章は，医療がローカルな悪の概念に媒介されることによって，近代医療（＝技術の領域）と伝統医療（＝個々人の病気経験の領域）の双方を「ひとつの」医療システムとして人々が受容している点を，東アフリカのケニア海岸地方の辺境で生じた「施術者の専門職化運動」を事例として検討している。その結果，ケニア海岸地方に居住するミジケンダの病気経験のレヴェルには，悪の介入，悪の制御，悪との対決といった倫理的ことがらが医療（施術・医術で病気を治療する）の本質に組み込まれている一方で，近代医療に対しては悪への対処が期待されておらず，失敗のリスクも想定された，身体のメカニズムを調整する優れた技術として受容されていることが明らかとなる。一方，悪への対処と不可分の関係にある施術師たちは，悪への対処が可能な専門職能者であるがゆえに，自身が悪のエージェントとなるリスクを構造的に抱えてきた。このような施術師たちは近年，伝統医療者として自己規定する運動を展開している。この運動においては，伝統医療の科学的な側面や近代医療の代替医療としての側面が強調され，政府公認の伝統医療従事者の資格認定証の獲得を通じて医療者としての地位の確立を目指している。しかしながら，一般のひとびとは施術を西欧医療と対比し，同じ医療としての資格を与えることに懐疑的である。なぜならば，施術者は悪のエージェントと表裏一体であるため，倫理的な施術者の資格は常に一時的であり，状況的であるとの認識があるからである。ひとびとは施術を医療として必要としてはいるが，施術者は常に善であるとは限らない。施術の資格化は潜在的に悪の公的な容認になるため，ひとびとは施術と近代医療とを同列に配置することに慎

重なのである。

　このように，医療と悪に焦点を当ててミジケンダの医療を眺めたときに見えてきたのは，異なる医療システムのラディカルなミジケンダ的統合とでも呼びたくなるような構図にほかならない。西欧医療の優れた知識や技術を貪欲に受け入れる一方で，個々人を襲う病気経験は，ミジケンダ固有の社会・文化的想像力によって可能になっている悪の領域において意味が与えられるからである。もちろん，この構図を近代医療が完備した社会に直接当てはめることはできないが，近代医療においても医療と悪の関係を主題化することの意義を問うことはできるかもしれない。

　以上，本書では，医療の歴史，非医療との対比や健康・障害との関係，看護とケア，そして成熟やエンハンスメント，医療の社会的文脈という視点から，医療の本質を捉えることを試みた。新しい医療技術の開発にともない，人々の願望も進展し，これまでの治療概念，健康概念，正常・異常概念，さらにその奥にある医療という概念が，根本から問題とされ土台を揺るがされることになるだろうし，こうした揺らぎはおそらく恒常的に生じると思われる。最終的に問われるのは，人間とはいかなる存在であるか，人間が人間らしくある条件は何か，人間の本質とは何かということである。このようにして哲学・倫理学の基盤に突き当たることで，生命倫理学や医療倫理学は，たんなる「応用」倫理学の域を超えて，現代における新しい倫理原則や理論を提示しうる最先端の倫理学となるであろう。それには古代以来の哲学・倫理学の蓄積への参照とともに他の諸学問との共同作業が不可欠である。

2011年3月

高橋隆雄

目　次

まえがき……………………………………………高橋隆雄　i

第Ⅰ部　歴史における医療

第1章　西欧中世における医療概念………………宮川俊行　3

第2章　生命政治と健康……………………………船木　亨　30

第3章　古代日本の思想と医療……………………西田晃一　50
　　　　──古代の思想から現代の医療を問い直す──

第4章　医療とは何か？……コンスタンティン・S.クルーツキー　67
　　　　──バイオ・コスモロジーの視点から──

第Ⅱ部　医療概念の再照射

第5章　医療の目的と医療専門職の義務の限界………浅井　篤　93

第6章　医療法の変遷から見る医療概念……………稲葉一人　111

第7章　医学的介入の論理と障害の概念……………八幡英幸　146
　　　　──「何もしないより，何かよいことをしたほうがよい」か──

第 8 章　「動物への医療・ケア」と「人間への医療・ケア」
　　　　　　……………………………………………………藤井　可 161

第Ⅲ部　看護とケア

第 9 章　看護職の専門性を生かす……………………石井トク 189
　　　　　──患者の安全・安心の確保のために──

第 10 章　看護の現場から見た健康…………森田敏子・前田ひとみ 213
　　　　　──看護理論と看護診断に見る健康の見方──

第 11 章　ケアと正義の基底にあるもの……………………高橋隆雄 233
　　　　　──アリストテレスの友愛論から──

第Ⅳ部　成熟・異常・エンハンスメント

第 12 章　人間の生の目的と成熟の概念……………………岡部　勉 269

第 13 章　精神に疾患は存在するか ……………………北村俊則 286

第 14 章　パーソナリティ障害とパーソナリティの成熟
　　　　　………………………………………………木島伸彦 301

第 15 章　エンハンスメントから願望実現医療へ………松田　純 316
　　　　　──病気治療という医学の本義との関係──

第Ⅴ部　医療の社会的文脈

第 16 章　仕事としての医療 ……………………………中川輝彦 339

第 17 章　医 療 と 悪 ……………………………………慶田勝彦 356
　　　　　──ケニア海岸地方における伝統医療者の専門職化とその座礁──

第 I 部

歴史における医療

第1章 西欧中世における医療概念

宮川俊行

I. はじめに

(1) 医学と健康

　西欧中世における医療・医学の概観が本章の課題である。一般に医療現場で直面する実践的具体的諸問題との医療従事者たちの取り組みの中から学としての医学は徐々に発展してきたと考えられるので，厳密には医学と医療は区別されるべきであろう。しかしここでは区別にこだわらず，両者を一体化したものとして取り扱いたい。

　古来，医療・医学は専ら「健康」を巡る学問・技術であるとされてきた。「健康」が損なわれるとか優れないという問題が起こったとき，顔出しを求められるのが医学であり医療である。差し当たり期待されているのは問題の解決つまり健康の復元や改善であり，痛みの軽減であり，諸障害の治癒である。要するにキュアの活動である。だが同時に求められていたのはいわゆるケア的対応だった。そしてこれらと関連し，いやこれらに先立って医学はまず良好な健康をつくり維持するために役割を担うものとされていた。すなわち「健康」の保持・増進，保護，損なわれた「健康」の復元，その過程における傷病者・障害者のケア，など「健康」を巡る活動が医療・医学である[1]。

　西欧中世においても基本的事情は変わりなかった[2]。それゆえ本章の考察は当時「健康」がどのように見られていたか，それに対応する「医学・医療」という文化的営みがどのように展開されていたかを見るということになる。

　「健康」は類比概念である。普遍妥当的に語られうる一定の内容を持ってはいるがそこには同時に歴史的，文化的，主観的な諸要素が分かち難く絡ま

り合っている。結局それは文化的構成物である。健康観はその背景となる世界像を抜きにしては把握できない。しかも対応する「医学」の方も，西欧中世においては「病める人間」と関わったのは現代的な意味での「医学 (Medizin)」ではなく「健康科学・癒し学 (Heilkunde)」でありそれは「いわゆる健康な人間」と「いわゆる病に陥り治療さるべき人間」のあらゆる側面を包括する総合的関係的活動の学であった[3]，というのだから事は単純ではなさそうである。その上，対象は紀元500から1500年に広がる広大な時代における事情である。限定された紙幅内での提示となるとまず環境整備から始めなければならない。

(2) キリスト教的社会

西欧中世の特色は宗教的社会，すなわち，宗教の影響が格別大きい社会だった。宗教抜きで理解できない。それは必ずしもキリスト教だけではなかった。イスラム教の影響も広範に及び，特に当時の医療・医学はイスラム文化のもたらしたものという面が大きかった[4]。言うまでもなくユダヤ教の影響も小さくなかった。これらの信仰を抱くようになる前の先祖から引き継いだ自然宗教的慣習・習俗や遺産も根強く残っていた。

こうして西欧中世人の宗教はこれを厳密に検討するとなると複雑で錯綜した膨大な議論となってしまう。本章の考察はそれゆえ便宜上中世をキリスト教社会とする一般通念を重視して宗教をキリスト教に限定することにする。他の宗教は，間接的にすなわちキリスト教に影響を与えている限りにおいて，顧慮されるであろう。

(3) 自然法倫理規範

とはいえ，ここで聖書に基づくキリスト教固有の信仰にこだわり過ぎることは本章への読者の期待から外れることになろう。中世キリスト教世界の医療や医学が今後のわが国の医療のより好ましい在り方を模索している者にどのような有益な示唆を与えてくれるかに主要関心があるであろうからである。少なくとも中世人と現代のわれわれとの間に健康・医学上の重要な問題についての合理的な対話の可能性がある程度の規模において存在していることが

必要である。それには西欧中世医学のもつキリスト教的本質的要素を無視することなく、しかし同時に当時の医療の実体を可能な限りこれから内的に「自立した」ものとして提示することが要求されよう。キリスト教的中世医学本体の中の現代と対話や協力が可能な思想部分を可能な限り対象として浮き上がらせ、これに関心を集中するのである。

　a）こうして、われわれはまず中世医療におけるいわゆる「自然法倫理」に注目することになる。

　「自然法倫理」はユダヤ教、古代ギリシャ・ローマ思想、キリスト教信仰などの影響下に徐々に形成され、一貫してキリスト教倫理思想伝統の中で重要な位置を占めてきた。

　キリスト教は、万物の創造者・支配者である三位一体のペルソナ神を信じるが、この神は全人類の一部に過ぎないイスラエルの民及びキリスト教会と「特別の関係」を持つ存在である、と考える。この特別の関係は歴史の中で形成され、イスラエルの民とキリスト教会を成立させ、この中でキリスト教の固有の信仰や独特の倫理規範が形成された。しかし、同時にこの神は全人類の創造者・支配者として「万人」とも関係を持っており、このような史上の特定者との関係はこちらを「前提」としている、とキリスト教は考える。この全人類と神との普遍的関係の中の重要なものがここにいう「自然法倫理」である。ここでは神は信奉している宗教とは関係なく万人と直接的に関わり合う。具体的にはそれは直接的に万人が良心の声として体験できる基本的倫理原則（例えば「善を為すべし」、「悪を避けるべし」、「不正を行ってはならない」、「万人の人格の尊厳の尊重」など）であったり、それらに支えられた良心の呵責であったり、社会の実定法諸規範の前提となっている基本的倫理規範（「人を殺してはならない」、「嘘を言ってはならない」、「各人にかれのものを」など）で、事実として広く人類が古来守り続けてきた道徳の基本的命令である。このような規範はキリスト教固有のものではなく時代や地域の別を超えてキリスト教信者が諸宗教の信奉者とも、またあらゆる文化圏に属する人とも共有している基本的道徳である、とされる[5]。キリスト教倫理は聖書に記録されているイエスの教え（隣人愛、隣人を裁くな、弱者の権利を守れ、自己犠牲を厭わず他人や社会に奉仕せよ、など）を中核とはするが、

同時に、自分たちの信じている三位一体の神は自然法倫理規範の尊重をも厳しく求めている、と考えてきた。自然法倫理規範の重視はキリスト教の一つの特色である。

医学・医療の関わる健康問題においてもこの客観的事情は当然あるはずである。人間生命の尊重や健康における不具合が人を苦境に立たせ救出のための隣人の介入を必要とすることなど人間の世界に普遍的に見られる基本現象であり、従ってそこにはその際の人間の行為が当然重んずべき倫理規範に関して、社会や文化による違いを超える上記の倫理的普遍的認識がかなりの広がりをもって存在しているに違いない。キリスト教は信仰を異にする人々との間に健康の倫理を巡る事柄に関して広く共通の理解をもっているはずである。この領域の基本的な道徳問題に関する限り中世キリスト教徒たちの世界は現代人であるわれわれと理解も対話も可能なかなり身近なものと考えられる。本章はキリスト教の自然法教説部分に可能な限り注目しながらの中世医学論とならねばならぬ。

（4） 方法論的無神論

b) 第二は方法論的無神論の容認である。本章は中世医学をできる限り方法論的無神論（atheismus methodologicus）者との対話が可能なような形での提示に努めることによって相互理解を大幅に可能にできると考える。

現代人はデカルト（R. Descartes, 1596-1650）による思想革命に始まった近代科学の時代に生きている。近代科学の先端を担っているのが現代医学・医療である。近代科学は人間主義（humanism）を根本思想としているといわれる。キリスト教的中世の「神中心的発想」に対比される「人間中心主義的発想」である。しかし注目すべきは、そこではキリスト教的神は必ずしも否定されているわけでなく、それゆえ積極的無神論思想（positive atheism）になっているわけではない、ということである。ただ、意識的にキリスト教的神と「無関係」に発想しようとするだけで、神なしで総てを説明し、理解し、問題解決を目指そうという考え方（negative atheism）である。結局、それは現代の科学従って医学や医療が「宗教的に中立」であることを意味するに過ぎない。少なくとも宗教と無関係、というだけである。マックス・ウェー

バー (Max Weber, 1864-1920) 風に言えば wertfrei（価値中立的）でありニュウトラルである。宗教的価値を抜きにした発想である[6]。たしかに現代の医学・医療において健康や疾病についての支配的・常識的な考え方は神中心的発想が支配していた中世社会で「当然」とされていた見方とは大きく違う，と見えるかもしれないが，西欧中世において健康がどう考えられていたか，病人をどう見ていたかを「正しく」理解するには，人はまず現代の健康観・疾病観を放棄してかからねばならない[7]とまでは言う必要はない。現代医学・医療が方法論的・消極的無神論に留まるというだけなら，中世医学はその前キリスト教的遺産部分を表に出すことによって現代医学の論理でも理解でき対話もできるものとなるであろう。西欧中世においても古代や現代におけると同様，傷病人は経験的・現象界において苦しみの中にあり，医学という特殊技能や知識の持ち主の特殊な関わりと配慮を必要とする弱者状態にある身体的存在であった。その特殊な技能・知識・関わりの内容は信仰に依存することなく誰もが理解も考究も試みも可能な日常的体験的世界における事柄であったはずである。

（5） トマス・アクィナス哲学
　c) 中世キリスト教にも当然多様な層があった。一般大衆の素朴な信仰内容と哲学・神学の捉えた厳密なキリスト教信仰の本質とは大きな隔たりがあった。中世医学にとって重要なのはこれに学問的影響を与えた後者の方であり徒に前者に目を奪われて右往左往することは本章の目的とは調和しないであろう。それゆえ本章では中世キリスト教信仰の全体から通俗的非本質的部分[8]を切り捨て，専ら中世医学に多くの点で大きな影響を与えているトマス・アクィナス（Thomas Aquinas, 1225-74）が提示している限りのキリスト教思想のエッセンスに即しながら中世医学の内容を整理していくことにしたい。

　方法上これら三点に留意しつつ，生の人間関係そのものにわれわれの主要関心を向けるならば，中世医学は現代人にも十分に対話可能な対象となるであろう。

(6) 本章の構成

以上の序説的方法論（第Ⅰ節）を踏まえ，以下本論を次のように構成しよう。

まず，中世における医療・医学の諸問題を特に現代の医療・医学との対比を念頭に秘めて概観する（第Ⅱ節）。

次に中世の医療・医学の現代的意義について考える（第Ⅲ節）。専ら医学「思想」に関心を向ける。

最後に短い「結び」（第Ⅳ節）を置く。

Ⅱ．西欧中世における医学と医療

(1) 西欧中世医学の人間観

a）前キリスト教的人間観

ⅰ）医学・医療は人が傷病に巻き込まれたときに介入を求められる。健康上の不具合に苦しんでいる人への助けである。解決を目的とする介入である。介入においてはこれら不具合の原因や状況の認識を初め，解決のためにさまざまな特別な知識や理解や技能が必要である。このような介入には人間の心身がどのような構成をもっており諸臓器諸組織や細胞がどのような機能を営むものかについての知識が前提として必要になる。当然そこにはその基礎として健康を維持したり増進したり最良の状態に保つことへの関心が存在している。こうして健康のための合理的対応についての学問的営みは，生理についての学，病理についての学，そして治療についての学である。このような思想構造は基本的には古来どの文化にも等しく見られる。

西欧中世医学思想にも基礎的部分としてこのような人間観・健康観・医療観があった。それは先行する古代すなわちギリシャ・ローマ世界からの文化的遺産として受け継がれていたものである。非キリスト教的諸文化の中で生み出され継承されてきたものである限り，等しく万人が行うことのできるものと判断された。人が生まれながらの理性の力だけで観察や考察を行う学問すなわち普通の哲学や医学などはこのような方法で捉えられる人間像をもつ。キリスト教の立場からは，キリスト教の信じる神からの啓示なしに万人に可

能な真理認識に属し，意図的なものではないものの実質においては上に見た方法論的無神論的な人間把握の一種と受け止められることになる。しかしそれは自然法とも密接に関係する現実だった。西欧中世医学はキリスト教固有の啓示信仰に論理的に先行するこのような健康・医療理解をまずもっていたと考えられる。それは他の文化圏においても事情如何では形成されえまた理解可能なはずの内容をもった人間像を中核とするものだった。

ⅱ）ところで事実として西欧中世が先行する時代からこのような意味での「前キリスト教的医学遺産」として受け取ったのは上述のように古代ギリシャ・ローマという特定文化圏で形成された特定内容の医学だった。そこではガレノス（Galen, c.129-199）的体液学的生理学の権威が特に大きく，アビケンナやアヴェロエス，プラトン，アリストテレスなど偉大な哲学者や医学思想家パラケルススの名前も時々現れるとはいえ，基本的にはヒポクラテス（Hippocrates, c.460-c.370 B.C.）的医療の学として総括されうるものだった[9]。生理や病理や治療についての科学や技術としての水準は低かったが，顧慮に値する認識も欠けてはいない。何よりも，病気を神の仕業とか悪霊の祟りと見て対応する呪術的手法でなく観察と経験と推定・研究を基に合理的に人体の生理と異常の現象と取り組んでいることが注目に値する。素朴とはいえ学的医療の営みとなっているのである。

本章にとって特に重要なのは，有名な誓詞（「ヒポクラテスの誓い」）[10]に盛られている医師の職業倫理である。自然法倫理的発想がヒポクラテス医学の基本的発想となっていることが明らかだということである。さらにヒポクラテス医学には人間や他の諸存在の理解においても自然法倫理の基礎となりうる哲学的見方が少なからず含まれていることが注目される。

そこでは天体・無機物・有機物・動物などあらゆる事物より成る存在界すなわち自然を大宇宙と捉え，人間はその一部を成す小宇宙とされている。宇宙と人間は同質であり同じ法則によって支配されている，という。人間は生物学的存在であり自然から生み出されたものであるという。生きていくために必要な諸物を自然界から入手できる。人は傷病に侵されることはあるが，健康も癒しも自然が供給源である。

全存在界すなわち全自然界には絶対不可侵の法が支配していることが強調

され,この観点から健康も病も医療も統一的に理解される。自然が生み出した身体には本来自然から与えられた治癒力が備わっており,病気が治るのはひとえに生来身体に備わったこの自然的治癒・回復力による。医者の役割はこの法を正しく把握し,この法の支配に仕え患者の健康回復を助けることである,とされた。自然的ちからと法に順応することを絶対的基準とする医学的営みの理解である。この考え方も自然法倫理学の一種とされうるが,自然界を自己充足的存在 (ens a se) 的なものとして絶対化してしまい,その法も神的絶対的支配力をもって支配するものとしている点で,汎神論の一種であった。「自然」は動かしても触れてもならない絶対的神聖な法によって人の心身を支配しているという[11]。要するに,自然を神聖とするものだった。「自然という宗教」だった[12]。

さらに,ヒポクラテス医学では人は心身的存在であり,しかも人体は諸臓器の集合でなく一体的な統一体的存在であることが強調されていた。それゆえ健康も癒しもこのような一体的な人間の問題として観念される。医療は「全体としての病人」を相手にこれと関わろうとするホリスティック的な医療すなわち全人的医療であるべきことが主張されている。この思想はキリスト教の人間観と調和し,受け容れられ,キリスト教医療においても重要な役割を演ずることになった。

b) キリスト教的人間観[13]

i) キリスト教

西欧中世医学に深い影響を与えているものとしてキリスト教固有の人間観があった。キリスト教が旧約聖書及び新約聖書が記録している歴史における神の啓示 (revelatio) によって教えられていると信じている事柄を踏まえての,キリスト教特有の人間理解である。キリスト教は総てを神との関係において見るという根本的立場を取るが,人間についても神との関係こそが最も基本的な面であるとし,この面抜きで物事の十全的把握はない,と考える。それゆえ,キリスト教的人間観は,神の啓示なしの人間の考察や探求だけでは捉えられない諸側面をも含む,より総合的全面的な人間把握とされる。中世キリスト教医学においてはこのキリスト教的人間観が基礎になる。但し,キリスト教では,自然法が重視されるので,古代ギリシャ・ローマからの医

学思想やそこで基礎となっている人間像の諸要素などにも（矛盾が甚だしく完全に排除されるものも勿論あったにせよ），あれこれの読み替えや変更を加えながら摂取されるものも少なくなかった。

ⅱ）キリスト教的歴史理解

当時のキリスト教界は聖書を基に，神の啓示によって教えられていることとして次のような歴史理解をしていた。聖書の「創世記」によれば，神は最初の人間であるアダム（Adam）を創造し，さらにそこからその妻エワ（Heva）を造った。この二人が全人類の元祖（protoparentes）で，かれらから全人類が生じた。アダムとエワは楽園に置かれ，幸せな生活を営んでいたが，罪を犯して神に背き，神の恵みを失い（peccatum originale originans），楽園に住めなくなり，苦しみに満ちた世界の中で破滅状態で生きることになった。かれら自身が不幸になっただけでなく，かれらの神からの分離敵対状態は総ての子孫にも及び，こうして全人類が神と不和な不幸な破滅状態（原罪状態［peccatum originale originatum］）において生きていかなければならないようになった。神は人類を憐れみ，救い主イエス・キリスト（Jesus Christus Redemptor hominis）を送った。イエスは十字架に架けられての刑死により人類の罪を償い，人類は購われ神との間の友好的平和的関係は回復した。復活したイエスは教会（Ecclesia）を立て，イエスを救い主として信じ，洗礼（Baptismus）を受けた者をその構成員とするようにした。かれらキリスト教徒はこうしてイエス・キリストによる購いの業の成果に与る者となっているが，その与りはまだ完全ではなく，それは将来の，世界の終わりのとき，すなわち終末の「創造の完成」のときのものとして約束されている。

ⅲ）キリスト教的人間像

このように解された聖書の教えを背景に中世キリスト教は現世における人間を三次元にまたがる存在すなわち，三つの側面をもった存在，三層的存在と捉えていた[14]。

① 被造物としての本来的人間（homo constitutus）

この世界における本来的に優れた存在としての人間。神から創造された限りにおける善いものとしての人間。原初的健康とちからと生命力を与えられており，神によって創造された宇宙（大宇宙）である全自然界の中心に「神の

像（imago Dei）」として神によって位置付けられている特別の被造物である[15]。全自然界を調和的関係において支配すべき定めを持った存在である。人間同士も相互に責任を負う相互のための存在（homo responsurus）である。

　この世に生きる人間にはこのような「神の特別の被造物」という基本的側面がある。これは次に見るもう一つの側面によって非常に損なわれ弱められてはいるものの，無くなってはいない。人間は，依然，神の協力者として自然界を支配すべき立場に置かれている。被造物としてのある程度の善さと健康と生命力をもち，調和的な自然界支配も様々の問題は生み出しながらも，なお可能であり，他の人間との調和もある程度維持されている。

② 堕罪により破滅してしまった人間（homo destitutus）

　人祖アダムの堕罪により生み出された状態すなわち原罪状態にあるという側面[16]。神から離れ，滅びと矛盾と，悲惨さ，弱さ，脆さ，不安定の中にある限りにおける存在，いのちを損なわれた存在，という側面。原初的健康が損なわれ，傷病や障害によって苦しみ喘ぐ存在としての人間，である。病める人間（homo patiens），虚弱で助けを必要とする存在。自然界とも他の人間とも調和関係が失われてしまった限りにおける存在である。この世にある人間が，様々の具体的な傷病・障害に苦しめられ，また罪を犯し，互いに傷つけ合うのは，このような欠陥状態の現れである。人間は死ぬべき存在であり，統合体的存在者として創造されているにもかかわらず，その統合性は弱く乱れがちであり，肉体と魂と精神は対立・矛盾・分離に傾いている。さらに人間の罪は自然界にも影響し，自然にも有害なものがあり（毒草，毒虫，有害物質その他），人間と自然の間の関係も友好的とは言えなくなっている。

③ 救済により回復にもたらされた限りにおける人間（homo restitutus）

　回復した存在としての人間，という側面。神から癒された存在としての面である。神によりキリストを通して破滅状態から救い出され人間性に本来的な原初的健康状態に復帰させられた存在である。しかもその上，神の好意により人間性の限界を超える特別の神的いのちに満たされる者にされている。この状態は全て終末論的リアリティ（realitas eschatologica）即ち未来における世界創造の完成のとき実現されるはずのもので，現在はまだ約束されたものとして希望の中に待ち望まれているものである。しかしイエスの復活

(resurrectio Jesu Christi）と共に端緒的には既に開始しており，前触れ的にこれに与っている現世に生きる人間にもこの面は非常に淡いものではあるが，ある程度，享有も可能となっている。そのときある程度の天国の前兆としての超自然的いのち（gratia sanctificans）が与えられ，同時に隣人愛の実践も可能なちからも与えられるのである。

c）中世医学の構造

このような人間観を基礎に形成されたのが西欧中世固有の医学であった。

そこにおいては「健康・病（傷病・障害を含める，以下同様）・癒し」は直接的には現象及びその原因間の自然的関係として考察され，自然学・医学の知識・技能をもって取り組まれる問題であった。しかし根本的・究極的には，神とその人との関係において理解さるべきものと見られた。人は全面において神と関わっており，この枠内で健康も病も，癒しもありうる。上述のように，ここでは神との関係を無視しては物事の十全的把握はできない，とされている。

結局，西欧中世医学はキリスト教の信仰の影響を受けた医学で，普遍的自然的医学としてのヒポクラテス医学を基本的に取り入れながら，これをキリスト教信仰の光の下に捉え直し修正・補完したものであった。

その生理学は人間の楽園における原始状態を観念するものであり，原初的健康人の学であり，本来的健康についての知識とこれを享受する生活法より成る。病理学は人間の欠陥を考察するものであり，本来的状態から離れてしまった人間の現状を明らかにする傷病，衰弱や崩壊についての理論である。治療学は原初的健康回復を目指す治癒の学であった。しかし治癒学は同時にその背後に終末論的信仰の光の下で捉えられた理想的健康状態の観念ももっており，この理念に可能な限り近づけようとする医師の健康改善向上努力に方向付けを与えるものであった。

こうして西欧中世医学には2つの課題があった。一つは人の健康状態を原初的健康に可能な限り近い状態で維持することである（scientia conservandi sanitatem）。例えば予防もここに入る。もう一つは病的な転落状態を本来的原初的健康に再び近づけることである（scientia curandi infirmitatem）。

（2） 中世医学における健康・病・癒し

そこでの基本的考え方は次のように整理されよう[17]。

a）現世において万人のもっている健康は人が神の被造物であることによって与えられている優れた基本的資質である。地上的心身の健康，すなわち生命は肯定的に捉えられている。それは神の創造に由来し，各人への愛の神のいのち（gratia sanctificans）の現存の場として重要な意味をもっている。人は自己の健康の維持・向上，及び悪化・喪失の予防を心がけねばならぬ。人は自然界の他の諸存在と調和的に生きていくべき定めの下に置かれているので，健康や生存のために自然界の諸存在を有効に利用し，睡眠，運動，労働，休息，食事など日常の基本的事柄において特に自然界のリズムに調和的な賢明な生活を行うことが求められる。人体も含め自然界には健康を維持・向上させたり，傷病を予防したり，回復させたりするちからがあり，これをどのように引き出しどう用いるかが肝要だが，これを助けるべき専門的な知識や技能をもった医師や薬剤師の責任は大きい。

b）地上の人間には神の被造物としての面があるので，具体性における健康はある程度は誰にも備わっている。だが，人には同時に神に叛き神から離れた存在という面もあり，人のもっている健康はこれによっても規定されている。具体性における各人の健康は，決して完全でも全面的でも恒常的でもなく，有限であり，絶えず傷つく危険に曝されており，実際傷つく。具体的に人がもっている健康は結局は死と共に完全に失われる。

完全な心身的健康は人が理想として憧れる目標であり，医師の活動にとっては達成成果の最終評価基準である。だが完全な健康は理念であり，地上では誰もこれをもつことはない。最早失われることのない完全な健康は神から恵みとして与えられるものである。神の与える特別の恵みとしての神との一致において至福（beatitudo）の小構成部分として天国で実現するであろう[18]。罪によって人間が招いてしまった人間性の傷や脆さや諸欠陥の完全な癒しは，神の特別の恵みによってのみ与えられるのである。その前触れ的しるしである地上における傷病の癒しも神のわざであり，自然のちからも医師もその奉仕者に過ぎない[19]。

c）現世の人間は誰も同時に完全「健康であること」と完全「病状にある

こと」の中間状態において生きている。人は誰も神の被造物である限りにおいて健康であり完全であり調和に満ちている。しかし人は誰もアダムの子孫である限りにおいて欠乏状態、欠陥・欠如状態すなわち調和が崩れた状態にある[20]。万人は現世においてはある程度の健康をもっており、同時にある程度病んでいる。健康者・健常者と病人・障害者の違いは「程度の違い」であるに過ぎない。人類全体が神に善いものとして創造されてはいるものの、罪ゆえに不安定な実存の中にあり、救いと癒しを必要としているのである[21]。

　端的に健康を幸福や善と見做し、疾病を不幸や悪とする通俗的常識的観念は退けられる。健康も病もそれ自体としては価値的に無記である。それが人を神に近づけより親しい状態をもたらすか、それともこころを神から遠ざけ神以外のあるものに夢中になるような状態をもたらすかによって価値は決まる。あることがその者にとって最終的に真の善になるか否かは、当人の永久の救い（salus 天国）に貢献するかどうかで決まる。心身の健康は被造物として本来的に善であり、人が正しい生き方をするために健康でありたいと願うのは意味をもつが、ただ健康だけを求めるのは愚かだし、自分の欲望を満たすためだけに健康であろうとするのなら間違っている。病が人の心を神により近づけることがあり、健康が人を逸楽の奴隷にし心を神から遠ざけてしまうこともある[22]。

　d）人類全体がある程度の健康状態とある程度の健康喪失状態を併せもっているが、特に悪い健康に苦しみ、悲惨さのために生きていくのが困難な状況に置かれる者がいることも明らかである。健康状態が極度に好ましくなく、非常に苦しまねばならぬような状態、いわゆる重い「病人」である。近代医学の基準を用いれば「正常でなく異常」すなわち例外的状態にある者である。当時のキリスト教は神の摂理（providentia）に因るとして考えられる原因を三つに分けていた。

　第一はアダムの子孫は誰も遺伝的な「原罪」の支配を受けているが、「原罪」の「結果」としての重い「病」はある特定の者にだけ現れるということである。神は人を社会的存在として創造した。人には連帯・共生が求められている。その病者は人類の悲惨な状態を「代表して」苦しむ者として神に選ばれたのである。それゆえ他の者たちには自分たちの代表として特別に重い

苦しみを負っている病者に奉仕と支援を行う重い責任がある。自己の能力に応じた病める者への奉仕的支えと助けは総ての者に求められている[23]。共同体性は中世においては特に重視された。人が個人性と同時に共同体性を本質的側面とすることは古来自然法的に万民が受け容れてきたことである。健康には主体個人の責任と同時に共同体の責任もある。健康・病の問題に関して専門の知識・技能をもっている者たちの責任は一層重い。医師・薬剤師をはじめ，看護・介護者など傷病者・障害者と直接的に関わる者は「医師イエス・キリスト（Christus Medicus）」を模範とすべきである[24]。

　第二に徳の試練のためということもありうる。神は愛する者に苦しみを与え，神により近づかせようとする。更に，その病人はこれによって来世において果たさなければならないはずの自分の罪の償いを既に現世においてある程度済ませることにもなる。

　第三にその病者の間違った生活の報い，という場合もある。節度を超えて自己の邪な情欲に振り廻された逸脱生活の罰として健康が悪化したのである。神は病人が反省しこころを改め人としての正しい生き方に立ち返るよう待ち望んでおられる。

III. 西欧中世医学と現代

　近代の医療・医学は西欧中世から制度上さまざまの重要な遺産を引き継いでいる[25]が，本章の主要関心は歴史や制度上の事柄でなく専ら医学思想にあるので，この観点から中世医学の現代的意義について若干の考察を行おう。中世医学からわれわれは何を学ぶことができるか。

　現代医学を動かしている根本的欲求を科学・技術によるより徹底した「自然支配」を目指す思想とすれば，西欧中世医学は「自然管理」の思想として最も鮮明に対比されるであろう。中世医学・医療は「健康管理」の学であり技術であった，として特徴付けられる。

（1）　自然界と人間

　西欧中世の世界観では神以外のあらゆる存在は広義における自然（natura）

と総称された。すなわち、自然とは自己の中に存在の根拠をもたず、神によって無から実在の世界にもたらされた、そして神の中に存在の根拠をもつ偶有存在者（ens contingens）のことであった。しかし狭義においては自然とは人間の存在の環境である物質的存在・植物・動物の総称であり、これら諸存在から形成されている世界（vestigia Dei）だった。そして人間は身体を通じ自然界の中にその一部として深く関係しつつ生きながら、これによって育まれ支えられ生かされる存在であった。人為・文化に先立つ所与としての自然界には創造主である神の意志が反映しており、人はそれを生存における天与の行動規範として読み取り、それを尊重しながら正しく生きていくべきものとされた。これが自然法であった。

（2） 自然界の管理者（steward）としての人間

中世思想においては人は神によって自然界の管理者として立てられている特別な存在であるとされた。管理者として自然を管理し整え、調和的に発展させ神の栄光を称えるものにするのは人間の責任とされた。自然の支配者は神であり人間は神によって立てられた管理者であるというのである。

ところで、当時の神学の理解では神の創造した自然は神の意図においては人間の地上の幸福な生へと貢献すべき存在だった（『創世記』1・26-30）。事実、たしかに自然はわれわれに多くの善きものを与えわれわれの生を助ける。これは創造者である神が自然を用いて行おうとしている愛の配慮である。この定めは自然界を大局的に方向付けており、大体、すなわち基本線においては普遍的に実現している。

しかし神学は同時にそれが完全に自己貫徹しているわけではなく現実を完全に支配しているわけでもないことをも見抜いていた。このような神の意図は個々の場合に完全に実現しているわけではなく、自然にはしばしば混乱や失敗や妨害による頓挫や挫折があることを知っていた。様々の理由・原因・事情に基づく実現の失敗があり、未熟な実現があり、さらに実現を妨害する諸問題の発生も避けられない、というのが現実である。これは神による世界創造が進化という様式を採っていることに由来するのではないか、とは20世紀の半ばに思想家ピエール・テイヤール・ド・シャルダン（Pierre Teilhard de Chardin, 1881-1955) が推定したところであったが，西欧中世の神学の関心は，まだ原因の推察にまでは至っていなかったものの，現在の自然界の状態が本来的な神の意図を忠実に反映しているとはいえない，という事実だけは捉えていたのである。そして，このような失敗が人間を苦しめるものである場合が非常に多いことをも知っていた。それは原罪によって引き起こされている事情であるという根本的理由があり，これが結局は総てに影響を与えていることは明らかだった。

中世神学は，人間には一定の条件の下で事態の改善の可能性を探ることは許されているのではないか，と考えた。古来，人間は，例えばダムを造り洪水で多くの人命が失われないようにしたり，崖を削り，谷を埋めて道を作ったり，荒れ野を開いて田畑にしたり，牧畜や手工業によって，また交易によって生活の必要品を手に入れてきたし，生きるために動物や植物を利用し，よりよく生きるために動物や植物の品種改良をも行ってきた。中世神学はこの意義を認めていた。人間が積極的に働きかけて，自然の動きを是正するとか，強めるとか抑制するとか，混乱を正して調和状態に戻すなどの介入をするのは禁じられていない，と見た。人為が介入し本来の目的因の目指しているところにより近いものにしていくことは，人間が神から与えられている使命の一部である，と見た。人間が理性的存在として自然を管理するとは，まさにこのような自然の不足や失敗や欠陥を補い，神の意図通り，自然が人間を助けるように事態を変えることを意味する[26]，と考えたのである。

(3) 管理と支配

管理者には則るべき基本的な規準があった。

「やる力があるからといって，何でもやってよいわけではない」とは自然法の基本的な要求である。自然の管理においてもこのことは重要である。人は，何よりも大切なこととして，自分が自然の創造者・支配者でないことをわきまえていなければならない。有限性の自覚である。神の指定に基づく管理者に過ぎないのである。世界は人間が存在を与えたのではない。自然の支配者は創造者である神である。人間に許されていることには限界がある。無限の知恵をもって世界を支配する神の意図，こそ管理者の最も重視すべきこ

とだった。
　例えば，人間は自然の秩序そのものに手を付けてはならぬ。知識にも能力にも限りのある人間が，万事を見通せないことを忘れ，自分の独りよがりの判断で勝手に深入りの介入をしてはならぬ。
　特に「存在」の次元では慎重さが必要である。トマスによれば，あらゆる被造存在は神の本性の完全性の部分的反映である。例えば，自然界の無数の生物種は神の完全性に部分的に参与しているのである。自然は神の完全性を全体で表すようにという役割を与えられているのであるから，種的多様性は神の無限の豊かさの反映と解される（このことは勿論同一種内の個的多様性についても言える）。神の創造した世界の中で，ある一定の役割を果たしていることが総ての被造物にとり最も基本的な特質である。それゆえ人為的介入による新種の創出や生物種の変更や，ある種の生物の地球上からの根絶などは，仮に技術的に可能であったとしても許されない。有害な敵から自己をどう守るかは慎重かつ賢明に対応されなければならない。近代人が人類の敵として地球上からの抹殺を意図しかねないような様々の病原微生物なども中世神学の論理では絶対無条件的悪とはされない。人類にとって有害な悪と受け止められるにしても，それ自体として捉えられる限り善である。あらゆる存在はそれ自体としては善である[27]。人類にとって有害で，存在しない方がよい，という短絡的な人類本位の判断でその存在を抹殺しようとすることは勝手な人間中心主義である[28]。
　一般に人為的介入によって自然界の秩序に重大な変化を引き起こすことには慎重であるべきだった。人間に予測できない，しかも取り返しの利かない結果が生み出されてしまうことにも警戒していなければならない。人間は有限存在であり，知識は限られている上，存在にも活動にも神の支えを必要としている。自己の望みや欲望に従って現実を動かそうとすることは傲慢である。

（4）　医学・医療
　トマス・アクィナスによれば医療もそのような自然の管理の重要な一つである。自然の不足を人為が補うことであった。

そこでは中世特有の自然治癒力の思想が前提になっていた。自然は神から善いものとして創造されている。中世医学はこれをより具体的に捉え，自然には生物が健全さを出来る限り保ち，簡単には滅びないような配慮がなされているとし，本来，もし有機的存在が傷ついたり生命力が弱まったりするようなことが起こったとしても，基本的には自然治癒力によって回復できるように造られている，という思想をもっていた。神の創造した自然には先天的に生命力が備わっており，たまたま傷ついても自ずと回復する力が働くようになっているというのである。これに近い考え方は既にヒポクラテス医療にもあったが，中世キリスト教医学においては，神が創造した物質世界には神がこのような自然的自己回復力を与えている，という思想となったのである。

現代にあっては自然治癒力という考え方は，漢方医学や非科学的な似非医学や代替医療などでは頻出するが，一般に権威ある医学として信頼されている所謂「西洋医学」では殆ど無視されている。「近代西洋医学」が優れて文化的営みである自然科学的医学・医療技術として自己を磨き，大きな成果を生み出し，医学の名の独占が先進諸国の間で常識とさえなっていることへの自負から来るものであろうか。そこでは，医師は自らの近代科学的医療技術によって患者の病を癒す，と考えられがちである。実際，高度の医学・薬学知識と最新技術を用いて延命を行う先端医療の現場では，総てを医師が握り，患者を生かすも殺すも医師の手中にある，という印象を受ける。治癒には自然の回復力など当てにする必要もなく，人為的技術的な介入で実現できるとの思いが背景にあるように見える。現代医学で優勢なのは，科学や技術の力で自然を支配するという思想である。そこでは人間は自然の管理者ではなく支配者なのである。

中世医学の考え方は違っていた。医療は能動的に身体に働きかけ，身体に「内在している生命力」を補強し，これに大きな力を与える活動である。身体の生命力があることが前提である。ゼロでは駄目だが，自然的生命力がある程度あれば，これを補強できる可能性がある，ということである。医療はその際自然治癒力を前提しているのである。自然治癒力だけでは死んでしまうものを，介入によってその治癒力の活動を補強するのである。自然治癒力があって初めて医療が在りうる，という考え方である。治癒する過程の主体

はどこまでも身体に本来備わっている治癒力である。そもそも医師は治癒力を病者に与えたり創造したりできない。医師の役割は患者の治癒のために最も好ましい状態を作り自然治癒力を助けることにある。すなわち医療とは，もともと身体に備わっている自然治癒力が，傷病で弱められた健康を自力で回復させることができないのに対して，医療技術的介入でこれを補うというのである[29]。

（5） 有機的ペルソナ的個体

人間は自然界の一部ではあるが同時にこれを超越する特別な被造物であるので，許される人間への医療的介入といっても他の諸存在の場合とは違ってくる。ペルソナの尊厳が関わってくるからである。

a）トマスはアリストテレスに従い生物界の諸第一実体（substantiae primae）を所謂「質料形相主義（Hylemorphismus）」的構造をもち実体的形相（forma substantialis）である生魂（anima）が各個体（materia）を特定生物種（species biologica）の有機的自立個体たらしめたものと考える。多細胞生物の場合，生魂は単細胞的個体を形成し以後それを細胞分裂を通し完成体を目指して成長させていく原理である。生魂は各有機体の生物種を決定し，その最初期生命体成立の段階から成長の最終目的である完成体の成立に至るまでの発育過程を導き，その個体の種的同一性と個的実体性を維持し，その種固有の活動を行わせる。少なくともある期間このように種は同一性を保ち続ける。生物界の安定は実体的形相である生魂の不変的自己同一性に依存している。何の妨げも受けないならば，その個体は自分自身の力で育って本来的存在形態であり目的（finis）である完成体に到達するであろう。以後，老化過程を経て最後には個体崩壊を迎える。個体の死は胚成立に始まった第一実体の崩壊，すなわち実体変化（mutatio substantialis）であり，その生魂も消滅する。生命体として，発生・成長・成熟・老化・崩壊の一定の過程があることは当然とされる。

b）ところで人間の場合，生魂は精神魂（anima spiritualis）であるため，このような質料形相主義的構造は若干の重大な変更を受ける[30]。トマスによれば人間の場合一つの精神魂（anima spiritualis）が自立有機体（materia）の

実体的形相（forma substantialis）としてこれを内的に規定し，内的に合体して個的人間を形成する。精神魂が実体的形相（forma substantialis）として内在している個体が人間であるが，この精神魂を神が直接に創造して有機的個体を形成する，と見る。本来，質料形相主義的生魂は第一質料と実体的合体で生命個体を形成する物質的実体要素に過ぎず生命個体の死と共に消滅するものであるが，精神魂は精神性ゆえに自己固有の存在を本来もっており，質料に依存しないでの自立存続が可能である。このような精神的存在が現世において一定の期間特定人間個体の実体的形相の役割を担うに過ぎないのである。

　c) トマス哲学では第一実体（substantia prima）において実体的形相は唯一であると考えるので，個々の人間における親からの遺伝的諸形質をどう説明するかが問題になる。実際，最初期の人間個体である受精卵は両親の生殖細胞によって形成される。トマスは人間の受精卵はまず植物魂（anima vegetativa），次に感覚魂（anima sensitiva）を実体的形相として発育し，精神魂を実体的形相として受け容れうる程度までの高度の有機体になったとき，神が精神魂を創造して注入すると言う[31]。植物魂・感覚魂は最早実体的形相ではなくなるがその働きは潜在性段階（in virtu）のものとして残り，さまざまの影響を続けると考えてよいであろう[32]。これによって個々の人間が生物学的個体として地球上の総ての生命体特に両親とつながりをもっていることが説明される。精神魂は唯一の実体的形相であり潜在性段階の植物魂・感覚魂の働きを支配統御するものと考えられる。精神の主要なしかも固有の働きは精神的活動や他のペルソナとの精神的ペルソナ的関係をもつことである。神による霊魂の直接的創造，すなわち霊魂の神との直接的超越的関係は個々の人間ペルソナ有機体に不可侵の尊厳を付与する。医療的介入においては無条件的尊重が厳しく求められることになる[33]。

　このように人間個体は一つの有機的精神的第一実体（substantia prima）であり，その成立と崩壊は何れも実体変化（mutatio substantialis）である。これを支配するのは神である。現代医学におけるような，人為的に生殖過程に技術的介入を行い好ましい個体生命を誕生させようとする，露骨なペルソナ支配的介入の発想などは中世医学にはなかった。人間の個体生命は神が与え

るものであり，人間はそれが望むような個体であろうとなかろうと受け入れるべきものとされた。

現在の経綸にあっては精神は第一質料（materia prima）と実体的合体によって形成する人間個体において実体的形相の役割を果たすことになっている（anima spiritualis）ので人間個体は必然的に崩壊可能性（corruptibilitas）を帯びており，従って老化もまた実体変化（mutatio substantialis）としての個体死（mors）も免れない[34]。有機的ペルソナすなわち個人は神の定めでは地上では一定期限内の存在である。個体死によって崩壊し，神の恵みを受けた精神魂だけが神のいのちに満たされた至福の永久存在を続ける，というのが中世神学の理解であった。人間の精神に本来的に内在しているのはこのような永久存続への要求だが，この事情を正しく理解できない者はひたすら現世の心身的生命の永久存続を願うことになりがちである。秦の始皇帝を初め，不老不死を願って様々の試みを行った人の話は洋の東西を問わず多い。トマスの理解では有限存在として死が避けられない人間の自然本性を無視した，欲望の奴隷となった愚かな努力ということになる。

（6） 健康と医療的介入

これに対し生命体に往々見られる先天的な奇形や異常や障害はもとより後天的な病気や外傷や異常や障害は実体の自己同一性には影響しない（その個人は人間性［natura humana］を喪失したり，薄められたりすること無く完全な人間個体であり続ける！）が，その生命体を規定また修飾しその具体的在り方に影響を与える諸偶性（accidentia）の変化，すなわち偶性変化（mutatio accidentalis）とされる。病気・怪我・障害もこれの治癒なども身体的ペルソナである個人すなわち実体（homo individualis）の偶性における変化（mutatio accidentalis）である。トマス形而上学のカテゴリー論では健康（sanitas）も病気（morbus）も人間個体という第一実体を規定修飾する偶性である存在的慣性（habitus entitativus）とされる。医療は専らこれらに関わるのである。介入によって困難な状況を緩和し生命体が蒙っている自然悪（malum physicum）的侵害を可能な限り弱めあるいは除去することによって神の本来意図している自然の恩恵を実現しようとするのである。健康を向上

させたり，病気・怪我・障害を治療し元通りのあるいは本来的な状態を回復せしめることを目指すのである。

　医学の重要な課題は傷ついた健康の治癒や回復だけではない。自然の与えた健康を可能な限り健全な状態に保ち，できるだけ向上させることもまた，主要な課題に属していた。これは規則正しい生活や睡眠や休息・労働などの賢明な管理特に食事への配慮などをもってするものだった。訓練などにも関心は払われた。自然の与えてくれる恩恵を賢明に利用するのは当然とされ，動植物・鉱物などにも注目されたものは少なくなかった。

　病気・怪我・障害などによって健康が損なわれないように予防することは当然各人そして幼児・小児の保護者の課題となるが基本的には発想は消極的予防である。現代医学に見られるような積極的予防例えば遺伝子の操作によってという発想はなかった。

IV. 結びに代えて

　周知のように，現代においては科学と技術の力で生命や健康を支配しようとする思想が強まっている。大学の医学研究にもこの動きへの同調が感じられるものが稀でない。その例として抗加齢医学（アンチエイジング医学：Anti-Aging Medicine）の隆盛がある。老化は自然の過程として必然性をもって進行するが賢明な健康管理の努力によってある程度遅らせることは不可能ではないことは，中世医学も知っていた。しかし，現在，ここで支配しているのは老いることを悪として拒否する思想である。ピンピン生きる中年期状態で出来るだけ長生きし，最後はコロリと逝きたい，という客の願いに医学を奉仕させようというのである[35]。同じような医療の変質を印象付けるものに更にエンハンスメント（Enhancement）への関心の高まりがある。「健康の回復と維持・増進」のための学であり技術とされてきた医学の世界に，この目的とは異質な「能力や性質の形成・改良・強化」を望む顧客のあれこれの欲望に応え医学・薬学・医療技術を用いて人間の心身に積極的に介入しようとするサービス業的性格が侵入してきたという印象が強い[36]。この世界には更に「人間性改変」の思想，「超人間形成」の思想さえ芽生え始めている

ようである[37]。

　勿論，歯止めが利かなくなった技術や科学についての危惧の声も聞こえる。これは中世神学が強調していた人間の有限性の自覚に基礎を置く健全な自然法的反応と考えられる[38]。このような声を敢えて無視し，自己を鼓舞しながら人間性を超えようとするとき，医学や技術がもたらすものは人類の繁栄ではなく，むしろ破滅ではなかろうか。現代医学は賢明な自己決定を求められていると思われる。

　西欧中世医学は自然への人為的介入は行ったがあくまで管理者の営みとしてであった。自然への介入のちからは弱かったので現代医学に教えうるものはここには殆どないかもしれない。しかし介入の明確な原則は注目に値する。自然を支配するのでなく神に委ねられたものとして賢明に管理するということだった。人間の有限性の揺ぎない自覚だった。この自覚をもたず，ある程度の成果を挙げたという自信に酔って現代の科学や技術が一切の制約をかなぐり捨て突っ走ってしまうとき，もたらされるものは何か。人類の衰退ではないか。西欧中世医学の警告をわれわれは旧約聖書『創世記』に出てくる「バベルの塔の物語」(11・1-9) から読み取れるのではなかろうか。形も大きさもばらばらの石という自然物を利用しても高い建物はできない。しかし形を一定にした人工の産物レンガはどこまでも積み上げられる。計算と技術の力で予測も可能になった。あるところまで積み上げ，予想もしなかった高い建物ができたのに興奮した人々は，この勢いでわれわれは「天に届く」塔を作れると考え，それを目指し始めた。神は人々の高慢を罰するために相互に言葉が通じないようにしたため，協働作業が不可能になり，塔の建設はできなかった，というのである。

注

1）澤瀉久敬『医学概論　三　医学について』（誠信書房　昭和35年）を参照。
2）「アウグスティヌス……曰く，医学に課されたことは二通り，つまり病を癒すことと，健康を維持することである。……トマス・アクィナスにも次の箇所がある……医学は二通りの課題をもつ。一つは病的なるものを健康に導き戻すことである。病者はこれを必要とする。……今一つの課題は前方に，つまり全き健康へと向けられている……このことは……健者にあてはまる」（H. シッパーゲス『中世の患者』

[次注3参照], 12頁)。トマス・アクィナスは「医学は健康との関連においてでなければ何事も考察しないがゆえに医学の対象は健康である」とも言っている (*Summa Theologiae II-II*, q.1, a.1 [『神学大全』, 創文社版, 第15冊, 稲垣良典訳, 8頁])。

3) H. シッパーゲス『中世の医学』, 7-8頁；同『中世の患者』, 16頁。本章は一般的な「西欧中世医療界の具体的な詳しい事情」に関しては特にハインリッヒ・シッパーゲス (Heinrich Schipperges, 1918-2003) の中世医療史解説のこれら二著の世話になることにする。中世医療史研究の権威シッパーゲスの業績に関してはこれら二訳書の巻末解説に詳しい。中世医学の情報はさらに必要に応じて *Lexikon des Mittelalters I-IX*, München 1980-1999 (Hrsg. Bautier Robert-Henri u.a.) からも入手する。

なおここで「癒し学」・「健康科学」と試訳した Heilkunde については H. Schipperges, "Gesundheit-Krankheit-Heilung," S.55-62; Idem, "Medizin, Westen," を参照。

4) Cf. H. Schipperges, *Die Assimilation der arabischen Medizin*.

5) J. Fuchs, "Gibt es eine unterscheidend christliche Moral?," Idem, *Für eine menschliche Moral* I (Freiburg [H] 1988), S.101-116.

6) 世界の創造主である神に言及しないでは何事も完全には説明できないと考えるそれまでの立場（聖なる立場）からキリスト教的神抜きで全てを説明しようとする立場（俗の立場）への転換は18世紀のヨーロッパに起こった、という（村上陽一郎『科学史からキリスト教を見る』, 創文社　2003年, 69頁)。

7) 前掲シッパーゲス『中世の医学』, 7-8頁；同『中世の患者』, 16頁, 参照。

8) 例えば西欧中世における純霊被造物思想を捨象することによって中世と現代の距離は大幅に縮まる。キリスト教信仰の論理構造上でなく、当時のキリスト教徒たちの一般的世界像の中で事実上重要な位置を占めていたという意味で影響力の大きなキリスト教的要素だったと言えるが、トマス・アクィナスの神学思想体系の中で本質的役割は果たしていない。現在においても公式キリスト教では純霊被造物（天使、悪魔・悪霊）の存在を受け容れている。しかしこのような存在が厳密なキリスト教世界観の中でどのような位置を占めるのかに関しては現代キリスト教神学では議論が続いている。Cf. K. Rahner, "Engel," Idem (Hrsg.), *Herders Theologisches Taschenlexikon* II (Freiburg 1972), S.120-125.

9) ヒポクラテス『古い医術について他八篇』小川政恭訳, 岩波文庫　1963年。

10) 同書 191-192頁。

11) Cf. Owsei Temkin, *Hippocrates in a World of Pagans and Christians*, Baltimore, Md. 1991.

12) *Ibid*., p.89.

13) B. Mondin, *Dizionario Enciclopedico del pensiero di San Tommaso d'Aquino*, Bologna 1991 を参照。"antropologia" (pp.49-53); "beatitudine" (pp.85-87); "escatologia" (p.222); "morte" (pp.407-408); "peccato originale" (pp.459-452); "provvidenza" (pp.501-504); "vita" (pp.656-664).

14) H. シッパーゲス『中世の医学』, 16-25, 66頁を参照。Cf. H. Schipperges, "Der Mensch und seine Welt bei Hildegard von Bingen," S.5-6; Idem, "Diätetische Lebensführung nach der 'Regula Benedicti'," S.91-92; Idem, "Heil und Heilkunst.

Hildegards Entwurf," S.459 ; Idem, *Die Welt der Hildegard von Bingen*, S.107, 115.
15) Thomas Aquinas, *Summa Theologiae I*, q.93.
16) *Ibid., I-II*, q.85, a.6.
17) Cf. H. Schipperges, "Sorge als Sinn des Seins?," S.51-63; Idem, "Sorge um den Kranken und Dienste am Kranken" ; Idem, "Gesundheit-Krankheit-Heilung," *op.cit.*, S.51-84; Idem, "Gesundheit" ; Idem, "Krankheit"; Idem, "Medizin".
18) Thomas Aquinas, *Summa Theologiae I-II*, q.2, aa.5.8. (邦訳第9冊 44-47, 56-59 頁). Cf. *II-II*, q.14, a.3, ob.2. Cf. "Beatitudo est status *omnium bonorum aggregatione perfectus*" (A.M.S. Boetius [480-524], *De philosophiae consolatione*).
19) Cf. G. Roth, "Was ist Heilen," *Arzt und Christ* 33 (1987), S.73-76 ("Deus sanat-medicus curat," S.73-74); H. Schipperges, "Natura sanat-medicus curat," S.106-114.
20) H. シッパーゲス『中世の患者』, 48頁参照。
21) 『同』, 7, 111, 114, 339頁などを参照。
22) 『同』, 13頁参照。西欧中世の代表的な信心書トマス・ア・ケンピス『キリストに倣いて (De Imitatione Christi)』からもこの考え方が支配的であったことが明らかである。由木庚訳『キリストにならいて──イミタチオ・クリスチ』(教文館　昭和48年) 参照。
23) 前掲 H. シッパーゲス『中世の医学』, 219-231頁参照。Cf. H.Shipperges, "Sorge als Sinn des Seins?," *op.cit.*; Idem, "Sorge um den Kranken und Dienste am Kranken," *op.cit.*
24) Cf. G. Roth, "Christus Medicus. Leitthema der Pastoralmedizin, Geistesgeschichte und Ikonographie," *Arzt und Christ* 31 (1985), S.7-12. 前掲シッパーゲス『中世の患者』, 286-292頁をも参照。
25) 重要なものとして次の諸制度が挙げられよう (H. シッパーゲス参照)。
　a) 普遍的学としての医学は西欧中世において誕生した。組織的学問的思考・討論・研究と応用実践技能教育の場所としての大学医学部の成立である。それまでは王侯貴族や高位聖職者の侍医など少数の高級医を別とすれば一般人のための医療は民間医療的なものが中心だった(『中世の医学』, 160-218頁)。修道院医や市井の治療医、外傷医、薬剤師、病人看護人、産婆、理髪外科医など医についての知識や経験をもった者たちがそれぞれ自己流の医療的行為を行っていた(『同』, 102-139頁)。
　b) 西欧中世において医学に裏付けられた公的社会的活動としての公衆衛生事業、一般衛生看護、衛生教育看護、衛生行政が生まれ拡がった(『中世の患者』, 181-281頁参照)。
　　但し、疫病に対しては無力だった。当時の文化では感染現象の科学的認識や原因究明や合理的対策は不可能だった。
　c) 西欧中世において病院が誕生した。それまでは医療所・医療院類の形態や規模で細々と行われていた傷病人に対する活動が病院というそのために整えられた施設で恒常的永続的組織的に行われるようになり徐々に発展し始めた。これが現代にまで引き継がれている(『中世の医学』, 219-256頁；『中世の患者』, 234-256頁)。
26)「……技術は自然を模倣する。そして自然が不足している事柄において自然の欠

けている所を補充するのである ("... ars imitatur naturam, et supplet defectum naturae in illis in quibus natura deficit")」(Thomas Aquinas, *In IV Sent.*, d.42, q.2, a.1 [『命題論集第四巻注解』, 第42篇, 第2問, 第一項])。

27) Thomas Aquinas, *Summa Theologiae I*, q.5, a.3; *Summa contra Gentiles II*, c.41; *De Veritate*, q.21.

28) Cf. M. P. Faggioni, "La vita tra natura e artificio," *Studia Moralia* 33 (1995), pp. 333-375 (p.361).

29) "Aliqua ... est ars in cujus materia est aliquod activum principium movens ad producendum effectum artis, sicut patet in medicativa : nam in corpore infirmo est aliquod activum principium ad sanitatem. Et ideo ... effectus ... artis ... fit et ab arte, et a natura sine arte: multi enim per operationem naturae, sine arte medicinae, sanantur," Thomas Aquinas, *Summa contra Gentiles II*, c.75).

30) Cf. K. Bernath, *Anima Forma Corporis. Eine Untersuchung über die ontologischen Grundlagen der Anthropologie des Thomas von Aquin*, Bonn 1969; S. Vanni Rovighi, *L'Antropologia filosofica di San Tommaso d'Aquino*, Milano 1972.

31) 現在の生物進化学の成果を踏まえて、われわれはこれを、成立した瞬間における自立的有機体的準ヒト個体に向けての「あなた」という神の「認識」あるいは「呼びかけ」が、交わり的存在としてのペルソナの中核である霊魂を成立させる、とすることができよう。拙稿「被造物界における人間の地位をめぐって——『人間中心性』の神学的考察」『純心人文研究』3 (1997), 153-172頁(160-161頁)参照。

32) Cf. C. Decaen, "Elemental Virtual Presence in St. Thomas," *The Thomist* 64 (2000), pp.271-300.

33) 拙稿「個的人間生命の不可侵性について——トマス主義自然法倫理学的考察」高橋隆雄・粂和彦 (編)『生命という価値——その本質を問う(熊本大学生命倫理論集3)』, (九州大学出版会 2009年), 18-41頁を参照。

34) Thomas Aquinas, *Summa Theologiae I-II*, q.85, a.6 (邦訳, 第12冊[稲垣], 311-315頁)。また前掲シッパーゲス『中世の患者』, 80-87頁を参照。

35) Cf. G. Maio, "Die Präferenzorientierung der modernen Medizin als ethisches Problem. Ein Aufriss am Beispiel der Anti-Aging-Medizin," *Zeitschrift für medizinische Ethik* 52(2006), S.339-354; M. Fuchs, "Biomedizin als Jungbrunnen? Zur ethischen Debatte über künftige Optionen der Verlangsamung des Alterns," *ibid.*, S.355-366; U.Feeser-Lichterfeld, "Wollen wir ewig leben? Die Provokation des Anti-Aging-Booms und der biogerontologischen Forschung," *Herder Korrespondenz* 61(2007), S. 238-243.

36) Cf. A. Buchanan, "Enhancement and the Ethics of Development," *Kennedy Institute of Ethics Journal* 18(2008), pp.1-34. また上田昌文・渡部麻衣子(編)『エンハンスメント論争（身体・精神の増強と先端科学技術)』, 社会評論社 2008年, をも参照。

37) 超人主義 (Transhumanism) 運動に典型的に見られる。人間本性の変更、人間の本質の改善も含め、より高度の心身構造、諸組織、諸能力の獲得を目指し可能な最高存在を目指しての努力を行おうという運動である。神になることを目指すという。Cf. N. Agar, "Whereto Transhumanism? *The Literature Reaches a Critical Mass*,"

Hastings Center Report 37(2007), pp.12-17.
38) ユルゲン・ハーバーマス (三島憲一訳)『人間の将来とバイオエシックス』法政大学出版局　2004 年を参照。

参考文献

D. W. Amundsen, "History of Medical Ethics: Medieval Christian Europe," Warren Thomas Reich (ed.), *Encyclopedia of Bioethics* (Revised Edition), New York 1995, pp. 1522-1537

Lexikon des Mittelalters I-IX (Hrsg. Bautier Robert-Henri u.a.. 1980-1999)

H. シッパーゲス (大橋博司・浜中淑彦・羽田野和夫・山岸洋訳)『中世の医学・治療と養生の文化史 (H. Schipperges, *Der Garten der Gesundheit. Medizin im Mittelalter*, Zürich 1985)』, 人文書院　1988 年

同 (浜中淑彦監訳)『中世の患者 (H. Schipperges, *Die Kranken im Mittelalter*, München 1990)』, 人文書院　1993 年

H. Schipperges, *Die Assimilation der arabischen Medizin durch das lateinische Mittelalter*, Wiesbaden 1964

Idem, "Schlüßelbegriffe um 'Heil' und 'Heiligkeit' bei Hildegard von Bingen", *Arzt und Christ* 19(1973), S.1-15

Idem, "Sorge als Sinn des Seins?," St.-E. Szydzik (Hg.), *Sorge um den Kranken Menschen* (Regensburg 1978), S.51-63

Idem, "Der Mensch und seine Welt bei Hildegard von Bingen," *Arzt und Christ* 24/25(1978-79), S.2-7

Idem, "Leiden. Zur Situation des leidenden Menschen," *Christlicher Glaube in moderner Gesellschaft* X (Freiburg 1980), S.14-18

Idem, "Gesundheit-Krankheit-Heilung," *Christlicher Glaube in moderner Gesellschaft* X (Freiburg 1980), S.51-84

Idem, "Diätetische Lebensführung nach der 'Regula Benedicti' bei Hildegard von Bingen," *Arzt und Christ* 26(1980), S.87-97

Idem, "Sorge um den Kranken und Dienste am Kranken," *Arzt und Christ* 26(1980), S.125-134

Idem, "Natura sanat-medicus curat," *Arzt und Christ* 33(1987), S.106-114

Idem, "Gesundheit," *Lexikon des Mittelalters* IV(1989), Sp.1412-1413

Idem, "Krankheit," *Lexikon des Mittelalters* V(1989), Sp.1473-1474

Idem, "Medizin. Westen (unter Einbeziehung der arabischen Medizin)," *Lexikon des Mittelalters* VI(1993), Sp.452-459

Idem, "Heil und Heilkunst. Hildegards Entwurf einer ganzheitlichen Lebensordnung," Äbtissin Edeltraud Forster und dem Konvent der Benediktinerinnenabtei St. Hildegard, Eibingen (Hrsg.), *Hildegard von Bingen. Prophetin durch die Zeiten. Zum 900. Geburtstag*, Freiburg 1997, S.458-465

Idem, *Die Welt der Hildegard von Bingen*, Freiburg 1997

第2章　生命政治と健康

船木　亨

I. はじめに

　本章のタイトル中「生命政治」とは，現代フランスの哲学者，ミシェル・フーコーのビオポリティーク biopolitique の訳語である。まず，それをこのように訳す理由から説明しよう。
　「ポリティーク」ということで想起されるのは，古代ギリシアのプラトン『国家』やアリストテレス『政治学』における「統治のよさとは何であり，だれがどのように統治を行うべきか」という議論である。統治とは，君主や貴族や地域代表（民主制）などの為政者が，ポリス市民の生活に関する政策の決定や規則の制定を行い，それを権力によって実効的なものとすることである。現代風にいえば，法律を作って制度や組織を規定し，安全，所有，契約など，その社会に住まうひとびとの生活条件を左右する仕組を維持更新することである。いったん為政者になった人物や集団には，警察や軍隊などの物理的な力（暴力）を含む「権力」が備わるが，それを民衆が支持しうるかどうかが問題である。古代においては為政者の資格としての徳や理性が問題にされたが，マキアヴェリ以降，為政者が民衆によって承認されるプロセスの正統性が問題にされるようになった。
　ところで，本論の主題は，こうしたタイプの統治権力についてではない。それとは別に18世紀以降に生じてきたとフーコーが主張する新たな権力についてである。その権力とは，人間の「健康，衛生，出生率，寿命，種など，統治の実践において，人口 population をなす生者の総体（住まい，食べ，生殖する群れ）に特有の現象から起こる諸問題の合理化」[1]を担う権力である。

それは従来の権力のようにピラミッド状の命令系統や，それへの反逆を抑止する暴力的威嚇によることなく，科学と呼ばれる「知」を通じて社会のいたるところで，意識されないままにひとびとを管理する。そこに地位や名声をもつひとびとの局所的でミクロな権力が動員される。権力の介入をできるだけ排除したいとするリベラリズムのもと，社会のひとびとは権力に対峙するよりもみずから支配されることを望む，とされている。

　統治権力の発生機序としての自然法について論じたホッブズは，ひとは暴力的闘争における死の恐怖から社会契約を結んで統治を受け容れるとした。それに対し，フーコーのいうこの権力は，目立たないやり方で，ひとびとに死の恐怖を吹き込みつつ，子を産んで育て，健康を維持して長生きするようにと，ひいては優れた子孫ができるようにと，ひとびとを柔らかく，しかし断固として指導訓育する。従来の権力が正義と安全（平和）の治安維持の権力であるとしたら，それは生命（ビオス）と健康の福利厚生の権力である。フーコーは，そうした事情を指して「生命政治（ビオスのポリティーク）」と呼んだのであった。

　西欧近代哲学は，理性的で自由平等な個人という人間観（人格）を基礎に政治を論じてきた。健康についても，たとえば，デカルトは，個人が医学的知識を獲得して，自由にみずからの理性によって維持すべきものと考えていた[2]。ところが18世紀末に出現した新しい医学は，自分の健康について自分で判断することを許さず，今日では喫煙を禁じ，さらに食事という個人的な行動の結果としての肥満をメタボリック・シンドロームという病名によって非難するようになった。現代の医学は，自己決定してみずから責任をとろうとする人格の意志よりも，結果的な人間生命の健康維持を優先し，そのためには個人の自由平等は制限されてよいと前提しているのである。

　フーコーが生命政治について論じたのは，『臨床医学の誕生 Naissance de la clinique』（1963年）であるが，それよりあと，アメリカの公民権運動において生命倫理と呼ばれる議論が生じ，インフォームド・コンセントなど，病人の人格の尊重が要求されるようになった。生命倫理は，「医師と患者」という実践的関係を，本来の人間性（ヒューマニティ）という観点によって規制しようとした議論であった。それは問題の所在を指摘するのには成功した

が，結局は，対立するいくつかの政治的立場の駆け引きの場になってしまっているように見受けられる。フーコーの関心は，その，現代医学を支えている政治を「生命政治」として暴露することにあった。本章では，フーコーによる分析を紹介しながら，政治と健康の連関について考えてみたい。

II. 臨床医学の誕生

 今日では，ひとは病気になったら病院に行く。病院では，外来に訪れた多様な症状のひとびとが，症状に応じて分類された病名を求めて専門医のところに回される。この，「病気になったら病院に行く」という判断は，「病気かどうか，それがどんな病気であるかは医師が決める」という判断と同時に，近代において成立した判断であった。フーコーによると，それは18世紀末のことである。

 ひとの体調は朝な夕なに変動し，判断の基準がそれ以前の状態に応じてずれていくので，何をもって病気とするかは曖昧である。体調の激変によって行動できなくなる場合，ひとはなにがしか病気になったとみなすであろうが，しばらくするともとに戻ることもあるので，前近代においては，あえて専門家のところに行くべきだとは考えなかったことであろう。体調がなぜ，どのように変化するのか，どれが放置してよくて，どれは致命的か，どんな手当をすべきかについての理論は，古今東西，多様にあった。西欧の医学もそのひとつであるが，それが他の諸理論と決定的に異なっていたのは，高度な学問体系としての科学技術によるというよりも，体調をもつ「ひと」ではなく体調の原因となる「病気」を主題として対処し，病因を確定する方法が教育された専門医によって診断されるところにあると，フーコーは述べている[3]。

 西欧医学の技法は高度であり，医療従事者になるためには，ひとは大変な努力をして国家資格を取らなければならない。その裏返しとして，一般のひとびとは，病気になったときには，そうした資格のある専門家たちのいる場所に出かけていって，指導や許可を受けなければならないという制度になっている。売薬も専門家の勧告によって規制されており，民間療法は，許可なく効能をうたうことを禁じられている。なるほど，医療において，薬はもと

より毒でもあり，刃物を使うこともあるから危険である。その知識や技能によってなしうることは，身体への危害の可能性を含むのだから，自動車の運転と同様に免許が必要だということかもしれない。市民社会が成立し，刑法や民法が整備されて身体への傷害が明確に定義されて犯罪とみなされるようになる一方で，その例外としての医師の治療行為が認められるようになり，医療は適切に教育された専門家，ならびにそれを教育する集団によって公認された知識によってなされるようになった。これが現代の医療体制である。

　とはいえ，このことは，生存の努力や身体の所有が自然権とされて，諸個人の自由平等を尊重してきた近代市民社会の理念に調和しない面がある。技法が高度であることと，資格が必要であることとは別のことである。経済や政治，教育やメディアにおける多くの行為もまた，——サラ金やオークションや政治的プロパガンダや新興宗教や占星術やインターネットなど——危害の可能性がありながらも，個人の自由に委ねられている。薬やメスに匹敵する効力をもった薬物やナイフの所持も個人の自由に委ねられている。自分の敷地内では免許なしで自動車を運転できるように，少なくとも自分や家族の身体の医療行為については免許なしで行っても差し支えないのではないか。また，医学的に不健康といわれる行為も，個人の自由の名のもとで容認されてしかるべきではないか——いつのまにか西欧近代の理性的思考とは違うタイプの思考が出現してきているのではないだろうか。

　フーコーによると，18世紀までには多くの無資格の藪医者たちがいて，病気の原因とされた道徳的不品行を相殺するために祈禱や修行を求めたり，有害な物質を薬として処方したり，やみくもに一日中水につけたり[4]と，不合理な身体の損傷がなされ，その結果として病人が死んでしまうことも多かった。そこで，当時の政府が医学校を設立し，従来の民間療法の施術者たちや大学の医学部に学んで治療にあたってきたひとたちを排除し，新しい学校で教育された者だけに医療行為を認めることにした。そうして出現してきた新しいタイプの医師たちが，正しい治療法の確立のために病院を建設し，自分たち以外の者が医療行為に携わることを禁止させた[5]。こうした制度を「臨床医学 clinique」（病院医療）という。この制度は，西欧近代思想の展開において特異な転換点を示すものであったと，フーコーは考える。

それまでの大学医学部では、中世以来のヒポクラテスとガレノスの伝統を受け継いだ研究がなされていた。デカルトが『人間論』において人間身体を機械として説明しようとしたとき、その身体観は、大脳神経系が身体諸機能を統合して精神に表象を与えるとした点で、現代の身体観にきわめて近いものであったが、神経系において伝達されるものを「動物精気」と呼んだように、ガレノス説を機械論的に改訂したという面もあった。デカルトは、古代医学の延長で、まず人間身体がどのような原理にのっとっていなければならないかを思弁的に考察し、「わたしは身体を、可能なかぎりわれわれに似たものにしようとあえて神が作る土の像ないし機械にほかならないと仮定する」と述べているように[6]、神が創ったとされる機械論的身体についてのモデルを考案し、その適用として解剖学的生理学的知見を得ようとしていた。

それに対し、19世紀の医師たちは、――しばしば誤解されているように――デカルト主義の機械論的身体観にのっとって、より実証的に病気という現象の仕組を探究した、ということではなかった。たとえば、風邪という、中国古来の宇宙観で「気」がよくない流通をしているとされる病気は、現代では、細菌やウィルスが体内で増殖するのに対する免疫反応として生じる諸症状とされているが、もしデカルト的に、呼吸器系という機械（器官）に異物が混入して膨張し、機能障害が現われたと説明するとすれば、増殖する細菌という生物も、それを死滅させようとしている身体の免疫機構も、その際の身体の状態変化の規則も見いだせなかったであろう[7]。病気は、病因に対して身体が積極的に反応するプロセスを含んでいる。ブルッセは、それまで機能障害と考えられていた「熱病」という概念に対し、1816年、そのような特定の病気は存在せず、すべての発熱は、それぞれの疾患に伴って起こる症状にすぎないと主張した。熱は病気の一時的症状として現われ、快復の過程でもありうる身体の反応であると理解されたのである。このとき新しい医学と健康観が完成したと、フーコーは述べている[8]。

だれしも気になるのは、こうした病気観の変化がどのようなもので、なぜ起こったのかということであろう。現代の常識に従って、科学の進歩により技術が発展して数多くの実験と観察が蓄積され、多様な理論のうちから最も現実的な理論が成立してきた、というべきであろうか。しかし、フーコーに

よると——それが構造主義ということであるが——，重要なのは，知それ自身が時代とその社会において，どのようなものとして理解され，受容されていったかということである。いずれが真理であったかではない。真理の唯一の「知」があるのではなく，何をもって知とするかについての社会的ないし政治的規定が時代と社会とにあり，科学者など，知を探求するひとは，その規定に妥当する言説を求めているにすぎない。フーコーは，近代には，理性的思考が自然のありのままの姿を捉えるとされていたが，19世紀には，科学的まなざしが，それによって捉えられた自然の原因になったと述べる[9]。知を社会から独立した至高の人間本性によるものとみなすのをやめ，権力との関わりによって，その内容ばかりでなく，「分かること」それ自身の意味すらも与えるものとして捉えるべきなのである。

デカルトの場合は，知を，対象を確固とした単純なものに分解しておいて，その理念的再構成によって説明することとしていた。かれにとって，病気とは，そのような知によって構築された合理的な身体機械の理念に引き比べて，各人の身体がどのように逸脱しているかということであり，その分類に応じて抽象的な名前が与えられ，それを修復すべき治療法を考案すべきものであった。それに対し，臨床医学は，諸器官に継起的な変異をひき起こすものを「病因」とし，いったんひき起こされた諸症状の連鎖が規則的な変化を示すことをもって病気とした。19世紀の臨床医学は，病気を，デカルトのように機械論的にではなく，生気論的に捉えたのである。生物は生まれ，それぞれ多様に成長し，やがては死ぬというように，状態を変えつつ同一物にとどまる。病気は，機械の調子狂いではなく，時間的変化を通じて同一名で呼びうる生命をもつかのような実体とされるようになったのである[10]。

こうした知の枠組みがどのようにして生じてきたかということについては，そのころ科学が哲学のもとを離れて社会制度——関連官庁との関係や研究者教育の仕方——に組み込まれつつあったということが挙げられる。17世紀においては，哲学と科学は一体であって，ガリレイ裁判が象徴しているように，権力と対決する思想の自由の立場にあった。だが，19世紀に近づくにつれて科学者集団が形成されるようになり，公共の福利に奉仕するという名目のひとつの階層として，社会制度のなかで知をリードする立場に立った。

哲学の核心にあった世界の認識や普遍的知識の獲得といった動機は背景に退き，科学的知識がどのようなものでなければならないかは，教育体制や産業政策など，それが属する社会の制度や状況に連関して規定されるようになった。臨床医学は，そうした変遷の嚆矢だった。そして，かつて近代哲学が理想とした自由で平等な諸個人による政治経済——民主主義と自由主義——は，理性的主体による真理の認識と同様，スローガンやいいわけのようなものに変質し，現代のわれわれが生きている，西欧近代の理念とは別のタイプの社会体制が徐々に姿を現してきたのであった。では，それは具体的にはどのようなものであったか，つぎに見ていくことにしよう。

Ⅲ．病人と臨床的身体

　近代医学は，病原菌の発見やワクチンの製造など，病気の真の姿を捉えて有効な治療法を確立し，それによって多くのひとびとの命を救ってきた，医師たちは，多くの事例を通じて信頼性を確立し，近代ヒューマニズムに基づく「ひとの命を救うために奮闘する科学的理性的な理想主義者」であった，かれらは，タブーであった死体解剖を盛んに行って実証的に病気を研究し，古代的な医療の伝統に戻って「臨床」的，すなわち苦しんでいる患者に身をもって接して正確に病状を聞き取るようになった——そう，いわれてきた。
　しかしながら，フーコーによると，それこそが18世紀末に作られた「おはなし」であった[11]。近代哲学の延長として臨床医学が出現したわけではなく，近代ヒューマニズムの自由平等は大した重要性をもってはいなかった。死体解剖は，ダ・ヴィンチやデカルトにも逸話があるように，ずっと以前から行われていたし，新しい医師たちの「臨床」とは，人道主義的（仁術的）といわれるような，病人の訴えを聞いてその苦悩を癒すという意味ではなく，具体的な病気と闘うことにもっぱら関心をもつという意味であった。「問題とされる個人は，病人（病気になった人間）というよりは，むしろすべての類似した患者において際限なく生みだされうる病理的事実である」[12]。病人と患者の違い——たとえば獣医は，家畜やペットに，どんなに愛情をもって接しようとも，それらが生まれさせられ，拘束され，労働させられ，あるい

は売られて殺され，食べられることを阻止するつもりはないであろうが，現代の医師たちも，それと同様にして「患者」に接するのである。

　ここで，現状として，フーコーのいうようではない医師たちがいると考えるひともいるかもしれないが，それでは反論にはならない。そもそも歴史のなかではすべてのひとに共通した統一見解でひとびとが動いているのではなく，標準的なものと例外的なものがあり，それがどのように次の時代の趨勢になったか，ならなかったかしかいえないからである。

　では，どのようにして，そうなっていったのか——それ以前の病院は「ホスピタル」と呼ばれ，医療の場というより教会の慈善の場であった。巡礼者の臨時の宿であり，孤児やハンセン氏病患者を収容する施設であった。そこに病人が入ると伝染病が広まることも知られており，病気の治療は，清潔で他人との接触の少ない家庭でこそなされるべきだと考えられていた。それに対し，19世紀の新しい医学校では，教育と医療と研究を一体化するため，（野戦病院にはじまる）病人を集めて治療するタイプの施設を作って，学生に，数多くの病人に接することによって実地に医学を学ばせようとした。この施設が「クリニック（病院）」である[13]。このような施設を作るために税金が拠出されたが，政府は貧しい病人たちの救済施設であると説明しつつ，税金を納めている富裕層に対しては，貧しい病人たちで実験される高度な治療法が一般の医療に役立つと説明したという[14]。

　新しい医学校で教えられる医学は，従来の病気の観念論的な分類と，その分類に対応する古典的治療法を否定して，集まってくる患者たちをひたすら観察することからはじめた。ひたすら観察したというのは，従来の治療法を使って対症療法的な薬を処方すると，そこに現われた諸症状が変化し，病気が何であるかを捉え損なうと考えられたからである。たとえば打診が行われるようになったが，それは身体をいわば樽のようなものとして捉え，反響する音を通じて身体内部の諸器官の状態を判定しようとするものであった。死亡した患者をしばしば解剖するようになったが，それは生きていたときに身体内部に隠されていた諸症状，臓器の大きさや色や形の変化を捉えなおし，つぎの機会において，病気の徴候を見抜く知識にするためであった[15]。要するに，病人を病院に来させ，また入院させるのは，最も適切な治療をするた

めというよりも、病気の本来の姿を観察し記録するためであった。

　医師たちは、患者の諸症状を精密にカルテに記載して、それがどのような変化のもとにあるか、時間軸にしたがって把握しようとした。医学生たちに対しても、病気の体系と治療の技法を教えてその適用を実践させるような教育をするのではなく、多様な身体に出現する病気の時間的変化を記録し、それによって病気とその治療法を特定していく一翼を担わせた。教授回診に見られるように、一団となった医師たちは、つぎつぎに現われる病気をまえに戦略を練り、医師と医学生たちがそれぞれの部署で十分に戦っているかどうか、担当している病人の身体をチェックして回るのが慣例となった。そして数多くの患者に見いだされる諸症状とその変化の統計を通じて、病気と呼べるものの実体と有効な治療法とを確定しようとしたのである。

　そこからどのようなことが起こったか——ロックによって身体の所有は自然権であると主張され、フランス人権宣言（1789年）では、自由・所有・安全・圧制への抵抗がすべての人間の有する権利としてあげられたが、今日、病院に行くと、ひとは身体の所有を無視され、自由を奪われ、危害ともなりうる処置を施す医師たちの管理下に置かれる。もしそれがそのひとの命を救い、健康を回復させるという、病人本人にとっての目的でのみなされるのなら、それもやむをえないことかもしれない。それにしても、医師が病人のところに行くのではなく病人が病院に行くということは、病人にとって体力に無理を要求され、病状も悪化するであろうし、感染症にもかかりかねないことである。病院は、多様な専門診療科に分かれていて、該当する部門に到達するまで、長時間待たされ、ベルトコンベヤーに載せられるようにして、多数の検査室と窓口のあいだをたらいまわしにされる。そのあげく、ようやく面会できた医師に、ほんのわずかな時間で診断される。しかも、病人は医師の面前で裸にされ、回転椅子や狭い診察台のうえで医師の要求する不本意な（尊厳を欠いた）姿勢をとらされ[16]、医師の聞きたいことにだけ答えるような訊問にあわなければならないのである。

　このような事情は、無神経な医師たちがヒューマニズムを忘れ、資本の論理に支配されるといった派生的な問題と考えられてきたが[17]、フーコーによると、医師個人のパーソナリティや経済体制に帰せられる問題ではない。臨

床医学の真の目的は，眼のまえの個人をその病気の苦悩から解放することではなく，冒頭で述べたように，人口にとっての公益であり，その病気によって死ぬ病人を統計上において減らすこと，つまり病気の統計的特性を知り，その根本的原因をつきとめて，その社会に病気が生じないようにすること，社会的諸身体の生命活動の総量を増加させることにあったのだからである[18]。

このことを示すつぎのような事例がある。血友病治療のための血液製剤からHIVが感染する可能性が指摘されたとき，責任者であった安部英は，当時は致死的な病気とされたエイズを怖れるひとびとを前にして，「1,000人にひとりだから大丈夫」という発言をした[19]。血友病患者は1,000人以上いる。ひとりであってもエイズになることを受け容れられる患者はいないであろう。しかし，安部はひとりの臨床医として，誤っていたわけではない。医師たちは，戦争のようにして病原と戦い，これを絶滅させることを目指しているのであって，病気に罹った個人の身体は，医師にとって，病気との戦場にほかならない。病気を治したなら，結果として患者が死んだとしても，それは医師の勝利である。その経過の記録が，ほかのひとにおいて起こる，おなじ病気との戦いの武器となるからである。

そこから，病気の症状が病人ひとりひとりによって異なるのに，それを無視した画一的な診断がなされがちであるということや，それと同時に，逆に，特異な症状の場合は，病気の経過を現われるがままにするために，かえって放置されることすらあるということが起こる。同様にして，「あとに同じ病気になったひとを一人でも助けるために」とか，「人類がその病気との戦いに勝つために」というヒューマニズムに借りたレトリックが，実験的だがそれほど見込みのない治療——助からない患者が苦しむだけの治療——の際に使用され，逆に，死にかけているひとがどんなことでもしてほしいときに，統計上の見込みのない治療法が拒否されることもあるのである。

IV. 生命政治

以上のような臨床医学的医療体制は，その後，病院から諸個人の生活の場に滲出していった。医師たちは，病院にくる病人たちに，病気との戦いのた

めに,病人たちの生活スタイル,人生の目標がどのようなものであろうと,病院外でも,医師の指示に従った生活をすることを要求した。というのも,諸個人の生活の多様性——その多様性こそが本来は健康と呼ばれるものであるように思われるが——は,病気が本来の姿で現われることを阻害する要因であるから,これを控除すればするほど,理想的な治療が可能になるからである[20]。たとえば感染症は,老人や子どもが罹患しやすいことからも分かるように,免疫のレベルを超えるときに病気としての姿を現わす。免疫を低下させる多様な諸要因がその病態をとり巻いている。それゆえ,医師たちは,病気でない生活の多様性をも排除しようとするのである。

 しかしながら,病人にそのような不自由な生活を甘受させながらも,今日なお病原菌は絶滅していない。本当は,人間の生活に害がある細菌は少数であって——それらを無害化するように人類は進化してきたわけで——,多くは人間身体と調和して生きている。逆に,それらに対してする攻撃は,別のものへの進化を促す。ある細菌を絶滅させたとしても,そのニッチには,多耐性菌へと進化した細菌や,従来は隠れて調和していた細菌が出現し,新たな感染症をひき起こす。それにもかかわらず——それだからこそ——,臨床医学体制は,公衆衛生学,優生学,遺伝学,大脳生理学の知見を取り込みつつ,適用範囲を拡げて,いまだ病気でないひとびとに予防医学の必要性を説きはじめた。喫煙や肥満に関する禁止や警告のように,医師たち,およびそれに同調する政府機関とマスメディアは,食生活や運動習慣など,生活の実質を構成する要素にまで指示を出し,ひとびとの生活を変えさせようとする。予防接種や検疫,慢性疾患に対する生活指導,労働の場での事故や疾病の予防,環境破壊による健康障害,予防歯科的指導など,またそれを受けてメディアでは,各部位の病気の日々の警告と体験談,薬品会社の脅迫めいた膨大な量の宣伝,大衆の側では,有機食品を探し,ダイエットし,サプリメントを摂取し,脳トレをし,ウォーキングにいそしむ。健康であることは,ひとが人生において何か意味あることをするために必要な条件にすぎないのに,人生の目的を健康それ自体へと変更させられてしまうのである。現代のひとびとは,人生の意味を追求するには,健康であるのに忙しすぎるのではあるまいか。

なるほど，喫煙や肥満が減れば，それで病気になるひとも減るということは，疫学統計上の真理であろう。しかし，他方で，予防医学の方にも病気を増やす傾向がある。ワクチン接種は，必ず一定割合のひとに副作用をもたらすというばかりでなく，最近まで注射器の針が使いまわしされていた結果，それで膨大な数のひとが肝炎に罹った。また，ガンの早期発見のためにX線透視を行うが，そのX線の影響によって，一定の割合のひとがガンになるという。予防や検査のための医療行為から病気になることは，確率的に避けられないことなのである。これらを臨床医学の「行きすぎ」として告発すべきなのだろうか。科学的知識はどんな分野であれ中立的であって，それを活用する人間の倫理が問題なのだ，それが行きすぎるのは，科学者が患者の主体性を無視して科学技術的主題を追求するからだ，あるいは医学関連産業の資本主義的動機や，医療保険制度の政治的課題があるからだと考えられるかもしれない。最近では，とりわけ医療費の増大による医療保険の破綻を防ぐために，病気が重度になるまえに，ひとが病気に罹らないように指導することが経費削減に役だつという財政的理由も挙げられる。だからということで，さらにプライマリー・ヘルス・ケアといって，地域ごとにひとびとの心理や家庭のあり方，職場での人間関係，居住環境，地域環境をあわせて配慮する体制の必要が訴えられているのである。

　しかしながら，問題は倫理や経済ではない。19世紀以降の科学は，無党派的，価値中立的に成立してきたのではなく，――軍事や産業やメディアの領域においてはあきらかであるように――，権力との紐帯によって，人間生活の意味を規定しようとしてきた。臨床医学もまた，身体の病気に対する生気論的解釈に基づき，ある種の権力としてひとびとの行動を分類し，規定し，命令するものとなった。現代の管理社会を作りだしたのは，真理省の「ビッグブラザー」（ジョージ・オーウェル『1984年』）といったタイプの情報操作よりも，厚生省のもとの臨床医学的体制であった。医学はたえず「ひとの生命を救う」というスローガンのもとに，こまごまとした生活の指針を発し続けてきた。ひとが何のために生まれ，なぜ死ななければならないかについては答えられないのに，すべてのひとを「死に対する戦争」に巻き込んで，生きているあいだのすべてを健康に捧げるようにとひとびとを強制しようとす

るのである。

　古来，死は生と相容れないと考えられてきたが，フーコーによると，臨床医学は死を，生とは切離せないと考えさせようとする[21]。すべての病因が実際に病気をひき起こすわけではなく，健康であるとは，病気になりかかりながら，何らかの症状が出るほどではないことである。病気がはじまるのは，（はじめは知られないのだから）その最終結果である当該身体の死から逆算して決まることであり，他方，病気が終わるのは，患者が再び健康になるときか，死ぬときである。どの程度死に近づいているかが，病気がどの程度に悪いかである。かくして，ひとが生きているといえるのは，「病気の時間的進行の度合いがいまだ死の淵に到達していないこと」であるということになる——これこそがまさに，かつて脳死論議において顕在化した臨床医学的思考であった。生と死は，このようにして，臨床医学から新しい位置づけ，「生とは死の陰画にほかならない」という位置づけを受け取ったのである。

　「いうとおりにしないなら，死んでしまいますよ」というのが医師の決まり文句である。かれらは，それによってひとに医学の推奨する生活を強制しようとするのだが，いうとおりにしてもしなくても，ひとはいずれは死ぬ。現代の医療は，はたして喫煙以上に害がないといえるだろうか。病院に呼び出して，ひとをさまざまな病因に接するようにし，健康の不安を吹き込んでストレスを与え，生活に多様なバイアスをかけることは健康被害ではないのだろうか。何であれ健康に害がないことはないので，（道徳的に目立たないものは放置されるのに対し）目立つ生活習慣が臨床医学的主題となって禁止される。そのようにして，喫煙のつぎに，肥満が主題となり，やがては運動不足が主題となって，ウォーキングが義務化される時代がきても不思議ではない。ストレスなき健康な世界とは，そもそも死の世界に等しいのではないのだろうか。

　医師のひとりひとりが問題なのではない。新聞ではたえず重大な病気の兆候と予防と治療法が紹介され，テレビでは薬品会社がさまざまな病気の不安をイメージ豊かに描き出して，効果の疑わしい薬を買わせようとする。こうした，厚生権力のメディアミックスがある。それは優生学と結びつく一方で，生物多様性や地球温暖化対策といったエコロジー概念と結びつく[22]。このよ

うな思考と行動を促進し，自由で平等であるはずのひとびとをいいなりにするのは，確かに何らかの権力である。現代には，健康の理念を媒介にしてみずから進んで隷属しようとする思考があり，それを促す知がある。フーコーは，生命政治という概念で，そのことに注意を喚起しようとしたのである。

V. 魂への「配慮」

　ところで，「身体への配慮」に対する強制を通じて，さらに「配慮すべき魂」としての人間の概念が変更されつつあることが，もっと深刻な事態かもしれない。

　というのも，病気の苦痛はすべて心（魂）[23] に現われ，心にある。しかし，医師はそのような苦痛を過大視しないように努め，苦痛が大きくても，病気を打ち負かすことができるならば，治療を選ぶよう勧める。他方で，苦痛は病気の症状のひとつであり，病人の証言は，医師にとって病気の観察の一部である。苦痛それ自身を検知する装置はないのだから，病人が「痛い」といえば痛いのであり，病気の程度に応じて痛いのか，神経に障るから痛いのか，あるいは識閾の問題として本人が我慢強くないから痛いのか，文化によって痛みが感じられたり感じられなかったりするのか，いずれにせよ，痛みがどのように伴うかが，病気の性質の一部をなす。

　医師の問いに対し，病人は医師に誤解されないように自分の病状を述べようとして，日常生活と同様に——責任ある responsible 人格として——応答する。「自分の病気」とは，身体の状態がいかに自分を苦しめているか，不安にしているかということである。ところが，そうした日常的なコミュニケーションは，逆に，医師からすると，病人の，症状としては信じてはならない神経症的傾向の現われである。医師は——精神分析医と同様に——病人の言説をまともには聞かず，別の医学的診断の文脈で理解しようとして，病人には真意の分からない問いを繰りだして答えを得るだけで，会話をしようとはしない。病人は，医師とのコミュニケーションの不全から，大なり小なり神経症的にならざるをえないが，医師は，こうして病人を神経症的にしておいたうえで，神経症的だからその言説はあてにならないと診断するのである。

なるほど，苦痛は，病人が不安になり，病気を気にするにつれて複雑になる。普段の生活では感じなかった諸徴候を感じはじめ，無視できた程度の苦痛が突然耐えがたいものとなったり，それをかばうために別のところに異なった苦痛や症状を意識したりする。だからこそ，医師は，病人の声に耳を傾けない。自分が見ている身体症状と対応するものだけを病気の症状として解釈する。そしてもし，運動や知覚の麻痺といった症状を呈するにもかかわらず，筋肉にも感覚にも異常が認められない場合，医師は詐病か神経症だと診断するであろう。そこにあるのは，臨床医学の剰余価値，すなわち医学と関わらなければ存在しえなかった新たなタイプの病気である。

それにしても，すべての病気が心に対してあるということ，病気になることと不安になることを別々に考察するのは無意味であるということをふまえるなら，熱病が病気の諸症状の機序のひとつであったように，それに神経症という特定の病名を与えるべきではないのではないか。神経症といった観念的な病名をつけることが困難になってきた現代医学は，いまだ病気でないひとびとに対しても，無際限な病気への病的な不安をかきたてながら，その不安に対して，ストレスやうつ病という漠然とした名前を与え，そのことを通じて，それが発生する環境としての患者の人間関係についてまで発言し，薬品と警告という手段によって干渉しようとしている。

さらに臨床医学は，早くから，精神の領域にまで踏み込んできた。医師は，癲癇などとは異なって，身体に原因を見いだしえないような言動の異常があって，神経症のように本人が病気と意識していない場合には，逆に「意識していないから」という理由で，統合失調症などの精神病の診断をくだす。フーコーが別の書物で精緻に論じた主題であるが[24]，狂気とは，本来は異界や魔術の，あるいはせいぜい各人の道徳や性格の特異的諸表現を指すものであって，社会的文化的現象から規定されるものであろうに，臨床医学は，これを個人の「病気」とみなして，心理学的領域に精神の諸器官を想定しつつ，身体の病気と類比的なものとして描きだす[25]。それ以降，狂気は一種の病気，体の病気に対比された心の病気として定義され，自分は健康だと思っているひとびとが，精神病院に閉じ込められ，治療される対象とされるようになった。もとより臨床医学は，精密なメカニズムを実験によって実証的に特定す

るよりも，徹底的な通時的観察によって生気論的実体としての病気を見いだすタイプの知であり，薬物や手術を通じて改変される病状を通じて病気を特定してきたのだから，こうした不可視の領域を創出することは，困難ではなかったのである。

　そして，このようにして臨床医学は，臨床医学とは相容れないものであった人格概念を，身体にとっての死のように，精神においては狂気によって定義し，それによってお払い箱にすることができたのであった。人格，ないし正常（健康）な精神とは，身体の場合にならっていえば，精神の病気の時間的進行の度合いがいまだ狂気の淵に到達していないということであるにすぎない。なるほど人間は歳をとる，その意味ですべてのひとは痴呆になりつつある存在者であるかもしれない。それにしても，健康ないし正常な人間精神をだれが（どんな権力によって）定義できようか。医学によって健康ないし正常とされる人間精神は，医師が見いだした病気の機序によって系統だてられた（仮想的な）精神諸器官を可能にする，空虚な総体にすぎないのではないだろうか。

VI. むすび

　われわれは，以上のような生命政治をどう受け止めるべきであろうか。
　確かに，社会には不適応なひとびとがいて，現代社会の複雑な制度群と精密な機械群のなかで，それにうまく言動をかみ合わせることができず，周囲のひとびとと次々にトラブルを起こすことがある。トラブルはえてしてそれぞれの対決によって処置されるか（ホッブズ），今日の自由平等とされる社会においては，道徳に訴えるか（カント），違法でないかぎりは放任されるべき（ベンタム）とされる。ひとは迷惑をかけないかぎり何をしてもよい——としても，平安に暮らしたいひとびとがなしうることは，そのようなひとのしるしを見つけ，そのひとに関わらないような態度を取ることであろう。トラブルを起こすひとは，ストーカーやクレーマーなど，その態度に反応して，いよいよ異様な言動をとりはじめるかもしれないにしてもである。
　以前は，そのような不適応な言動は，ゴッホやニーチェのように，天才的

なひらめきや根源的なものへの直観に由来する場合もあるという考えもあったが，現代では，そうしたひとびとを病院に閉じ込め，治療と称する監禁と監視のもと薬漬けで解決に代えようとしている。レインとクーパーの反精神医学やドゥルーズとガタリのスキゾ分析[26]によれば，むしろその「治療」という働きかけからいよいよありそうもない奇妙なふるまいが引きだされてくるのであるが，医師たちはそれを精神病の諸症状と呼ぶのである。

こうして不適応なひとが病院に閉じ込められたあとに残された社会のひとびとは，自分たちをそのまま理性的主体と感じ続けることができる。しかし，それはそうした生命政治によってお膳立てされた舞台で演じる自由平等であり，そこには理性という名の単なる共犯関係があるだけである。理性的であることは，本来は，死や器官や性などの生命にかかわる主題と，それに対する感受性であるみずからの狂気に対面し，根拠から思考することによって成りたつものであろうのに，狂気を街なかで見られる現象としては排除した結果，だれも真の意味で理性的であることが困難な，そんな社会になっている。特定の施設を作ってそこに「グレーゾーンの人間」を収容する制度は，国民学校，臨床病院，刑務所，精神病院というように拡充されてきた。こうした「囲い込み運動」は，その囲いの外の社会の人間を，それらではないような存在者でみずからあろうとするように，間接的に支配するのである。

今日，何が善で何が悪かは，各人の理性ではなく，医師が判断するようになっている。医師が病気であるとするものが悪であり，病気でないとするものが善である。とはいえ，それは，道徳的な悪や善のように，非難したり賞賛したりすべきものではない——たとえばうつ病のひとに「がんばれ」などという道徳的な呼びかけをしてはならない。むしろ，もっと病気から遠ざかり，もっと健康になるようにと，薬や器具やトレーニングプログラムを与えるべきなのである。このような状況のなかで，いまなお，理性的主体，自由で平等な個人の責任や義務，それらを支える真善美の価値について語るひとがいるとすれば，それは一体どんなアナクロニズムなのだろうか。それら近代の諸価値は，いまや臨床医学的思考が活用するレトリックにすぎない。ひとびとは，臨床医学的に規定された，病気か健康かの二元論的思考のなかにあって，何をし，何を考え，何をいおうとも，その臨床医学的文脈に位置づ

けなおされるほかはない状況におかれているのである。

　もし権力が，暴力を担保にしてひとびとの意識に働くのなら，ひとびとの意識は，自由か隷属かを，みずから選ぶことができるであろう。しかし，「暴力に匹敵する知」というものがある。もし権力が生命を担保にして，意識が理性的に判断する前提としての知に働くのであるなら，意識はいつも権力に欺かれたものとしてしかありえない。そこに「無意識」という概念の意味がある。理性が前提する知を構成する仕組が理性を免れるものなら，理性は自由と隷属の選択には無関係である。むしろ自由を選んだと思考する医師や科学者たちが，死にいたる病と不安の概念を使って，厚生権力の尖兵として「健康知」を浸透させていくとき，それは社会全体のすべてのひとを巻き込むような隷属を推進しているのではあるまいか。

　冒頭でふれた生命倫理は，こうした生命政治への抵抗として，中世の神学や近代の人文主義（ヒューマニズム）による復古主義的な異議申し立てだったのかもしれない。しかしながら，生命政治が行われるのは，道徳的価値としての「よさ」においてではないし，生物学的なヒトの生命の存続においてでもない。それは「健康」においてであって，それは，ともかくも病気が存在しなくなることである。そこに，中絶も人工授精も，安楽死も脳死も，病気に対する戦略として，無際限に肯定されていく理由がある。それに従事するひとびとや，それを受容するひとびとはなぜそうするのか，という解答を人間の理性や自由や幸福の概念に求めようとしても，もはや何も理解できないであろう。

　フーコーの問いは，「どのようにして，われわれの文化は，病に逸脱の意味を与え，排除されるべきものの地位を，病人に与えるようになったのであろうか」というものであった。わたしは，生命政治は，近代が終わりはじめたときに，中世の神学に代わって出現したのではないかと思う。古代エジプトで多くのピラミッドが建設されたようなものとして，この世紀のもっと膨大なエネルギーによる，神なき文化的妄信――これほどまでに個人の生活に干渉した権力は，従来は宗教しかなかった。それが「病気」を，すなわち人間（ヒューマン）――もとよりダ・ヴィンチのような天才や英雄や芸術家がその典型だったが――の並外れた理性や自由や幸福を憎んでいるようにも見

受けられる。それらこそ，ニーチェのいうように，本来は健康と呼ばれたものであった[27]。思い返せば，中世の神学には「はしため」としての哲学があったが，今日の哲学は，以上に述べてきた生命政治に対してどうふるまうべきなのであろうか。

注

1) Michel Foucault, *Résumé des cours 1970-1982*, Julliard, 1989, p.109. 邦訳「生体政治の誕生」『フーコー・ガイドブック』ちくま学芸文庫 2006 年 190 頁。人口に関する括弧内の注記については，M. Foucault, 《*Il faut défendre la société*》: *Cours au Collège de France. 1976*, Gallimard, 1997, pp.215-221. 邦訳『社会は防衛しなければならない』筑摩書房 2007 年 242-247 頁。それによると，人口とは，個人や社会ではなく，「無数のあたま数の身体」(p.218) であり，それは長期的集合的現象であって，規律的権力の目的は安全，すなわち「生命の状態を最適化すること」(p.219) とある。

2) 山田弘明『デカルト哲学の根本問題』V-13 知泉書院　2009 年 391 頁。

3) M. Foucault, *Naissance de la clinique*, P.U.F., 1963, pp.44-52. 邦訳『臨床医学の誕生』みすず書房　1969 年 71-96 頁。

4) フーコーのあげている例では，あるヒステリーの患者が，身体に水気が不足しているという理論によって，10 ヵ月のあいだ毎日 10 時間も水に漬けられるという「治療」が行われていたという（Michel Foucault, ibid., p.v. 邦訳 1 頁）。

5) M. Foucault, ibid., p.50. 邦訳 78 頁。

6) R. Descartes, *L'Homme*, in Œuvres philosophiques, tome I, Garnier, 1963, p.379. 邦訳『デカルト著作集4』白水社　1973 年 225 頁。のちにライプニッツも，神の創った機械がいかに人間の考える機械よりも精妙なものであるかを強調している（『モナドロジー』17, 64)。

7) ジェンナーによる免疫の発見は 1797 年であるが，医師でもあったデカルトは，1650 年にみずから診断した風邪をこじらせて，肺炎で死亡している。

8) 「そのとき――1816 年の大発見であるが――，その病気（熱病）そのものが消えてしまった」(M. Foucault, ibid., p.194. 邦訳 255 頁)。「1816 年以来，医師の眼は病気の有機体に向かうことができる。現代医学のまなざしの歴史的具体的ア・プリオリが設立された」(ibid. p.197. 邦訳 260 頁)。

9) M. Foucault, ibid., pp.108-109. 邦訳 154 頁。

10) M. Foucault, ibid., pp.94-95. 邦訳 136 頁。「生命を攻撃するものとしての病気ではなく，病気そのものの生命 vie pathologique」(M. Foucault, ibid., p.156. 邦訳 210 頁)。

11) M. Foucault, ibid., p.56. 邦訳 86 頁。

12) M. Foucault, ibid., p.97. 邦訳 139 頁。

13) M. Foucault, ibid., pp.63-86. 邦訳 97-123 頁。日本語のクリニックとは意味が異

14) M. Foucault, ibid., pp.84-86. 邦訳 122-123 頁。
15) M. Foucault, ibid., pp.162-168. 邦訳 217-225 頁。18世紀なかばに，哲学者モーペルチュイは，医学におけるデカルト的方法を否定し，また効果の分からない薬品や施術を批判し，「観察する医師だけが頼りになる」と述べている（P.L.M. de Maupertuis, *Lettres*, XV）。
16) 特に女性に対して，病院外では不道徳とされる行為が公然となされる理由がここにある。
17) 手塚治虫『ブラックジャック』では，ヒューマニズムが屈折した形で現われるが，医療体制の単純ではない問題性が示されている。
18) M. Foucault, 《*Il faut défendre la société*》, pp.215-221. 邦訳 242-247 頁。
19) 広河隆一『薬害エイズの真相』徳間文庫　1996 年 165-166 頁。
20) M. Foucault, *Naissance de la clinique*, pp.109-110. 邦訳 155 頁。
21) M. Foucault, ibid., p.158, p.175. 邦訳 213 頁，233 頁。実存主義の思潮は，フーコー以降では，自然科学的認識に対してではなく，生命政治に対して人格主義的な復権をめざしたという意味あいになるであろう。
22) いずれも進化論を喧伝したヘッケルに由来する（船木亨『進化論の5つの謎——いかにして人間になるか』ちくまプリマー新書　2009 年）。
23) 「精神」も「心」も，西欧の spirit, soul, mind, heart などの語との対応が曖昧であるが，17 世紀まで，西欧では âme やプシュケーなどは，「魂」のことである。
24) M. Foucault, *Folie et déraison; Histoire de la folie à l'âge classique*, Plon, 1961（邦訳『狂気の歴史——古典主義時代における』新潮社　1975 年），M. Foucault, *Maladie mentale et psychologie*, P.U.F., 1961（邦訳『精神疾患と心理学』みすず書房　1976 年）ほか。
25) M. Foucault, *Naissance de la clinique*, p.202. 邦訳 268 頁。
26) レイン／クーパー『反精神医学』岩崎学術出版社　1974 年，ドゥルーズ／ガタリ『アンチ・オイディプス』河出書房新社　1986 年。精神分析は，生命政治への反発をそらす理論といえよう。その理論家たちは，無意識と権力の関係についてはふれないようにしてきた。
27) ニーチェは価値の否定（ニヒリズム）として捉えたが，ひとは価値なしに生きることはできない。むしろ近代西欧の価値が否定され，新たな価値が樹立されているのではないだろうか。わたしは，その価値を論証的に問うことのできる哲学は，ベンタム功利主義ではないかと考える（船木亨『ランド・オブ・フィクション——ベンタムにおける功利性と合理性』木鐸社　1998 年）。

第3章 古代日本の思想と医療
――古代の思想から現代の医療を問い直す――

西田晃一

I. はじめに

　本章では「医療とは何か」という問いに対し「歴史における医療」という位置づけを踏まえ，古代，特に奈良時代から平安時代中期に焦点をあてる。その理由は，古代の医療思想には大別すると科学的思考にもとづくものと呪術的思考にもとづくものとがあり，それらが最も顕著なかたちで表れたのがその時期であると考えられるからである[1]。なお，ケガレ思想については拙稿「記紀におけるケガレ観念の構造と両義性」を参照しつつ議論を展開する。
　現存する中で日本最古の医書とされる『医心方（いしんほう）』は，丹波康頼（たんばのやすより）によって984年に撰述されたと伝えられている。この書は全30巻から成り，その骨格は隋の『諸病源候論（しょびょうげんこうろん）』，唐の『千金要方（せんきんようほう）』，そして『外台秘要方（げだいひようほう）』の三書に依っているとされ，全体としては中国の医書248部から抄出された文から構成されており，当時の医科全書と目されている[2]。この書は，実証的・体系的な知識や手法にもとづいて原因を突き止め，それに応じた処置によって結果を改善するという意味で，科学的思考を示すものと考えることができる。それに対し，『源氏物語』(1008年頃) に登場するモノノケのように，病の原因を観念的対象に求める思惟は，呪術的思考を示すものと考えることができる。
　ここで，「医」という漢字の成り立ちについて見てみよう。『漢語林』によれば，「医」は本来「醫」と表記するものであり，字義は大別すると医療に関わる意味と酒に関わる意味の2つを有している[3]。「醫」の「酉」は酒器の象形でさけの意味を表しており，「酒」の原字とされる。酒は古代におい

て薬の一つと見なされており,「酒は百薬の長」(『漢書』-食貨志・下)という言葉は有名である。現代では病を引き起こす原因の一つと見なされているものの,本来は適量に摂取することで薬となりえたことは理解しておく必要があろう。

他方,医療に関わる意味は,「①いやす。病気をなおす」,「②くすし。医者」,「③みこ。かんなぎ」の3つに区分される。①・②は現代の医療及び医師として,字義をそのまま理解することができる。一方,③については,なぜ「醫(医)」という字の意味として含まれているのか,現代に生きる私たちにはすぐには理解できないと思われる。しかし,①・②と③には同じ漢字の意味として何らかのつながりがあると推測される。この点については,科学的思考(①・②)と呪術的思考(③)との対比という観点から検討してみたい。

ただし,本章では,科学的思考ではなく呪術的思考に焦点をあてた考察を行う。なぜなら,科学的思考を代表するものとしての『医心方』についてはすでに詳細にわたる先行研究が継続的になされており,また,現代の医学的知識をもとに当時の医学的水準を評価することは,医学を専門としていない論者がなすべき仕事であるとは思えないからである。

そこで本章では,古代日本の重要な3つの思想,すなわち,モノノケ・モノガミ・ケガレの思想に焦点をあて,それらの思想と医療との接点において呪術的思考にもとづく医療思想の構造を明らかにすることを第一の目的とする。さらに,その医療思想の構造と現代の医療に関連する諸問題とがいかなる接点を有するかについて指摘することを第二の目的とする。

以上の2つの目的を果たすため,以下の構成にもとづいて考察を行う。Ⅱではモノノケ思想,Ⅲではモノガミ思想,Ⅳではケガレ思想に焦点をあて,それぞれの思想と医療思想の接点について考察し,医療に関連する呪術的思考の構造を明らかにする。そして,ⅡからⅣまでの考察によって導出された医療思想の構造と,現代の医療に関連する諸問題との接点について論じることにしたい。それではまず,平安時代の物語文学に見られるモノノケ思想について考察を始めよう。

II. モノノケ思想と医療

　医療の主要な役割の一つとして治療がある。治療対象は大別すれば病気とケガである。ケガは物理的接触によって生じるものであり，古代においても原因と結果の関係を容易に把握できたであろうと推測される。それに対し，古代においては病気の原因と結果のメカニズムについて解明されていないことが多く，特に感染症については「災い」として認識されていたと考えられる。そこで，本章では病気に焦点をあて，病気の原因の捉え方について考察することでその思惟構造を明らかにしたい。

　平安時代の病に関する概説的文献を参照すると，病の原因の一つとしてモノノケが挙げられている。本節では，医史学研究者である酒井シヅ氏の『病が語る日本史』を中心に，平安時代のモノノケ思想について概観する。酒井氏によれば，モノノケとは中国伝来の思想であり，『史記』によればモノノケ（物怪）は天変地異を引き起こす妖怪のような存在であり，鬼神と同じように声も形もないとされる。モノノケは災いをおこしたり，福をもたらしたりするが，ときにはうろつくだけで何もしないモノノケもいるとされる[4]。

　しかし，日本のモノノケは中国のモノノケと少し違い，特に平安時代のモノノケは人と深く関わり，モノノケが病気の原因になると考えられていたと酒井氏は述べる。怨霊（おんりょう）がモノノケとなり，怨恨のある人を病気にさせると信じられており，病気や不幸の原因をモノノケのせいだと考え，怨霊の正体について陰陽師に占わせていたという。

　怨霊思想は奈良時代からあり，凶事がおこったとき，陰陽師に怨霊を占わせることが次第に増加していく。たとえば，桓武（かんむ）天皇（在位781～806年）の御代に起きたとされる早良親王（さわらしんのう）の怨霊騒動が有名である。暗殺事件の関係者として捕らえられた早良親王は，悲嘆のうちに船中でなくなった。その後，朝廷に凶事が続き，陰陽師に占わせて原因を突き止め，早良親王の霊を鎮めることで凶事が治まった。

　その後，国家に凶事や不祥事があるたびに，人々は怨霊のせいだと噂し，朝廷では怨霊，モノノケがますます取り沙汰され，陰陽師が活躍するように

なる。庶民の間では，非業な死を遂げた霊を慰めるための御霊会が行われるようになった。朝廷でも863年に御霊会が催されている。

　平安時代半ばになると，世間は王侯貴族の生活に少なからず関心をもつようになったが，その中で菅原道真事件が起きた。道真は儒家出身で右大臣まで出世した異例の人物であり，宇多天皇（在位887～897年）の厚い信頼を得ていた。しかし，そのことが多くの公卿の妬みを招くことになり，宇多天皇が醍醐天皇（在位897～930年）に譲位した後，右大臣から大宰権帥に左遷され，2年後の903年に亡くなった。その後，政敵であった左大臣藤原時平の身辺に凶事が続き，人々はそれを道真の怨霊のせいであると噂することになる。

　モノノケは物語文学にも登場する。平安時代の物語文学を代表するものとして『源氏物語』（紫式部作・平安中期成立）がある。『源氏物語』にはモノノケが様々な場面で登場するが，ここでは夕顔の巻と葵の巻におけるモノノケについて見てみよう。

　夕顔の巻では，光源氏の愛人夕顔がモノノケに取り憑かれて亡くなってしまう。酒井氏による概要を引用する。

　光源氏が夕顔をある古い別邸に招き，一夜をともにしているときのことである。光源氏が夢の中で，二人の枕元にぞっとするほど美しい女がすわっているのを見て，重苦しい気持ちで目覚めると，周りの灯火はすべて消えて真っ暗闇，傍らの夕顔はわなわなと震えて，怯えきって，動けない。供をおこし，魔性を追い払うために弓弦を打ち鳴らすように命ずるが，供は震えるばかりで動けない。やむなく源氏の君が遠くの部下の所に行き，鳴弦させて魔性を追い払い，大声をあげさせ，物の怪が近づかないようにして，寝所に戻ると，女の枕元に夢で見た美女がふっと現れて，消えていった。夕顔はすでに物の怪のために事切れていた[5]。

　葵の巻では，源氏の正妻というべき葵の上が愛人六条御息所の生霊に憑かれて苦しむ。先ほどと同様に，酒井氏による概要を引用する。

懐妊した葵の上が病に悩みがちになるため、祈禱師が呼ばれて、祈禱を始める。効果覿面で、たちまちたくさんの物の怪や生霊が現れて、よりましに乗り移る。しかし、どうしても名乗りをあげない霊があった。すぐれた修験者の祈禱にも調伏されない。それで、葵の上の父左大臣家では、光源氏が通う女の生霊かと見当をつけて、六条御息所か紫の上かと噂するが、正体が現れない。……(中略)……驚いた源氏が改めて生霊に名を問いただすと、果たして自分は六条御息所の生霊だという。そこで生霊は直ちによりましに移され、強力な祈禱が行われた結果、葵の上は男子を無事に出産した。よりましに移った生霊は激しく暴れたが、後産も無事に終わった。祈禱を行った比叡山の天台座主をはじめ、名高い高僧たちが、加持に効果があったことをさも得意顔で汗を押し拭いながら、急いで産所を退出した。

しかし、葵の上は産後が悪かった。

源氏の君は物の怪を心配していたが、参内して、わずか家を離れたすきに、再び物の怪に襲われ、にわかに苦しみ出して亡くなった[6]。

　以上を総括すると、モノノケ思想にみられる医療概念は次のように結論づけることができよう。モノノケ思想ではモノノケが病の原因とされ、それを追い払うことで病が治るという思惟構造を有する。この思惟構造は非科学的であり、呪術的思考にもとづく医療概念であるといえる。

　『医心方』をはじめとして、平安時代には漢医方の知識が普及しており、科学的な医療思想がすでに共有されていたはずである。しかし、平安時代の人々は呪術的思考にもとづく医療思想も有しており、これらの思想が並存した理由について考えてみる必要がある。

　理由の一つとして、平安時代特有の精神性が挙げられる。たとえば酒井氏は、「物の怪が歴史書から消えていくのは武家社会になってからである。王侯貴族のような権謀術数をめぐらせる社会でなくなり、武力で決着をつけるようになったからであろう」[7]と指摘している。また、医学博士であり医学史の研究者でもある服部敏良氏は、「藤原時代に『もののけ』が一般に信じられたのは、医学知識の欠除はもとよりの事ながら、当時の人々の性格が弱く、感傷的であったがためであり、それに陰陽道にもとづく俗信仰の隆盛と現世利益を説きいたずらに加持祈禱を事とする当時の仏教が加わってつくり

あげたもので，この時代，独特のものと言うべきであろう」[8]と指摘している。これらの指摘を踏まえて考えてみると，平安時代特有の精神性として，感性や情念の強さを指摘できると考えられる。

ところが，科学的な医療概念と呪術的思考にもとづく医療概念が併存する形というものは，平安時代に限ったことではない。たとえば，近世前期における患者の行動について，日本医療史の研究者である新村拓氏は次のように指摘している。

　　患者の生死にこだわらない医療が行なわれていた当時にあっては，医療を受け入れたとしても，『体』は医師に預けるが，『生死』の方は神仏に預けるといった行動が患者一般にみられる。山伏や巫女，聖，呪術師，僧らが民衆の求めに応じて医療に関わっており，重層的な治療体系が一般にできあがっていたのである[9]。

上記の指摘からは，身体に関する治療は医師にまかせるものの，生死は見えざる力（あるいは働き）にまかせるという態度を読み取ることができる。見えざる力の媒介者として僧らがいるのである。上述した「モノノケが病の原因とされ，それを追い払うことで病が治るという思惟構造」がこの点にも見て取れる。モノノケは見えざる力（不定型なもの）に対して人間が与えた一つの形（定型化によって仮定された対象）である。

人間は理由が分からない物事に対し，恐怖や不安をおぼえる。それらの恐怖や不安に対処する方法が定型化であると私は考える。定型化とは，儀式ないし作法である。科学的思考では特定できない原因に対し，呪術的思考にもとづく存在を仮定し，それに対処し病を治せる儀式や作法があることが，人間の精神にとって救いとなる。

したがって，見えざる力の媒介行為とは，それぞれの儀式ないし作法で患者に生死の意味を説き，患者が病や死を受け入れるための支援を行うものであると解釈できるように思われる。この点から，医療とは身体の治療と同時に，患者に寄り添い，患者が自らの生死を受け止める支援を行うものと考えることができる。

Ⅲ. モノガミ思想と医療

　医療が身体と同時に患者の精神も対象とするなら，医療とはそもそも全人的なものであるといえる。この「全人的」という事柄について考える際に，Ⅰで見た「医」の３つの意味のうち，③が重要な意味をもつように思われる。新村氏は著書において次のように述べている。

　意味づけされた病の世界においては，見えざるものの意思を知り，それを解釈し，追い払うことのできる者が医療の主体となれる[10]。

　病気という不幸の原因を明らかにし，罹病の理由を納得させ，受容させ，安心感と再発への恐れを取り除くことのできる者こそ，患者にとっての真の治療者である。……（中略）……感性を喪失し機械修理工と化した医師には，病にあらわれた意味を解読する力はなく，患者にとって真の救済者とはなりえない[11]。

　ここで述べられているのは解釈と意味づけの重要性である。解釈や意味づけは，患者本人が自分の生を振り返り，訪れた運命を受け入れる際に不可欠なものである。真の医療者とは，その解釈や意味づけの適切な支援を行える者ではないか[12]。解釈や意味づけという行為は，本来は私たちにとって不可知なものに対し，一定の形式を与え，同定する行為であるといえる。この行為は，古くは『古事記』や『日本書紀』に見られる。ここでは，２つの事例を取り上げることにしたい。
　一つ目は『日本書紀』の崇神紀における大物主神の事例である。崇神天皇（在位紀元前97～紀元前30年）は自身の治世になってから災いばかり起こるとして，その原因を突き止めるために神浅茅原へ出かけ，八十万の神々を集めて占った。この時，神が倭迹迹姫に乗り移り，憂うことなく自分を祭れば天下は平穏になると述べる。その直後の部分を引用してみよう。

　天皇問ひて曰はく，「如此教ふは誰の神ぞ」とのたまふ。答へて曰はく，「我

は是倭国の域の内に居る神，名を大物主神と為ふ」とのたまふ[13]。

このように災いの原因を同定し，それにもとづいて災いを祓おうとするのである。

二つ目は『古事記』の垂仁記における出雲大神の事例である。垂仁天皇（在位紀元前29〜71年）の子どもである本牟智和気は，大人になるまでまともに口をきくことが出来なかった。しかし，空高く飛んでいく白鳥の鳴く声を聞いて，初めて不完全ながらも言葉を発した。そこで垂仁天皇はその白鳥を部下に命じて捕らえさせ本牟智和気に見せたが，言葉を発することはなかった。垂仁天皇が心配して寝ていたところ夢に神があらわれ，自分の宮を天皇の宮殿と同じように整えたなら本牟智和気は口をきくようになるだろうと伝えたので，その神が誰であるか占ったところ，出雲大神の祟りであったことが判明する。その一部をここで引用してみよう。

ふとまにに占相ひて，何れの神の心ぞと求めしに，爾の祟りは，出雲大神の御心なりき[14]。

ここでも，災いの原因を同定し，それにもとづいて災いを祓おうとする思惟が働いている。

これら2つの事例において，災いの背後にある不定の原因を特定しようと努め，名前を知ることにより同定し，同定できたことによって災いを祓うことができるという思惟構造を指摘できる。これら2つの事例では大物主神や出雲大神という名前が出てきているが，これらについてモノガミという概念を用いて捉えてみたい。そこで，モノガミを原初神道の原基神として捉える佐藤正英氏の解説を引用する。

〈もの〉神それ自体は，目に見えず，捉えられない。形姿やはたらきなどひとびとに感得される在りようは，〈もの〉神の一部分にすぎない。〈もの〉神は，過剰さとしての他物である。事物や事象から逸脱しているところの〈なにものか〉である。〈もの〉神は，外部世界から唐突にやってくる。〈もの〉神の本来の在りかは外部世界である。外部世界は〈もの〉神の原郷世界である。

〈もの〉神は，外部世界から流離してきて世俗世界に顕現する。〈もの〉神が世俗世界に顕現する時や処は定まっていない。〈もの〉神との出逢いはいつも唐突である[15]。

　健康が日常とするなら，発病は非日常である。発病というかたちで私たちはモノガミに出逢い，モノガミに名前を与え，同定する，すなわち，解釈し意味づけすることによってモノガミと対話する。このモノガミとの対話という行為を，日本人は伝統的に行ってきたのではないかと私は考える。この点は，前節における定型化の一つのパターンとして捉えることができ，モノノケ，モノガミというように与えられた名前は異なるものの，その根底にある思惟構造には類似性が見て取れる。

　『岩波古語辞典』によれば，「モノノケ（物怪）」の語源的意味は「モノ（鬼・霊）のケ（気）」[16]である。ここでの「モノ（鬼・霊）」は「モノ（物・者）」と通じており，後者の意味用法には「対象の性質や状態が，はっきりとは言えないが，ともかく意識の対象となる存在」という意味用法と，「人間が恐怖・畏怖の対象とするもの，あるいは競争者として立派な存在などを，直接指すことを避けて，一般的存在のように扱う表現」という意味用法がある[17]。この点からモノはモノガミと解釈することができ，平安時代にはモノガミをモノノケとして捉え，修法・加持祈禱などにより調伏するという形で対話したのではないかと考えられる。

　このモノガミという概念は，本居宣長のカミの定義を踏まえた菅野覚明氏のカミ（神）概念と接点を有すると思われる。まず，宣長のカミ概念の定義を引用してみよう。なお，引用文中の漢字はすべて新字体を使用する。

　　尋常（ヨノツネ）ならずすぐれたる徳のありて，可畏（カシコ）き物を迦微（カミ）とは云なり，すぐれたるとは，尊（タフト）きこと善（ヨ）きこと，巧（イサヲ）しきことなどの，優（スグ）れたるのみを云に非ず，悪（アシ）きもの奇（アヤ）しきものなども，よにすぐれて可畏（カシコ）きをば，神と云なり[18]。

　宣長による上記の定義について，倫理学・日本倫理思想史研究者の菅野氏は『神道の逆襲』において次のように説明する。

宣長のいうところは，それが人であれ，動植物であれ，自然現象であれ，ともかくもそのものが，私たちにとって「可畏き物」，すなわち身の毛もよだつような異様なものとして出会われれば，それが神なのだということである[19]。

菅野氏はまた，「神とはこの『可畏き』経験そのもの，『可畏き』出会いそのものの内なる何ものかなのだ」[20] とも述べている。

ここで，菅野氏のカミ概念と佐藤氏のモノガミ概念との接点について考えてみよう。佐藤氏によれば，モノガミ自体は目に見えず，捉えられないものであり，形姿やはたらきなど人間に感得される在りようはモノガミの一部分にすぎないとされる。また，モノガミは過剰さとしての他物であり，事物や事象から逸脱しているところの〈なにものか〉であるとされる。この規定を踏まえるなら，菅野氏のカミ概念とは，人間とモノガミとの出会いの定型化として捉えることができる。

前節において，「モノノケは見えざる力（不定型なもの）に対して人間が与えた一つの形（定型化によって仮定された対象）である」と述べたが，その規定はこの箇所においても適用可能である。人間は理由が分からない物事に対し恐怖や不安をおぼえるが，それらに対処する方法が定型化であり，それによって人間は因果を理解し安心を得る。「異様なもの」とは，人間にとってのそれまでの秩序を超えるため人間が恐怖や不安を感じるものである。しかし，人間は定型化という営みによって新たな秩序を創造し，それに対処する。このような意味で，菅野氏のカミ概念と佐藤氏のモノガミ概念は接点を有すると解釈できる。

菅野氏はさらに次のようにも述べている。

神道とは，根源的には，神という一つの事件をきっかけに，私たちが歩いてきた道，これから歩いていくべき道を探求することに他ならない[21]。

ここでの「神道」とは特定個別宗教としての神道ではなく，日本人が古代より抱いてきた心性とそれにもとづく思惟構造を指していると思われる。非日常的な経験に直面した際に，過去を捉えなおし，未来のあるべき道を探求

するという思惟構造こそが日本人とカミとの関係を示しており，また，日本人の伝統的な生の様式の一端を示しているように思われる。

医療が生を求めるものであるとするなら，生の重要な要素としてのカミ観念，あるいはカミという経験を踏まえることが，日本における医療に求められるのではないか。古代日本における医療思想について考察する時，カミという要素は不可欠であるように思われる。

以上，ここまで述べてきたモノノケ思想やモノガミ思想は文学作品や映画作品において表現されることが多く，神秘的な雰囲気を伴うかたちで捉えられることが多い。それに対してケガレ思想は，現代における部落問題や感染症罹患者への忌避につながるきわめて現実的色調の濃いものである。次節ではケガレ思想と医療の接点について，特に病という観点から考察を展開する。

Ⅳ. ケガレ思想と医療

ケガレ思想は日本人の思想的特徴を示すものの一つであり，特に医療の文脈で考えるなら，病のケガレに接する者としての医師という職業の問題と，現代の HIV 罹患者やハンセン氏病罹患者への差別に見られるような，感染症への過度の恐れという問題に目を向ける必要がある。これらの問題を考えるにあたり，まずは拙稿「記紀におけるケガレ観念の構造と両義性」[22] で論じたケガレ論の概要について見てみよう。

ケガレ観念に関する日本での研究には2つの潮流がある。一つは，ケガレ観念に対して民俗事象を説明するための概念装置としての役割を負わせる流れである。たとえば，波平恵美子によるハレ・ケ・ケガレの三極構造論や，桜井徳太郎によるケガレ＝気枯れ論がある[23]。もう一つは，日本中世の卑賤観と身分制度に焦点をあてる流れである。たとえば，黒田俊雄や横井清の研究がある[24]。この中世の卑賤観や身分制度と，現代の差別問題とのつながりを指摘する論者もあり，ケガレ観念は日本の民俗や社会問題を考える上で重要な観念であるといえる。

この観念を考察対象として捉えるとき，問題意識によって様々な問いの立て方が可能である。ケガレ観念を差別問題という文脈で捉えるのではなく，

第3章 古代日本の思想と医療　61

日本ではそもそもケガレというものをどのように捉えてきたのかを明らかにしたいというのが拙稿における筆者の関心であった。そこで拙稿では、『古事記』及び『日本書紀』におけるケガレ観念の析出を目的とし、用字法と事象に着目する方法論をとり、考察を行った。

拙稿での結論は次の通りである。ケガレ観念の消極性は生命的なものの否定、秩序の破壊という2つの要素によって捉えることができ、積極性は新しい秩序創造の誘因という役割、根源的生命の力への原初的信仰という2つの要素によって捉えることができる。これらは対応する2つの組み合わせとして捉えることができる。一つは、「秩序の破壊」と「新しい秩序創造の誘因という役割」の組み合わせであり、秩序に対し、破壊と創造という両義的関係となっている。もう一つは、「生命的なものの否定」と「根源的生命の力への原初的信仰」の組み合わせであり、生命に対し、否定と肯定（生命力への信仰）という両義的関係となっている。

本章で着目したいのは、ケガレ観念の消極性を示す二要素である。なぜなら、消極性の二要素が日本中世の卑賤観や身分制度の問題とからみ、その後の日本の歴史においてケガレ観念が否定的なものへと変質していったと考えられるからである。

ケガレに積極的要素があるとしても、消極的要素については忌避の心性を有していたと考えられる。生命的なものの否定と秩序の破壊という2つの要素は、生命の存続にとって否定的な現象を生じさせる原因としてケガレを捉える思惟構造を示している。

以上を踏まえ、本節の最初に示した2つの問題について考察してみよう。第一の問題は、病もケガレの一つとして認識されていたのであれば、医師はどのようにケガレと向き合っていたのか、ということである。新村氏は『沙石集』の複数の説話に共通するものとして、「穢れを忌み、厳しく潔斎を求める神であっても、慈悲を旨とし、人々を救い擁護する行為であれば、穢れやそれに伴う忌みを問題にしない」[25]ことを指摘している。

さらに、「10世紀以後、穢れの観念が肥大化をとげている一方では、その免責をはかる装置も同時につくられていたのである。医療によって病人から病を解放しうる医師は、病穢を祓い除くことができるのであり、同時に、日

常的に病穢の取巻く環境の中にいる医師は，穢れ自身がもつ浄化作用を活用しうる力をもつが故に聖化される存在でもあった。医療における免責の装置は，『延喜式』にみられた医官の職務遂行における制約解除の基本姿勢を包み込んだものであった」[26]と新村氏は指摘しており，社会の中で医師としての医療行為とケガレとの関係に関する共通了解があったことが分かる。

医師は，患者対医師という個人的な関係性を担うものであると同時に，共同体の一員たる患者を治療することにより共同体を維持する役割を担っていた。したがって，共同体の維持につながる行為はたとえケガレに直面することになったとしても，それを浄化するシステムによってその存在意義が担保される構造となっていたと推測できる。このことは，古代においては個人の健康状態や生死が，そのまま共同体の存続に関わることを示していると解釈できる。この意味で，ケガレというものは社会的観点から捉えられるものであることが分かる。

それに対し，ケガレの発生源と見なされた病者は忌避される存在であったと考えられる。なぜなら，病者は共同体の生産性を下げることにつながり，特に感染症の場合は共同体の存続を脅かし，共同体の滅亡を想起させうるからである。医師と患者を対比的に捉えてみると，医師は共同体の存続にとって不可欠な存在であるのに対し，患者は共同体にとっての危機の象徴となってしまう。何よりも共同体の存続が最優先される場合，危機の象徴となる個人を排除することは共同体にとってある種の規範となってしまうように思われる[27]。

菅野覚明氏は『神道の逆襲』において，平田篤胤（あつたね）の思想に触れつつ，ケガレについて以下のように述べている。

> ケガレの本質は，生成されてある物に亀裂を入れ解体をもたらすそのことにある。端的にいえば，ケガレとは物の有限性・無常性それ自体のことである。ケガレを憎む魂とは，まさにこの解体・無常に反発するエネルギーを意味している。物の解体・崩壊をくいとめる結合（ムスビ）の力こそは，この世界を貫く原理であり，存在者の本質たる「心魂（たましい）」なのである。
>
> 人間の本質は，ケガレに反発し，物の常住を希求する精神のエネルギーである[28]。

私たちの生命や身体は「生成されてある物」であり、それは常にケガレによって解体の方向へと引っ張られる。つまり、私たちは生きているからこそ、常に死と隣り合わせで存在する以外にない。そして、私たちは最後には解体することとなる。しかし、その事実を前にしても、私たちは生きようとして精一杯、死に抗う。その抗いが洗練されたものが医療なのではないか。ただし、ここでいう抗いの中には、避けられない自分の死を時間経過の中で受け入れることも含まれる。抗いは時間経過の中で変化すると解釈できよう。

V. おわりに

医療とは何かという本質的問いかけは、私たちが何者であるかを知ろうとする営みの一つである。医療行為が古代から行われ、現代に至るまで人々に求められてきたことは、医療と人間は切り離せないものであることを示しており、医療とは何かを問うことは人間とは何かを問うことにつながると考えることができる。

本章のはじめに提示された2つの目的、すなわち、古代日本の重要な3つの思想に焦点をあて、それらの思想と医療との接点において呪術的思考にもとづく医療思想の構造を明らかにすること、そして、その医療思想の構造と現代の医療に関連する諸問題とがいかなる接点を有するかについて指摘すること、について、これまでの議論をもとに結論を述べてみたい。

Ⅱの考察では、身体に関する治療は医師にまかせるものの、生死は見えざる力（あるいは働き）にまかせるという態度に着目し、見えざる力の媒介者として僧を捉え、その媒介行為はそれぞれの仕方で患者に生死の意味を説き、患者が病や死を受け入れるための支援を行うものであると解釈した。この点から、医療とは身体的治療と同時に、患者に寄り添い、患者が自らの生死を受け止める支援を行うものと考えた。

Ⅲの考察では、解釈と意味づけの重要性に着目した。解釈や意味づけは、患者本人が自分の生を振り返り、訪れた運命を受け入れる際に不可欠なものとして捉えることができ、真の医療者とは、その解釈や意味づけの適切な支援を行える者ではないかと結論づけた。

Ⅳの考察では，ケガレを生命の存続にとって否定的な現象を生じさせる原因として捉える見解を通し，そのケガレの働きに抗う人間の本質について言及した。さらに，そのような人間の本質が洗練されたものとして医療を捉えることができることを提示した。

以上の考察結果からいえることは，医療とは，人間の本性としての働きを支援するものであるということである。

最後に，本章では検討できなかったが，今後取り組むべき課題として「看取り」に関する考察が挙げられる。平安時代には僧による臨終看護が行われ，ケガレを恐れることなく死にゆく者を看取っていたとされる。人間にとっての究極の関心事が死に関わる事柄であるとするなら，死にゆく者をいかに看取るかという問題は時代や地域を超えた普遍的な課題である。過去にいかなる看取りが行われ，その中から汲み取るべきものは何かについて考察し，現代における看取りはいかにあるべきかを考える契機とすることが，文化や思想の研究を行う者の責務の一つであると考えられる。

注

1) 本章が古代日本の医療思想について，その一部のみを素描するにとどまることは承知している。古代日本の医療思想全体について明らかにするには，『医心方』などの医書，医療制度や文学作品，あるいは念仏結社による臨終看護のありようなど，様々な資料にもとづいた考察を展開すべきである。しかし，紙幅の都合上，考察対象をきわめて限定することとなった。
2) 新村拓編 (2006)，『日本医療史』，吉川弘文館，p.10.
3) 鎌田正・米山寅太郎 (1994)，「医」『新版 漢語林』，大修館書店，p.160.
4) 酒井シヅ (2008)，『病が語る日本史』，講談社学術文庫，p.78 を参照。
5) 同上，p.91.
6) 同上，pp.91-93.
7) 同上，p.93.
8) 服部敏良 (2006)，『王朝貴族の病状診断』，吉川弘文館，p.50.
9) 新村拓 (1989)，『死と病と看護の社会史』，法政大学出版局，p.21.
10) 新村拓 (1989)，前掲書，pp.61-62.
11) 同上，p.62.
12) 解釈や意味づけという行為は物語る行為として捉えることができ，その意味で，現代の医療倫理学や生命倫理学で重視されているナラティブ・アプローチに通じる側面があるのではないかと考えられる。
13) 小島憲之ほか校注・訳 (1994)，『日本書紀①』，小学館，p.271.

14) 山口佳紀／神野志隆光校注・訳（1997），『古事記』，小学館，p.207.
15) 佐藤正英（2003），『日本倫理思想史』，東京大学出版会，p.28.
16) 大野晋ほか編（1990），「もののけ」『岩波 古語辞典 補訂版』，岩波書店，p.1324.
17) 同上，「もの」，pp.1319-1320.
18) 本居宣長（1968），大野晋編，『本居宣長全集 第九巻』，筑摩書房，p.125.
19) 菅野覚明（2001），『神道の逆襲』，講談社現代新書，p.34.
20) 同上，p.35.
21) 同上，pp.37-38.
22) 西田晃一（2008），「記紀におけるケガレ観念の構造と両義性」，『先端倫理研究』第3号，熊本大学倫理学研究室紀要，pp.24-41.
23) たとえば，波平恵美子の論考として，『ケガレの構造』（1984，青土社）や，『ケガレ』（1985，東京堂出版）がある。また，桜井徳太郎の論考として，『日本民俗宗教論』（1982，春秋社），『結衆の原点』（1985，弘文堂）がある。
24) たとえば，黒田俊雄（1975），『日本中世の国家と宗教』，岩波書店，横井清（1975），『中世民衆の生活文化』，東京大学出版会がある。
25) 新村拓（1989），前掲書，p.55.
26) 同上．
27) 実はこの点が現代における感染症への強い忌避観念につながっているのではないかと考えられる。日本人にとって，自分が所属する（と考えている）共同体は経済的な側面において不可分なものであると同時に，心理的な側面においても不可分であり，共同体は何よりも優先されるべきものとされ続けてきた。したがって，その共同体を脅かすような存在は排除の対象となる。この点は，以前よりも共同体の力が弱まったといわれる現代においても，いじめや差別など非常に陰湿なかたちで心の傾向性として日本人の中に残っているように思われる。
28) 菅野覚明（2001），前掲，pp.263-264.

参考文献

鎌田正・米山寅太郎（1994），『新版 漢語林』，大修館書店。
菅野覚明（2001），『神道の逆襲』，講談社現代新書。
小島憲之ほか校注・訳（1994），『日本書紀①』，小学館。
酒井シヅ（2008），『病が語る日本史』，講談社学術文庫。
佐藤正英（2003），『日本倫理思想史』，東京大学出版会。
新村拓編（2006），『日本医療史』，吉川弘文館。
新村拓（1985），『日本医療社会史の研究――古代中世の民衆生活と医療』，法政大学出版局。
―――（1989），『死と病と看護の社会史』，法政大学出版局。
波平恵美子（1984），『病気と治療の文化人類学』，海鳴社。
―――（1985），『ケガレ』，東京堂出版。
西田晃一（2008），「記紀におけるケガレ観念の構造と両義性」，『先端倫理研究』第3号，熊本大学倫理学研究室紀要。

服部敏良(2006),『王朝貴族の病状診断』, 吉川弘文館。
―――― (1988),『奈良時代医学史の研究』, 吉川弘文館。
―――― (1988),『平安時代医学史の研究』, 吉川弘文館。
丸山裕美子 (1998),『日本古代の医療制度』, 名著刊行会。
本居宣長 (1968), 大野晋編,『本居宣長全集　第九巻』, 筑摩書房。
森谷尅久 (1978),『京医師の歴史：日本医学の源流』, 講談社現代新書。
山口佳紀／神野志隆光校注・訳 (1997),『古事記』, 小学館。

第4章 医療とは何か?
――バイオ・コスモロジーの視点から――

コンスタンティン・S. クルーツキー
(Konstantin S. Khroutski)

Ⅰ. はじめに――ロシアの哲学と科学におけるアリストテレス的要素――

「哲学は驚きから始まる」とアリストテレスが述べたが,1980年代とそれ以後のロシアにおける哲学と科学の飛躍的発展には驚くべきものがあった。例えば,ヘルゼン,チェルニシェフスキー,ダニレフスキー,セチェノフ,ウクトムスキー,ボグダノフ,コンドラチェフ,ヴェルナドスキー,ロスキー,ソローキン,アノーキン,ウゴレフ,グミレフ,シモノフなどは,世界についての精緻な普遍的説明や認識を可能にするような,普遍化の力を有する科学的概念や手法を発展させてきた。この問題の考察と長きにわたる探究的研究活動を通して,私の主たる考察は,アリストテレスの普遍的哲学(形而上学と自然学)の根本原理の進化発展的な周期的現われの解明へと推移してきた。この原理は,真に重要な形でロシアにおける哲学と科学の,そして文化やそのすべてにおける,歴史的進化のなかで,再生産されてきたものである。

重要な点とは,アリストテレス哲学の全ての根本原理は,ロシアの研究者や思想家の様々な活動における諸形態(概念や見解)の中に,まさに実現されてきているということである。それらの短いリストを挙げれば,ダニレフスキーによる「本来的な文明の端緒」,チェルニシェフスキーによる「合理的エゴイズム」,セチェノフによる「内的抑制」の概念と「個人の心身相関的全体性」に関する基本的な生理学的また心理学的原理,ウクトムスキーによる「機能的な器官,優性遺伝子と時空統合」の概念,ボグダノフによる「有機的決定」の概念の基礎的研究,アノーキンによる「活動の帰結」,ウゴレフによる「進化の機能的効果」,ソローキンによる「社会文化システムの

内在的決定論」に関する基礎となる科学的原理,シモノフによる「個人のニーズの階層構造」などがそうである。すなわち,現代のロシアの哲学者や科学者たちが成してきたこととは,地球規模の文化的進化の新しいレベルにおける,アリストテレスのコスモロジーの根本原理の直接的な復興である。それはつまり,彼の普遍的有機体論に関する原理であり,質料形相論,全ての主要なコスモロジカルな原因論(それは質量因,形相因,作用因,目的因であるが,それらは全体的に主導的役割を果たす目的因またエンテレケイアによって統治されている)についてであり,内在的技術本質主義や倫理学的幸福主義などの基礎原理である。

II. 現在の世界における地球規模のバイオ・パラドックス

「バイオ (Bio-)」という言葉の本来の意味はギリシャ語の「ビオス (Bios)」に由来する。「ビオス」は,あらゆる形態の生命を包含するものであり,生物的,経済的,個人的,社会文化的,進化的側面におけるすべての段階とすべての発展の方向性を包含しうるものである。実際,時代は,この本来の意味を現在の文化的プロセスのなかに回復し顕在化させることを求めており,それは科学と哲学においても同様である。この点において,我々は第一に,アリストテレスの普遍的哲学(自然学と形而上学)の基本原理を,その真の意義とともに復興させるような,コスモロジーに関する研究活動を実現することが必要である。ここでは,アリストテレスのコスモロジーが第一義的意味をもつ。それは,世界(コスモス)に対する,正確には「バイオ」コスモス,つまり有機的で全体的で階層的なコスモスに対する,アリストテレスがもつ本質的関係のことである。そのコスモスでは,あらゆる存在物は,その全体的な自己進化するコスモスの世界における固有の場と目的を有する。

実際,これは今話題になっている問題でもある。その例として,現在存在する世界的バイオ・パラドックスを見ることができる。これは,有機的分子から有機体としての人間と意識を有する個人,さらには構成された社会,民族,文明,人類までを含む普遍的現象である。論理的には,「生物」学,「生物」医学,「生命」倫理学(その他全ての生物(生命)に関連する学問領域)

は当然，科学・知の普遍的領域であり，それらは共通の根本的諸原理に基づいているはずである。それゆえ，我々の人為的な認識論的アプローチでは，生物学，生物医学，生命倫理学などを非常に異質で矛盾をはらむ学問領域へと変えてしまう。

現在，少なくとも3つの種類の，この明らかな地球規模のバイオ・パラドックスに我々は直面している。

一つ目は，地球規模の倫理的バイオ・パラドックスである。現在注目を集める生命倫理学が主に取り組んでいる問題とは，現代の科学や技術の不合理な活動のもたらした結果である。しかし一方で，現代の生命倫理学は，個人の生命，社会，人類，そして地球上の生命といったあらゆるものに対して，人間の創りだした脅威が生じているという，現存の文明の不合理性そのものの理由とその基盤の解明に関して全く注意を払っていない。

二つ目は，地球規模の医学的バイオ・パラドックスである。これは，高度な技術を有する時代において，慢性的で非伝染的な病気や非外傷性の病気に対する病因論的な治癒，回復，抜本的な治療の方法を手に入れられないという，現代の生物医学の無能さについてである。

III. 生命科学の哲学的基盤に関するパラドックス

最後の第三のパラドックスとは，いわゆる「生命科学の哲学的基盤に関するパラドックス」である。つまり物理学（非有機体論）と生命科学（有機体論）という，基本的に両立不可能な領域における研究に対して，一つの同じ「科学的手法」を適用することを示している。実際，社会科学と同様に現代の生命科学（生物医学）は，重力や電磁気力や科学親和力などの非有機体の現象やプロセスといった物理学領域に由来する根本的物理法則に本質的に基づいている。その一方で，現代の生命科学は，有機体論的自然に関する，つまり生物的，経済的，個人の個体発生の，社会文化的，進化的側面の全ての段階における生命の現象とプロセスといった有機的世界そのものについての根本的普遍原理を欠いている。

現代の物理学と生命科学の基礎に関する比較分析を以下に示す。

現代の物理学と生命科学の基礎に関する比較分析

基準＼科学	物理学	生命（社会）科学
研究の主題	非有機体論的な現象とプロセス	有機体論的な現象とプロセス
基礎的概念の本質	物理主義：（重力や電磁気力のような）非有機体論的な現象とプロセスに本質的に基づく。ここでは，物理学の言語は科学の普遍言語として確立されるものであり，それ故あらゆる知識は物理的対象についての言明に帰される。	基本的には同様の物理主義を本質とする。現在の科学哲学の主流である存在論的多元論とコスモロジー的二元論（全体として見れば反コスモス主義）のゆえに，真の有機体論的な根本原理は，生命現象とプロセスに関する研究において排除されている（あるいは認められていない）。
根本原理の由来（帰属）	自然的：コスモスにおける原因（力）のような，自然（コスモス）に帰属する。	人工的（人為的，思弁的，超越的）：自然（コスモス）の本質的（原因の）力ではなく，人間の理性（抽象的思考）に帰属する。
根本理論の数と普遍性の程度	世界に関する普遍的で物理主義的な視点と整合的で，それを提供する根本的な自然主義理論がいくつか存在する。	現代生命科学における近年の極端に人為的・人工的多元論（相対主義）をもたらしている観念的・思弁的理論は膨大な数に上る。
根本原理のコスモロジーにおける特徴	一元論的：実在的物理（物質）世界の普遍性を反映している。	二元論的と多元論的：物理世界からの人間の精神の分離を反映している。

IV.「証拠に基づく哲学と倫理（Evidence Based Philosophy and Ethics）」の必要性と「地球規模の病因論的パラドックス」

別の場所ですでに論じたように（Khroutski, 2001-2008），現代の科学的，つまり現代の標準的西洋的医学，そしてその主たる基礎である証拠に基づく医療（EBM）の進歩に伴い，我々は，全てを包括する科学としての生物医学（Bio-medicine）のために，「証拠に基づく哲学と倫理」（EBPE）を必要としている。医学の言葉を用いるならば，我々は現在「病気」を患っており，

我々の地球規模の文化的進化における「コスモロジーの不十分さ」もその一つに含まれている。我々の「文化的有機体」は有益な探究活動を組織する責任を負っており，とりわけあらゆる現存する病気の原因の医学的病因論的解明が不十分であることに責任を負っている。

一方で，実際に現在の我々は，科学的に証明された事実に基づく高度な技術的手法を用いる現代の（西洋的）生物医学を享受しており，証拠に基づく医療，つまり現代の「科学的」あるいは物理学的な生物医学による無数の偉業から，我々の健康を維持することに関して日々恩恵を受けている。一般的に言って，現代医療は，病気に対する高度な医療技術をもたらした。つまりA．急性疾患，とりわけ感染病の治療（健康の回復）やB．慢性疾患，たとえば，慢性的で非感染的な疾患（CNID；chronic non-infectious diseases）と慢性的で非外傷性の疾患（CNTD；chronic non-traumatic diseases）の治療（健康維持）である。

（急性）疾患の治療と（慢性的で非外傷性の）疾患の健康維持における現代の高度医療の成功にもかかわらず，現代の生物医学では慢性疾患の病因を解明することができず，現代医療は完全な回復を可能にする治療法を見つけだすことができない。これは人間の権利を侵害していると私は考える。

現代医療の病因論において欠如している原因理論の核心は，アリストテレスによって提供されている。私の議論の核心は，このアリストテレスに由来する原因論は全体における原因論に基礎をおいているということである。現代医療の病因論は，アリストテレスに十分な言及を行ってはいない。現代医学は「目的因」を考慮してはいない。たしかに現代の哲学者や科学者は常にアリストテレスによって示された四原因のいくつかを用いるが，歴史的に見れば，彼らはアリストテレスの基本的原理を「反対」に用いていた。

アメリカの哲学者（客観主義者）であるA．ランドの主張は実に注目に値するものである。「もしその双肩で西洋文明全体を支えるような，哲学におけるアトラスが存在するならば，それはアリストテレスである。彼は，反論され，誤った表現をされ，そして彼の対立者によってまさに批判されるに際しては公理のようにも利用されてきた。どのような知的功績も，彼の偉業によっている」（1963）。

同様に，著名なアメリカのプラグマティストである哲学者J. H. ランドル(1960) の発見も重要である。彼が明らかにしたところに依れば，初期の科学者（ベーコンやデカルトやカントを含む）は，アリストテレスの宗教的解釈者たちに対してアリストテレスを放棄したが，ランドルが指摘するには，彼らの科学的功績は，公に認められていないが部分的にはアリストテレスに基づいており，アリストテレスの理論の含意することを実行したものだった。

実際，「地球規模の病因論的パラドックス」とは，つまるところ，現代生物医学は根本的に病因論を狭めてきたという明白な事実にある。現時点では，既知の自然的（コスモスの）力能（原因）の全てが利用されてはいない。慢性疾患（CNID と CNTD）の本質を理解し説明しえないにもかかわらず，現代医学はアリストテレスの目的因とエンテレケイアを排除してきた。

同時に，大きなパラドックスとは，これら目的を有し全体として組織された原因は，現実に，生ある主体の核となる主要な特性であることだ。エンテレケイアとは現実的なものである。つまり，それあるいは彼（女）のあらゆる個体発生において生ある主体の内在的本質の実現において存在する。いくつかの現代哲学の体系においては，エンテレケイアは有機体を固有の自己実現へと駆り立て導く上で不可欠の力とされている。

もう一つの重大なパラドックスとは，全ての生ある形態（全ての生のプロセス）は究極的に DNA の同じ基礎的分子に還元可能であるという点で，絶対的に普遍的であるという自然科学の（明白な）真理を我々が有している点である。それらはその他の共通の構造と機能的反応を有する。同様に，この DNA の発見は，生ある主体の心身相関の統一性の証拠，つまり心理的また環境的決定論とともに，遺伝的決定論も正しいことを示す自然的証拠を明らかにしてきた。例えば，基本的に，人間とチンパンジーの間の精神的能力の相違は，ほぼまったく遺伝的なものである。同様に，遺伝的要因に関しては，我々は，IQ のような特性についての遺伝的影響は年齢とともに成長するという事実（例えば，「幼年期における遺伝的要因は 20％と低く，児童期の中期に 40％程であり，成人期には 80％にも達する」というウィキペディアにおける「知能指数」という項目のように）を発見するかもしれない。

しかし，現代の生物医学は十分な病因論の研究と普遍科学的アプローチの

両者を依然欠いている。現代の生物医学は人間の生の全ての現象とプロセスを説明しうる普遍的理論を必要としている。

一方で，依然，現代医療は，根本的に物理学的原理に基づいている。同様に，現代の生物医学による理論化は，完全に人工的なものだ。つまり人間の理性の完全な産物であり，それゆえ，自然の秩序によって決定されたものではなく非自然的あるいは人為的である。結果として，現在の状況が示すのは，極端な科学的多元主義と相対主義であり，「生のシステムの複雑でダイナミックな本性の意味についての省察が示すのは，手がかりと 記述と定義と方法論における圧倒的な多元性である」(Van de Vijver, 2003:101)。

すでに述べたように，現在我々が証拠に基づく医療・健康管理を称賛していることは正しいのではあるが，しかし逆説的に，我々は現代医学が実在的哲学基盤を欠いていることを無視し続けている。そのような実在的哲学基盤は，生物医学の普遍的本質についての必須の理論の上に建てることができる。これは，人の全人生の期間の健康，あるいは個体発生の理論も包含するだろう。病因論は因果関係あるいは起因の研究であり，それはコスモロジーの第一義的項目であることから，そして現代の生物医学は「地球規模の病因論的パラドックス」を有することから，生物医学における新しいコスモロジーによる基盤の発展が実際に必要とされる。

重要なのは，アリストテレスの病因論とは彼の根本的コスモロジーを表すものであることだ。アリストテレスのコスモスとは，まさに「バイオ」コスモスである。つまり有機的で，全体的で，階層なコスモスである。そこにおいては，あらゆる存在物は，一つの全体的（有機的）自己進化するコスモスの世界において，その固有の場と目的を有する。実質的に，現代の合理的病因論も，まさにアリストテレスの理論，つまり4つの自然的原因である質量因，形相因，作用因，目的因（同様に彼は，偶有的な原因と本質的な原因を区別している）についての彼のコスモス的概念に基礎を置く理論から出発している。

しかし，現代医学において，我々はアリストテレスの名とそれら全体の発展への彼の根源的影響についての言及に出合うことはない。医学において，たとえば病因論はもっぱら，感染性の病原菌や様々な外傷性の影響のような

具体的な要因（つまり環境や外的世界の要因）にのみ目を向けるような，病気の原因や病理学にのみ言及する。

この例，つまり，現代の病因論の創始者であり，すべての西洋的合理的文化体系への「哲学におけるアトラス」であるアリストテレスの排除についての例が明らかに示すのは，我々は現代において新たな「科学的手法」よりも新たなコスモロジーを基本的に検討すべきだということである。

換言すれば，まさに，アリストテレス哲学に固有のコスモロジー的基盤は，現代そしてポスト・モダンの始まりから，またその進化途上もずっと表に現われてこなかった。根本的に変化してきたのは，まず，コスモロジー的基盤であった。それに対して，科学的手法はあらゆる時代において不変で単一の同じものであり，3つの主要な構造（階層）からなっていたし現在も未来もそうだろう。

1．入力。経験的に検証され合理的に構成されたデータの入力。
2．中央処理。（科学者のそのコスモロジーに基づく傾向性に応じて発展させ応用された）様々な方法を用いた，これらデータの知的処理。
3．出力。理論の合理的構築物の形で実現されている科学的（実践的）研究の成果の出力。

V．コスモロジーの本来的概念

アリストテレスにおけるコスモスは，物質的対象物と物理的過程が存在する空虚な空間を意味する現代の天文物理学のコスモスの取り扱いや概念とはまったく異なる。現代の天文物理学は，アリストテレスのコスモスに対する，完全に正反対の対蹠的な重要性を包含する。実際，アリストテレスのコスモスは，実質的に，有限であり，質的であり，階層的に分化したものである。それは，実質的に，単なる諸惑星のモデル以上のものであり，現代のコスモス概念（無限で，量的で，均一なものであり，空間と時間と物質と原因は絶対的で一定）とは全く異なる。

アリストテレスのコスモスにおいては，空間は存在せず場のみ存在する，あらゆるものは，質量と形相の全体的複合体・統合体であり，そこではあら

ゆる変化は全体的で分離不可能な一連の主原因（四原因である質量因，形相因，作用因，目的因）に基づくものである。そして究極的目的は決定的に重要であり，世界のあらゆる存在物は基本的に，それら内在的・自然的目的によって動かされ進化をする。アリストテレスは，目的論的な説明を，相互作用し統合された，自然を説明する4つの方法のうちで最も根本的なものとする。

我々の現代的理解では，研究において，質量因はものの「物質的構成」を，形相因は「構造的・機能的組織」を，作用因は「共通の物理的原因」を，そして目的因は「目的を有すあるいは表す原因」を意味している。例えば，人間存在を構築する（物質的）要素とは，原子，分子，細胞，細胞組織である（質量因）。また，彼（女）は臓器と臓器のシステムからなっており，そのそれぞれはそれに必要な原子や分子や細胞や細胞組織から成る固有の構成物であり，進化論的・有機的機能の効果的実現のために存在する（形相因）。次に，各臓器や複数の臓器によるシステムは，内側からそして外側からの物理的影響を受け取り，反応（例えば，酸素供給の範囲や血糖値のレベル）する（作用因）。しかし，全体としては，彼（女）の全人生（個体発生）を通して，彼（女）は目的を有する今この場での適応的行動と生来の目的を示す自己実現（身体の各細胞がなすような自己個体化）を有する個人である（目的因とエンテレケイア）。

私は，生命実在主義的，バイオ・コスモロジー的，新アリストテレス主義的アプローチを提案する。これは，普遍的な哲学的かつ科学的説明を実現するものである。ここでの出発点は，地球上における全体として生ある世界の明白な普遍性である。それゆえ，すでに説明され妥当とされた科学的データと法則を，生命のプロセスのある段階から，解決のための実質的な問題を有する他の段階へと置き換えることによって，我々は普遍的世界の概念と説明を簡潔にすることができる。

例えば，三位一体的な共時的活動に関する明白な現実がある。それは，副交感神経，交感神経，メタ交感神経の下位システムといった，有機体全体における3つの自律神経の下位システムであり，それは植物性神経の上位システムのなかへ統合されるものである。全体としての個人の個体発生あるい

はその社会的歴史における，自然な（正常な，健康な）プロセスを理解するために，これは重要な手掛かりである。

いずれにせよ，我々はコスモロジーの本来の概念を取り戻さねばならない。この探究領域は，当然4つの主要な事柄を扱う。

1. 生命活動を含む宇宙に関する全体性の研究。これは，地球規模の見解，つまり全体としての世界についての根本的で合理的な表象の提示と展開のために必要である。
2. 我々が次のように問うところのコスモス全体における活動的力に関する事柄の明確な合理的解決。つまり，どの活動的動力が，意識を有する主体の健全な進化論的プロセスを引き起こすのか？（そのプロセスは，各個人の個体発生や社会的，生態学的発展の進化論的プロセスにおける上昇を含んでいる。）
3. 物理学的・非有機体論的な現象とプロセスの両者における根本的・普遍的法則の定義と，同時に，有機体論的な生命現象とプロセス（生物的，経済的，人類学的，心理学的，人格主義的，社会的，文化学的といった生命のあらゆる領域を含みうる）における根本的・普遍的法則の定義。
4. コスモロジーの領域における，地球上の生命の宇宙論的普遍的進化に関する人間個人の場と役割の解明。

この観点において，現代の「天体物理学」によるコスモスの表象を，現在その支配的地位にある自然科学的領域としてではあるが，一つのグローバル文化の進化における西洋文化の一段階としてのみ，認識することが必要である。

VI. バイオ・コスモロジーの現実性についての間接的あるいは直接的議論

生物医学また科学全体における上記の地球規模のパラドックスとは，適切なコスモロジーによる探究の実在性とその喫緊の必要性についての，そして現在の文化や科学の活動に対する適切なコスモロジーあるいは哲学による基盤の発展についての，間接的ではあるが明確な議論である。

同様に，我々は，地球規模の文化的発展における新しいコスモロジーによる基礎についての明白な直接的議論も有する。実際，実在主義的見地からの「コスモロジー」は，すでにバイオ・コスモロジーであった。直接的な仕方で言えば，明白な真理とは，地球そのものは，そして生命の進化的プロセスと個人の個体発生も同様に，いついかなる時も，当然ながら，一つの全体としてのコスモスの進化における被造物あるいはその分かちがたく統合された一部である，ということである。

それゆえ，コスモスからの地球の現代的・科学的分離とは，現代西洋哲学と科学による，もう一つの人為的構築物であり，世界的文化の一つの全体としての進化の人為的な終着点である。実際，地球上の生命のあらゆるプロセスは，本質的にコスモス的である。地球上のあらゆる生命プロセスは，常に宇宙的事象やエネルギーから派生しており，常に全体的なコスモスのプロセスへと統合され，常に一つのコスモスの進化による被造物であり，そして，常にコスモス全体の不可分の単位である。つまり，常にバイオ・コスモロジーのプロセスである。従って，同様に，人間の個体発生は，本質的に，一つの自己進化的で有機的なコスモスの不可分の単位であり，本質的に，普遍的なコスモスの進化による産物であり，そして，当然，普遍的なコスモスの法則の支配下にある。

Ⅶ. コスモスの16の普遍的法則（生命実在的根本原理）

現代の物理学は，重力，電磁気力，科学親和力などの自然的宇宙的原理に基づいている。一方，逆説的に，生命科学は依然それ自身の自然的原理，つまり普遍的でありあらゆる生命の現象とプロセスの基盤にあるコスモスの原理を欠いている。しかし，有機体論的な普遍的原理は，とりわけ「本質を表す比喩」を用いることで明白で解明が容易なものである。

私は以下の16の普遍的諸原理，つまり物理学における「重力」や化学における「親和力」のような特性を有する実在的で根本的な諸法則を強調したい。すなわち，それらは，個人の全体的な個体発生を含む，地球上のあらゆる生命プロセスの基盤にある，あるいはそれらと間接的に関係する。

第一には，上記の地球規模のパラドックスと「直接的」議論それ自体は，生物医学（そしてあらゆるその他の生命のプロセスを扱う科学）に関する根本的なコスモロジーとバイオ・コスモロジーの原理の進歩にとっての正当な基礎として提供されうる。

第二として，地球上のあらゆる生のプロセス（個人の個体発生を含む）はコスモスに起因し，当然バイオ・コスモロジーの探究の主題となる。

第三に，バイオ・コスモロジーの現実的普遍主義は，まず構造的・機能的普遍主義であり，ワトソンとクリックによる DNA 構造の発見以来，それは少なくとも自然科学の真理である。

第四は，4つのコスモスにおける主要な力（原因）（質量因，形相因，作用因，目的因）の統一に関するバイオ・コスモロジーの実在的原理である。しかし，それらはすべて，全体を体系づける目的因の活動によって普遍化される。

第五は，バイオ・コスモロジーの実在的自己のマクロな進化論である。つまり，あらゆる生の主体は，全体的生物学的進化と同様に各主体の個体発生や社会的歴史を含むマクロな自己進化プロセスである。そして，あらゆる主体の個体発生は自己依存的な創発的進化である。

第六は，生命のプロセスのバイオ・コスモロジー的に実在的でマクロな進化論的周期の再現出である。その本質とは，心収縮期から心拡張期に移りまた新たな心収縮期へと移るといった，または覚醒から睡眠へ移りまた覚醒へと移るといった全く反対であるが逐次的な周期段階である。それは，実質的に，あらゆる生の主体（生物的，経済的，人格主義的，社会的）の個体発生を実現する。

第七は，バイオ・コスモロジーの実在的進化論的プロセスである。それは，自然科学によって例証される，地球上の生命のコスモスの進化論的プロセスの実在的な現象と，合理的理論化の過程における世界の実在論的認識と知識の統合の基礎として存在する，メタ自然主義的・直観的根本原理の両者を示す。

第八は，独立した発達と，組織化の複雑性の増加についての，進化的プロセスのバイオ・コスモロジーの現実的自律性である。実質的に，その起源と

要素についての人間による主観的解釈にかかわらず，進化プロセスは自己発達する。さらには，人格は，実際にコスモスの進化プロセスの産物であるから，進化プロセスにとって，人間の意識はまさに手段であり道具的機能をもつものであるが，その逆は真ではない。

第九は，バイオ・コスモロジーの実在的進化論における人間の特別な地位である。ホモ・サピエンスという種の生物圏への出現以来，その生物的，経済的，人格主義的，社会学的な側面での，人間による志向的で建設的で創造的な介入によって，進化論的プロセスにおける一層の自己発展は実現された。疑いなく，現代人は，地球の現在の進化的発達の全段階を定め規制している。ここでは，進化プロセスにおける人間は，マクロ・コスモス（コスモス全体における独立した有益な器官）であり，自然と社会との関係においても同様に，人間は基本的で独自のカテゴリーを構成している。

第十は，バイオ・コスモロジーの実在的進化論的人格主義，そしてバイオ・コスモロジーの「進化の普遍的人格主義の法則」である。この原理・法則が明らかにする真理とは，生物学的進化のクライマックスである人間存在（ホモ・サピエンス）の進化的出現により，地球上のコスモスのマクロな進化プロセスの本質は，人の個体発生の全体を通しての，人間の自由で創造的な人格主義的生命活動の程度の増大のうちに存するということである。

第十一は，バイオ・コスモロジーの現実的な進化プロセスにおける頭化現象（cephalization）である。頭化現象とは，自然科学によって証明される事実であり，生物学的進化とその一層の進歩的発達の間に起きる，いわゆる「頭化現象の兆候」の漸進的な増大を示すとともに，生命を有すあらゆる意識的主体（個人や社会や文明や地球規模の社会文化的生命など）の個体発生の間に生じる，意識ある人間の活動の複雑化を示す。

第十二は，あらゆる生ある主体におけるバイオ・コスモロジー的な実在的自己同一性である。それは，地球上の生命のあらゆるプロセスの統合された本質と，コスモスの起源の事実からの，直接的合理的結論である。この真理は，生物学的データから確認されるものであり，あらゆる分子，細胞，生物学的器官，有機体は，主体それ自身によって実現される，前もって決定された内在的な機能主義的な目的を有する。社会学的または心理学的探究も同様

であり（主要な心理学理論としてはフロイト，パヴロフ，ワトソン，ユング，ウクトムスキー，マズローによるものなど），個人の生命活動の内的決定性・動力を明らかにする。

第十三は，バイオ・コスモロジーの実在的法則である。それは，あらゆる生ある主体（第一義的には人格）の基本的コスミズムの進化論的機能（BCEF）の基盤的意味を示すものであり，BCEFはアリストテレスのエンテレケイアの類似概念でもある。BCEFは，コスミズム的・生命実在論的還元主義という新しいタイプの還元主義を実現する。それは，主体の個体発生的進化と相関的にではあるが，人間の基本的機能への，生ある主体の自然な全体的生命活動の普遍的還元である。実際，実在論的観点から，進化プロセスとは，地球上の生命の全てを包括し自己進化する有機体であり，人間の身体においてあらゆる細胞が固有の機能を持ち合わせているように，そしてそれが個体発生の全体において実現されるように，地球上のあらゆる生命の主体は，それ自身の正当な場と時間において，究極的には，進化プロセスの独立の器官である。

第十四は，2つの自律性の軸の統一性についてのバイオ・コスモロジーの実在的原理である。つまり，実在的コスミズムと反コスミズムという両軸という，生命活動の2つの軸の中間の統一性，共時性，同等性である。アリストテレスの考えによれば，我々は社会文化的世界の2つの軸の実在を認識している。例えば，アリストテレスのコスモロジーとその正反対のもの，それは西洋のコスモロジー（つまり反対軸であり，反アリストテレス主義であり人間主義的反コスミズムの軸）である。他の例は，生理学の領域からも挙げられる。例えば，それは2つの軸の明白な普遍的共時的機能化であり，非自発的植物性神経のシステムとその上位システムの，副交感神経と交感神経の自律的システムとその下位システムについてのものである。同様に，我々は，所与の有機体の全体性において，覚醒活動と睡眠過程の軸領域とその周期を有する。

二元性のバイオ・コスモロジーのタイプも，同様に，ソローキンの「両極性の法則」と類似性を持ち，基本的に，生命活動の二重の要素を強調する。このように，実質的に，この原理の普遍的要素とは，社会文化的プロセスを

含む生のあらゆる領域における2つのコスモロジーの軸の持続的（共時的）存在を意味する。

　第十五は，生命活動の三様相の普遍的実在的原理である。それは，逐次的周期的変化であり，一つの軸（つまり実在的コスミズムあるいは反コスミズム）が優位な状態から，もう一つの軸の優位へと周期的に巡る。しかし，それは常に，自然な媒介的で自律的な器官の周期を通して，実現される。

　最後に第十六は，生命周期の5つの期間のらせん状のマクロな進化の展開についての原理である。当然，「三段階の進化」は，その完全ならせん状の展開の半分であり，それゆえ，残りの2つが5つの自律的周期から成る完全ならせん状の展開を実現する。実際，我々は常に実在的コスミズムと反コスミズムという2つの活動をもち，いつでもそのうちの一つが優勢である。

　この観点において，まず，ロシア・アメリカの社会学者であり思想家のソローキンによる驚くべき科学への貢献（歴史学や社会学や文化学の研究領域における）を見る必要がある。1930年代までに実に膨大な経験主義的業績（例えば，彼と彼の協力者は，上記の研究項目において，10万を超える科学的資料を提示した）が残されており，さらに，ソローキンは驚くべき発見，つまり社会文化的現実の3つの次元（そして3つの段階の周期性）の本質，進化的かつ動的な本質の解明を行った。彼の他の重要概念は，「両極性の法則」，「社会的上位システムにおける自律性」と社会文化システムにおける基本的に固有の自己規制（これは「社会文化システムの内在的な決定論」についてのソローキンの概念である），そして，文化と個人またはその他の間に基本的に内在的で固有の相互作用が存在するという彼の有名な「統合主義」の原理である。しかし実際には，この領域におけるソローキンの主要な哲学的・倫理学的考えに対しては，正当な注目や研究がなされてこなかった。

Ⅷ.「東洋的補完」医療と「東洋的代替」医療

　はじめに，米国国立補完代替医療局（NCCAM；National Center for Complementary and Alternative Medicine）の定義によれば，標準的医療とともに用

いられる「補完医療」の概念と，標準的医療の代わりに用いられる「代替医療」の概念の間には，明白な区別が存在する。しかし，現在の西洋文化においては，代替医療とは，「標準的医療の領域には含まれず」，証拠に基づく医療に対置される，あらゆる治療行為を意味する。従って，補完代替医療（CAM；Complementary and Alternative Medicine）の概念とその略称は，補完医療と代替医療の形態の両方を含んでいる。例えば，バイオ・フィードバック，診断的評価，鍼治療，そしてその他の反射療法の諸形態などが含まれる。または，「生物学的に根拠のある実践」として，薬草療法，植物療法，栄養補助食品，ヒル療法，ミツバチ療法などがある。「心身療法」の形態には，瞑想，催眠術，トレーガーアプローチ，祈り，生活習慣改善のためのカウンセリング，そして絵画や音楽やダンスといった創造的表現活動を利用した治療などが見られる。マッサージや用手療法のような「整体と身体を基礎とする活動」の手法や，「エネルギー療法」には，バイオ・フィールド療法と生体電磁気学に基づく手法（異なる物理学領域，バイオ・レゾナンス療法など）の2つのタイプが存在する。ホメオパシー，カイロプラクティック，自然療法，ヨガ，アユルヴェーダ，伝統的中国医療など，いわゆる独自の理論体系をもつ医療（Whole Medical Systems）も同様である。

　全体として，提起されている，統合的，言い換えれば，総合的，補完代替，東洋的補完医療の2つの基礎的特徴は，次のごとくである。
　1．医療実践の全体論的（超越論的）コスモロジー的な基盤。
　2．統合された実践的アプローチ：統合医療の実現のための，医療的活動の両極端（西洋と東洋）からの要素（手法や技術など）の利用。すなわち，
　　A．患者の「標準的」診断を含む，既知の実践あるいは医療の安全性や有効性の事実的「証拠」に基づいた，現代の標準的医療の利用。
　　B．哲学的また方法論的基盤に第一義的に基づき，特定の補完的治療法と実践を生む生命実在論的（東洋の全体論的）医療の利用。
　実際，従って，現代の西洋的な二元的，物理学的，反コスミズム的コスモロジーの基礎に基づいた，補完・代替医療の手法の単なる利用は当然，ある種の統合されたアプローチではあるが，提案されている，統合医療のカテゴ

リーには対応しない。

　同時に，明白ながら，代替医療の「純粋」形態の本質を認識すべきである。つまり伝統的中国医学や伝統医療であるアユルヴェーダのような独自の理論体系をもつ医療は，独自のしかも類似の哲学や方法論的基盤に基づいており，宇宙（コスモス）において観察される自然法則の探究に端を発する。換言すれば，それらはともに，人間の心がつくりだした人工的法則ではなく，自然の（あるいはコスモスさらに本質的にバイオ・コスモロジーの）法則に第一義的にまたしっかりと基づいている。従って，コスモロジーの観点からは，物理学的な自然・コスモス・宇宙とは反対のものである。実際，「東洋代替医療」のこれらの形態は，コスモロジーの基盤に基づく世界と人間の有機的統合の証拠を，古代において実証していた。このように，それらは，地球的規模の文化に，人間を，基本的に地球という一つのコスモスの進化的生命プロセスの，不可分の部分としてまた産物として扱うという方法論を導入してきた。

　実際，これらの形態は，本質的に「東洋代替」である。というのも，それらは，世界を二元的で物理学的に見ることをせず，全体的世界（コスモス）への全体論的で有機体論的な関係性を受け入れるコスモロジーの基盤と，患者の診断や治療への自律的システムとの両方を利用するからである。一方で，この観点では，ドイツ人医師 S. ホーネマンによって 18 世紀のおわりに初めて提起されたホメオパシーは同様に，「東洋代替医療」に含まれるかもしれない。というのも，彼らの治療を患者に薦めるに際して，ホメオパシー医は，病気の症状から離れ，本質的に，患者の肉体的また心的状態，すなわち，彼（女）の全体における構成的特徴と生物類型学的構成を調べるからだ。換言すれば，そこでは，治療法は症状（不健康な状態も含め）の全体性において選択されはするが，基本的に個人の構成，例えば彼（女）の内在的健康状態から始める。

　上述のことをまとめると，重要なのは，東洋代替医療の形態は，根本的に軸として反対の両方のコスモロジーに基づくということである。それは，人間（彼（女）の身体―心―意識）と身の回りの世界（自然―コスモス―宇宙）との全体性に本質的に触れている。換言すれば，西洋的標準医療（科学，哲学その他全て）は，心と身体，人間と世界，自然とコスモスを分離している

が，東洋代替医療はこれら全ての領域を一つの全体的で共通の進化的宇宙の要素として融合・統合している。

実際，伝統的中国医療（TCM；Traditional Chinese Medicine）は，概して次の哲学的考えに基づく。人間の身体は小宇宙（ミクロ・コスモス）であり，洗練された一連のシステムであり，これらシステムは，環境との統合された相互関係のプロセスにおいて，彼（女）の身体，心，魂における人間の健康全体の機能の維持と遂行において，自然に，すなわち固有の仕方で，本来的に，動的に相互連関しバランスをとっている。同様に，アユルヴェーダが述べるところによれば，人間存在は自然（コスモス）の不可分の部分であり，これに基づいて，人の内的また外的環境を統治する3つの本質的力（ヴァータ，ピッタ，カファ）というあらゆる生命存在に生得的な本質的エネルギーを明らかにする。それゆえアユルヴェーダの中心的考えとは，人間存在のもつ自然な衝動，例えば，彼（女）の器官のうちにある固有の潜在能力の外部からの抑制が，病気の多くを導いているというものだ。

第二の一般的発見とは，ここで見てきた独自の理論体系をもつ医療（アユルヴェーダ，TCM，ホメオパシー）は基本的に生命の科学であり，原理的に健康を中心とする，ということである。換言すれば，人の病気状態は，彼（女）の自然的構成のバランスの悪さとして扱われ，それゆえ，治療処置は個人の内在的な構成のバランスの再構築を目指す。実際，東洋代替医療の基本的原理は，自然（コスモス）つまり自然の法則へと第一義的に向けられたものであり，一方で西洋的標準医療の理論と実践は，周囲の物理学的客観的世界と二元論的対立のもとにあるとされる活動としての，人間の心から提示される法則・概念的構築に基づいている。当然，東洋代替医療の主要な目標は，人の自然全体の固有で本質的バランスの維持，または健康障害の場合にはその回復であり，環境と身体・心・意識との間での，動的ではあるが固有の統合である。

第三の要点は，東洋代替医療は「構成的機能主義的な健康中心の」医療の一形態であり，一方で，西洋的標準医療は，世界と個人の実在的統一を犠牲にして，研究の客観的データを物理主義的で主観的・客観的アプローチのもとで統合するという「二元論的で解剖学的」方法論を実現する。実に，西洋

哲学と科学は，心を身体から引き離し，人を環境世界から引き離し，物理的身体を構造的・機能的部分へと分離・分解する。反対に，東洋代替医療は，本質的に構成的で機能主義的である。というのも，そこでは，人はすでに物理的で精神的で情緒的特徴を有する個人の固有の組み合わせによって特徴づけられるといった，自然・コスモスによる所与の不変の構成体を有している。そして，ここでは，必須の力に関する個人の内在的バランスの回復という課題は，彼（女）の基本的個人的構成の本質的同定なしには絶対に不可能なのである。同様に，「東洋代替」医療モデルは，基本的に機能に関連づけられている。例えば，TCMにおける脾臓は，特定の生理学的機能を有する身体の解剖学的部分ではなく，思考や学習という精神的機能と同様に，それは身体内の変化と移送に関係する本質的に「機能的有機体」の本質を有す。

　上述の観点から，東洋代替医療とバイオ・コスモロジーに基づく医療という両領域における原理に関する類似性は明らかである。まずもって，機能的に決定されるのは，内在的で必須の動的力の本質的重要性である。それは，「個人の構成」の東洋的概念とバイオ・コスモロジーの「基本的コスモスの進化的機能性」において，明白なものである。次の基本的一致・同一性とは，上記の2つの基本的「バイオ・コスモロジーの実在論的原理」に見られる。双極性の統一体は，「陰と陽のバランス」というTCMの中心的概念とも一致する。また同様に，バイオ・コスモロジーの普遍的「生命プロセスの三様相」は，常に重視されるヴァータ，ピッタ，カファの間の3つの動的相互関係に関するアユルヴェーダの基礎原理とも一致する。

IX. 主要な論点

　上述のことから，私の主要な論点とは以下のごとくである。まず，我々には西洋的医療，東洋補完医療，生命実在論的医療という，生物医学の三位一体的本性を進歩させ実現させることが，現実的に求められている。そして，三位一体の生物医学は，正確に，包括的な医療理論と実践を実施することができ，それは，まずは個人の健康の主観的事柄を扱いはするが，本質的には，個人の幸福に関する事柄の全範囲を覆うことができる。

現時点で，この問題の難点とは，コスモロジカルな点で自律的な生物医学の3つのタイプについて，その本質的特徴を明らかにする定義である。当然，上述の点に関して，それらは生物社会文化的世界の三位一体的本質を実現する。そして私の提示するところでは，それに沿う形で以下の諸形態を示す。

A．現在の支配的な西洋的・標準的医療
B．地球規模の上昇的進化において媒介的・過渡的な役割をもつ統合的，すなわち全体的，一貫的，CAM，「東洋補完」医療
C．「東洋代替」医療の古代と現代の形態であり，提案されたバイオ・コスモロジー医療である「生物実在論的」医療

それらの特徴および比較は，それらの特徴の多様な基準に関連して，比較表の形で表される。この表を「三位一体的な普遍的・包括的生物医学」と呼びたい。

医療／基準のタイプ	西洋的（標準的）医療	統合的（東洋補完）医療	生命実在論的（東洋代替とバイオ・コスモロジーの）医療
コスモロジーの基盤	反コスミズム（人間主義）―「存在論的多元主義」	超越的コスミズム（全体論）―「形而上学的二元論」	実在的コスミズム（実在論）―「コスモロジー的一元論」
主要なコスモロジー的動力	「作用因」	「形相因」	「目的因」
本質主義のタイプ	超越論的主観的（二元論的）本質主義―世界を構築し（またそれに先立ち適応する）人間の理性のア・プリオリな能力の実現	超越的調和的本質主義―絶対的に決定されているが，人間により実現される調和	内在的目的論的本質主義―主観的そして個人的目的を志向する固有のニードや意図や活動
究極的で真なる実在・価値	物質的環境世界を発展させ構築し，適応し生き抜くことを実現する人間の超越論的（ア・プリオリな）理性能力	絶対的存在―所与の生命現象と環境の調和的秩序を決定する超越的実体	あらゆる生命主体がその個体の構成と内在的目的的であるコスモス的進化の根本機能を自己実現する場としての，普遍的・有機的階層的コスモス

普遍性のタイプ	物理主義者（還元主義者），あるいは主観的超越論的「原子論化」における普遍性	所与の社会的環境の中に個体が健全に統合されるための普遍性	主体の個体発生的自己実現という人間行動の進化に関連した普遍性
基礎となる哲学	プラトン哲学，イギリス経験論，フランス合理主義，ドイツ観念論（カント哲学），アメリカ・プラグマティズム	トミズム，現代の統合主義（システム論的科学を含む），現代の統合的医療に基礎を提供する存在論	古代インド，中国，ギリシャ哲学—実在的コスミズムの本質，アリストテレス哲学，ロシア有機体論（機能主義）。
コスモスにおける主体の位置づけ	物質的（物理的）コスモスの外部	所与の有機的全体性（所与の心身環境）に統合されている	有機的（自己進化的有機体論の）コスモスの内部
認識	認識論的二元論	認識論的一元論	バイオ・コスモロジー的多元論
科学の哲学的基盤	合理的であるが非実在論的（超越論的，観念論的）	実在論的であるが非合理的（超越的）	実在論的かつ合理的
探究の本質	生物学的探究。物理主義の構造の機能的単位あるいは「超越論的主観的」経験に人を還元する。	生命哲学的探究。あらゆる単位は「超越的な絶対的存在」（神，物質，魂，システム，情報，場，エネルギー，パターン等）によって統合される。	生命実在論的探究。個人の構成と主体の（人格主義の）「個体発生的エンテレケイア」と個別のある時点における作用に究極的には還元される。
参照される基本的項目（研究の主要項目）	物理的・化学的構造とそれらの（因果的）相互作用。それは，環境世界と対置される人間の（人間中心的）ニード（権利）を含み，身体的，社会的，スピリチュアルなレベルの欲求充足が最終的目的とされる。	ホロン。つまり（そのそれぞれが階層全体の単位としての）有機体，人格，また社会。—各個体自身の調和と，それらの統合的な調和への，そしてホロンから成る階層構造（超越システム）の持続的発展への全体的貢献。	個人の構成と主体の（個人の）「個体発生的エンテレケイア」と派生的な目的因—目的に導かれるまた目的を有した生命プロセスと行動

探究者の位置づけに関して	「外部から(因果的に)認識」する者	超越的存在に対して直接的でスピリチュアルな関係性を有する能力によって認識を行う主体でありつつ，その主体は認識の対象と共に体系的に統合されている。	「内部から」(目的論的に)認識する者
探究者と世界との探究上の相互関係	現代科学において支配的形態である「主観対客観」の構図	「主体／絶対的存在／対象」の構図	コスミズムの有機的階層の観点からの「主体対主体」の構図
探究の主要な方法（構造）	「説明」を中心とした方法	「理解」を中心とした方法	「定義」を中心とした方法
方法論	物理主義的（生命）科学（科学主義）の方法論	超越的存在を基礎とした統合主義（全体論的，システム論的）の方法論	生命（コスモス）の実在論的機能主義のそしてコスモスと生命に類型的考察を行う方法論
人間学	人間中心主義	人間全体主義	人間コスミズム
倫理	義務論。人間中心的また社会中心の倫理。―外来的な社会的義務の行使を個人に課す倫理。その裏側には常に個人的快楽主義がある。	全体論的功利主義の倫理。―本来的なまた時に応じた仕方で，世界に対して人間または社会が相互に作用しあうことから成る，超越的な調和。	エウダイモニアの倫理。―人格主義的なコスミズムにおける，個人のもつ本来的また固有の卓越性の目的にそった自己実現。―愛と幸福を基礎とする普遍的な人格主義の倫理。

　目的因（そしてエンテレケイア）の主導的役割でもって，四原因（質量因，形相因，作用因，目的因）すべての統合された全体性というアリストテレスの原因論を十分な意味において復興する，という基本的考えはシンプルではある。しかし，これが要求するのは，全体においてアリストテレスのコスモロジーを回復することである。つまり，それは，世界（コスモス）をまさに「バイオ」コスモスとして扱うことであり，換言すれば，一つの全体的・有機的自己進化的コスモスの世界において，あらゆる存在はその固有の場と目的を有しているような，有機的，全体的，階層的コスモスとして扱うことで

ある。アリストテレス主義（アリストテレス的コスモロジー）は，哲学と科学（形而上学と物理学）の自然の統一体をまさに復権させるだろう。それら両者は，当然のことながら一つの同じ有機的世界に属し，それを反映するからである。

私の主要な主張は，「医療というもの」は，共時的に，3つの自律的領域（反コスミズム，超越的コスミズム，実在的コスミズム）に存在するということである。統合された有機体論的形態では，個人の全体的進化・個体発生における健康の実現を目指すような，三位一体的で全てを包括する知識と可能性（視点，方向，軌跡の）が現実となる。 　　　　　　　　（翻訳：田口周平）

参考文献

Khroutski, K. S. Introducing Philosophical Cosmology, *World Futures*. Vol. 57(3), 2001, pp.201-212.

Khroutski, K. S. Russian Philosophical Cosmology: One Step Backward and Two Steps Forward-Approaching the Universal Evolutionary Future, *Journal of Futures Studies*. Vol. 10(2), 2005, pp.97-104.

Khroutski, K. S. Arousing a Dispute over Bio Cosmology. A Reply to Stephen Modell, *E-Logos: Electronic Journal for Philosophy*. 2007. URL: http://nb.vse.cz/kfil/elogos/

Khroutski, K. S. Biocosmology-Rehabilitating Aristotle's Realistic Organicism and Recommencing Russian Universal Cosmism: Response to Arthur Saniotis, *Eubios Journal of Asian and International Bioethics*. Vol. 18 (7), 2008, pp.98-105.

Rand, A. Review of J. H. Randall's Aristotle. The Objectivist Newsletter. May 1963.

Randall, J. H. Jr. *Aristotle*. Columbia University Press, 1960.

Sorokin, P. A. *Social and Cultural Dynamics*. Volumes 1-4, New York: American Book Co., 1937-1941.

Van de Vijer G., Van Speybroeck L. Reflecting on Complexity of Biological Systems: Kant and Beyond?, *Acta Biotheoretica*. Vol. 51. No. 2, 2003, pp.101-140.

第 II 部

医療概念の再照射

第5章　医療の目的と医療専門職の義務の限界

浅井　篤

I．医療とは何か

　医療と医療ではないものの間に境界は存在するのだろうか。存在するならば，それは単純明快な一線なのか，それとも曖昧なものか。この課題を解くためには，まず医学と医療とは何かを確定しなくてはならない。辞書で言葉の意味を確認してみると，医学とは直接的には病気を治すこと，すなわち病気の診断や治療についての学問であり，広く予防や健康維持についての知識も含むとされる。病の癒しとしての医行為全般を包括的に捉える総合科学であると考えられる[1]。生体の構造・機能および疾病を研究し，疾患の診断・治療・予防の方法を開発する学問，医の技術と実行を発達させる基礎となる科学とも見做される[2,3]。医学は医療の基礎となる学問という見方が一般的であろう。

　では医療とは何か。辞書によれば，医療とは，医師およびその他の医療従事者が医師の指示に基づいて行う，患者の疾病・外傷の診断・治療の目的で行われる医行為の総称である。ちなみに医行為とは，医師の医学的判断および技術をもってするのでなければ人体に危害を及ぼす恐れのある行為を指し，医行為を業とすることを医業という[4]。医術で病気を治すこと，病む人の診断と治療および疾病の予防と健康の保持増進を行うものなどの説明がされているなどがある[2,3]。

　筆者を含め多くの人々は，今まで紹介した説明に異を唱えることはないだろう。医療のゴールにしても同様である。おそらくほとんどの人々が医療の目的を，直観的に，病気を治して健康を維持することだと考えているのでは

ないか。たとえばヘイスティングセンターは1996年の特集で，医療の4つのゴールを挙げている。それらには，疾病，傷害の予防と健康の維持促進，疾病や障害によって引き起こされる苦痛の緩和，疾病や障害を持つ人々の治療とケア，治癒させることができない疾病や障害を持つ人々に対するケア，そして寿命のまっとうと穏やかな死が含まれていた[5]。

同様にジャンセンらもその定評ある教科書に，医療のゴールとして，健康増進と疾患予防，苦痛と苦悩の緩和，疾患の治癒，早死（untimely death）の予防，機能の改善と状態の維持などを挙げている[6]。

おそらく暗黙の了解として，医療の目的は，疾患の予防と治癒，健康の維持と促進，低下した機能の改善，機能と状態の改善が見込めない場合の現状維持，病める人々に対する各種ケア，苦痛・苦悩の緩和または除去，大往生の実現であり，医療行為とは医学的判断および技術を活用して，対象になる人および他者に害を与えることなくそれらを達成する営みだと言っても間違いではないだろう。

他にも「公」という概念も医療を構成する要素のひとつになるであろう。現在のほとんどの国家で，程度の差こそあれ，医療は社会全体が支えている公的要素の大きな活動である。もちろん，完全な国営医療もあれば，「国民皆保険」という概念に脅威を感じる人々が多い社会もある。私的医療と公的医療が併存している社会もある。しかし医療における公的な要素を完全に否定している社会は，それが不可能ではない場合には，皆無だと思われる。また医療行為そのものからは他者に害を与えないという条件は出てこないかもしれないが，今までの医療の歴史を見ても，あきらかに患者以外の誰かに害を与える行為は存続していないと思われる。同時に患者に深刻な害を与える行為が医療として受け入れられるのかも大きな問題であろう。

逆に言えば，これらの目的のいずれにも該当しない行為や医学的な手法を用いない介入は，一般的には医療ではないということになる。しかし科学技術は日進月歩で発達し，遺伝子工学やロボット工学が治療手段に導入されている。医学の基礎になる科学領域も拡大している。生命科学や脳科学，行動科学の知識が加速度的に深まっている。人々の意向や価値観が多様化し，医療に期待することも一律に「病気にならない，病気を治す，苦痛・苦悩を緩

和する，そして天寿を全うする」ことだけではなくなってきているようだ。もはや「それは医療従事者の仕事ではない」という提供側，特に医師の一方的な態度や決定が当然視され受け入れられる時代は終わったのかもしれない。

　人々の世界観も様々で物の見方も一定ではない。社会全体をひとつの方向に統括するような「世界のルール」や「共通目標」がなくなりつつある今，ひとつの行為が医療行為に該当するのか否か，故に医療専門職の仕事なのかどうかがはっきりしなくなってきている。健康長寿は医療の目的に明らかに合致するものだと思われる。しかし「長寿」の意味するところが，150歳や200歳であれば話は変わってくるだろう。健康という言葉で常に元気で決して病気に罹らないことを含意する場合も同様である。生きる目的が一定でない場合，医療の目的は限定できないかもしれない。

　多くの疑問がある。医療専門職は，これから検討する諸行為に従事することを禁止されているのか，行っても許容されているのか，行うべきなのか，行うことが推奨されているのか，してもしなくてもどちらでもいいのか，または従事したら称賛されることなのか。職業的義務であっても個人的な理由があれば従事を拒否できるのか。医療専門職として行ってはいけないが個人としては問題ないのか。その逆はあるのか。最後にこれらの問いの答えを決めるのは誰なのか。

　ある行為が医療か否かだけで，自動的に，その行為の妥当性が決まってくるわけではない。医療でなくても，医療の技術を用いてやっていいことがある可能性がある。逆に医療であってもやってはいけないことがあるかもしれない。「それは医療従事者のすることではない」という直感の下，行われないことがある。「それは医療ではあるけれど，私は関わりを持ちたくない」という立場もある。

　次のセクションでは，幾つかの具体例を挙げる。これらはいずれも，筆者が「これを医療行為と言っていいのだろうか」と疑問を持つケースである。「これは医療従事者の役目や仕事なのだろうか」と疑念を抱く状況もある。または「それが医療であれ，何であれ，その実施には問題があるのではないか」という懸念が生じ得る事例である。「その目的は医療から外れているのではないか」とすっきりしない行為もある。それらを，今までの医療に関す

る社会通念，つまり医療に関する暗黙の了解事項に照らして，どのような点に問題があるかを見ていくつもりである。そして，各々のケースで医療専門職の義務と「義務の強さのレベル」に関わる様々な概念について考える。

II．これらは医療行為なのか，どこが疑問点なのだろうか

　医療の本質と目的が確定して医療とそうでないものの境界が決まり，医療専門職の役割が定まり，役割に付随する境界内外の義務とその強さが定まる。また公的営みと見做しうるかも決定される。加えて，最初は医療の境界内にあっても，ある時点で境界外になり，医療専門職の義務の限界といえるポイントが出現するかもしれない。前述のごとく，医療の目的は疾患の予防と治癒，健康の維持と促進，低下した機能の改善，機能と状態を改善できない場合の現状維持，病める人々に対する各種ケア，苦痛・苦悩の緩和または除去，大往生の実現であり，医療行為とはそれらを医学的判断および技術を活用して，対象になる人および他者に害を与えることなく，公的に達成する営み，と現時点では想定する。

　とりあえず次の4つの切り口を必要に応じて用いて，以下の諸ケースを検討してみよう。その行為自体に問題はないか（行為妥当性）。その行為は医療の目的に合致するか（合目的性）。その行為実施に対する医療専門職の義務の強さのレベルはどの程度か（禁止，許容，実施義務あり，推奨，賞賛，良心的拒否可・不可，個人として関与）（義務レベル）。その医療行為は公的支援にふさわしいか（公共性）。

2-1　脳死患者に対する延命措置
女性患者が脳死状態になった。ある医療専門職が，遠方からやってくる家族を彼女の死に目に会わせる（「さようならを言う」機会を与える）ために，あと数日人工呼吸管理を続けるべきだと強く主張した。人工呼吸管理や部屋代も含め，最低でも一日3,000米ドルかかる。すでに死亡診定されている患者のために医療資源を使用することに関して，一部のスタッフから疑問の声が上がった。患者がもはや生きていない時，「生命維持」の使用は正当化されるか。患者の家族のためという理由で正当化されるのか[7]。

第 5 章　医療の目的と医療専門職の義務の限界　97

　上記ケースの医療専門職は，家族のための人工呼吸使用は妥当であり医療行為であり医療の目的に合致したものであり，ゆえに自分達にはその実施に対して明確な義務があると考えているようだ。しかし議論の余地がある状況であろう。

　脳死が一律に死であると法律で定めている国家では，この患者はすでに死亡していることになる。死者に人工呼吸を行うことは完全に無益であり，無益な行為を行うことは妥当ではないだろう。死んでいる人の「生命」維持は医療ではない。しかし法的には心臓死が死であり，脳死を死と見なしていない社会ではその行為の本質的妥当性は変わるだろうか。

　たとえば，2011 年 1 月現在の日本において，脳死状態の患者に対する延命措置を希望する家族がいる場合，「この患者は脳死であり，脳死状態の患者の生命を延長しても無益なので，その行為は不適切だ」と考える人もいれば，家族が希望するのであればその希望を叶えるために措置を行う意味があると考える人もいるだろう。したがって判断する者が脳死状態の人の命を永らえさせることや家族の希望実現に意義や価値を見出すか否かで，行為そのものの妥当性に関する見解は変わるだろう。別の言い方をすれば異論があり結論が出ていないということである。

　全く同じことが，医療の目的についても言えるだろう。家族の意向の実現や彼らの心の安寧，家族の死に対する納得が医療の一義的目的に入るのだろうか。もちろん患者の意向の実現の副次的結果として家族も幸せになることは好ましいが，それが第一目的になっていいかどうか。また，利益享受能力が恒久的に欠損している患者の延命は医療の目的の領域内にあるだろうか。グレイであると言わざるを得ない。この課題は脳死状態のみならず，終末期にある患者や不可逆的重度意識障害がある患者の延命治療の妥当性にも共通して，本質的には同一テーマとして関わる問題である。行為の妥当性も医療としての合目的性も不明確であれば医療専門職の義務レベルについて確定的なことはいえない。公的支援についても同様である。やるべきとも禁止ともいえないのではないか。

　筆者自身は，脳死は死と同等と見做しても問題ないという見解を持っており，死と同等の状態を延長することは原則的に行為として妥当ではなく，無

益であり、かつ医療とも呼べないと考えている。いわゆる高次脳死状態でも原則的には同じだと思っている。したがって脳死状態患者に対する延命は、原則的に医療従事者の義務ではないと信じる。

同時に筆者の立場に対して様々な異論が存在していることも承知している。脳死状態の家族を深い愛情を持って大切にケアしている人々もいる。脳死状態にある患者は、人工的にしても呼吸を行い、心臓の拍動、体温の温もりがあり、時にはわずかながらも身体を動かし、涙を流し、妊婦にあっては出産も可能であり、こうした状態をはたして人の死として判断することができるのか、ましてや近親者は如何に死として受容できるのかという疑問もある[8]。

日本人の心の根底にある神道の観点からみれば、身体は単なる物質ではなくその生を両親に受けた尊いものであり、遡れば国生みの2人の神に繋がる。死後の身体は人として扱うべきものである。大切なことは身体を丁重に扱うことであり、その扱いについては遺族の判断が重要となるが、家族の判断で移植をする場合でも心臓死が望ましい[8]。なぜなら心臓死が死として自然であるからだ。温かい死、見えない死は不自然である。日本人の中には、心臓死の後でさえも、身体は無機質のたんなる物体になってしまうのではなく、故人の遺体には何らかの意志や感情が存在すると見做している人々もいる。

法的に脳死が死と定められていない状況で、家族の強い延命要請があったとしたら、他者に害が及ばない限りにおいて、本人にとっては無益であるが家族の利益を慮って延命を行ってもいいかもしれない。この場合の医療費をどうするかは議論が必要であろう。なぜなら間接的に他者に害を及ぼすかもしれないからだ。将来的には希望者の自費でいいとは思うが、社会が、家族の心理的な利益のために本人に無益な身体的措置を行うことを、どう考えるか真剣に考えなくてはならない。

2-2 「アシュレイ治療（Ashley treatment）」
アシュレイは9歳の女児。両親と2人の弟妹と暮らしている。ある種の不可逆的脳症のため3ヵ月の乳児の認知知能しかない。彼女は歩けず、話せず、寝返りもできない。自宅で家族と暮らし、テレビの音と光、音楽と家

> 族の抱擁を楽しんでいると言われている。家族の要請と病院倫理委員会の承認を得て，彼女は6歳の時，子宮摘出，乳腺切除，高用量エストロゲン投与，虫垂切除を受けた。これらの処置の目的は，彼女の身体的成熟と成長を妨げ，将来にわたって家族による世話（移動など）を容易にすると同時に，彼女自身が褥瘡，月経痛，虫垂炎に悩まされず，彼女の日常生活の質を維持するためだった。同倫理委はこれらの処置が彼女の最善の利益にかなうと判断したのだった[9]。

　アシュレイの両親と一連の措置が行われた施設においては，上記の行為を医療だと考えているようだ。しかし上記医療がどのように定義されるのであれ，アシュレイが受けた処置それ自体の妥当性に問題はないだろうか。彼女には脳症による重度意識障害があり全介助状態であるが，子宮にも虫垂にも乳腺にも疾患はなく，女性ホルモン値にも異常はなかった。何も治療されるべきことはない。一般的に正常と考えられる身体を切除したり，日常生活に必要な量を超えるホルモンを投与したりすることは，不適切な侵襲行為と言えるのではないか。誰にでも自然に生じる身体的成熟を妨げることも，個人の基本的人権と尊厳を無視した行為だと思われる。したがって行為それ自体に関する妥当性に疑いがある。敬意を持って丁寧に扱われているとは思えない。
　もちろん家族による介護を容易にして持続可能にするという意図は，理解できる。しかしそれは医療が行うことではない。つまり医療の目的から外れている。少なくとも一義的な目的ではないだろう。アシュレイのために，または家族のために，家族の身体的経済的負担緩和を勘案するのは適切で必要なことだろうが，この「治療」では家族の意向実現が第一になっているようだ。本来は社会的資源を用いて対処すべき状況であると，医療専門職の筆者は思う。
　行われたこと，用いられた手段はすべて一般的に医療で使用されるものだが，疾患のない状態に対して用いられたという点で，「アシュレイ治療」は医療ではないと考える。医療専門職の義務レベルは最低であり，禁止されるべきことである。現実にはあり得ないことだが，アシュレイが意思決定能力を有しており，家族の負担を心から自発的に軽減したいなどの了解可能な理

由で何度も要請する場合には、極めて例外的に実施が許容されるかもしれない。しかしそのような場合でも医療専門職は自らの使命感と良心に照らして問題なく拒否できると思われる。いずれにせよ本事例のように未成年で判断能力が皆無の個人に対して行われてよいことではない。当然ながらこの行為に公的な支援を与えることは不適切である。同時に筆者の立場に対して様々な異論が存在していることも承知している。

では、この「アシュレイ治療」なしでは、将来彼女が確実にひどい状態になると予言し得た場合はどうだろうか。社会資源もなく、家族も高齢化しケア能力が低下し、彼女自身の体重や四肢拘縮のために、痛みや皮膚感染症や褥創が発生する場合であろう。最後の手段としてこのような成長抑制措置は許容されるのだろうか。通常は医療と見做されない行為が、患者に医学的利益を与える唯一の手段の場合、それは妥当な医療になるのだろうか。現時点では結論は出せない。最後の最後の手段として許容される可能性があるというレベルの話であろう。

また時代が変遷し社会がこのような行為を真っ当な医療行為とした場合には、公的支援に関する話は変わってくるが、その場合は医療の目的も守備範囲も、筆者が上記に定義したものとは大きく異なるものになっているだろう。

2-3 医師による自発的積極的安楽死
70歳女性、20年以上重症の慢性関節リュウマチに罹患している。疼痛コントロールは不可能、四肢の潰瘍、膿瘍、壊疽、椎骨骨折、触れられただけで強い痛みがあった。数週または数日以内に死亡が予想されていた。患者が医師に「もう死ぬのを手助けしてほしくなりました」と依頼した。医師ははじめ断った。しかし痛みが激化し、患者は「死にたい」と再度発言、家族も患者の希望を支持した。医師はヘロインを注射した後も痛みが続くため、塩化カリウムを2アンプル静注した[10]。

自発的積極的安楽死（以下、特に断りのない限り、自発的積極的安楽死を単に安楽死と記載する）は現在世界中の医療界で議論の的になっている行為である。反対派はしばしば「患者を殺すのは医師の仕事ではない」と言う。つ

まり医療の境界外に位置する行為という見解である。多くの医師の倫理綱領にも安楽死は行わないと述べられている。しばしば倫理指針などで言及されるところをみると，医療行為ではないというよりは，やってはいけない医療行為というイメージがあるのかもしれない。または医療行為と背中合わせの違法行為なのか。一方でこの行為を法的に認めている国家も複数ある。ある国における真っ当な医療行為が隣の国では殺人罪になるという現象が存在する事実が，安楽死の行為妥当性，合目的性，義務レベル，公共性に疑問を投げかける。

医療の目的は患者を助けることであるという見解に異を唱える人は少ないと思う。治癒しない病気のために苦しんでいる患者の苦悩を緩和・除去することに反対する人も多くないだろう。同時に通常殺人は悪いことである。しかしこの安楽死は患者の要請に基づいて，他の選択肢がない状況で最後の手段として，耐えがたい苦痛を除去するため——つまり患者を助けるために行われるため，殺人行為に妥当性が生じる余地があると思われる。慈悲深いことはよいことだという見解も，妥当性を支える根拠になり得るだろう。

問題は苦痛除去のため殺人という方法を用いることである。たとえ本人が全く苦しまない方法で殺すにしても，である。医師は患者の苦痛・苦悩を緩和・除去するために，手段を選ぶ。目的は手段を正当化しないという考え方もある。賛否があり妥当性はグレイである。

殺人は殺人者にも多大な精神的影響を及ぼすだろう。何があっても，たとえ法がそれを許可していたにしても患者の死を早めることに良心が耐えられない医師，自分の医師としての統合性が脅かされてしまう者もいるだろう。しがたって，義務のレベルでいえば，許容されるレベルかもしれない。しかし安楽死賛成の立場から言えば，賞賛される行いになる。安楽死が合法であれば公的支援を得てもいいだろうが，合法でない地域では一般的に執行猶予はつくものの殺人で有罪になる行為であるため，公的支援は適切ではないだろう。

2-4 「救世主ベビー」

カナダに8歳の男の子ベンがいる。彼は白血病に罹患しており、両親のO夫妻（ともに47歳）は成功の可能性は小さいけれど「救世主ベビー」を出産し、息子ベンを助けたいと思っている。もうひとり子供をもうけ、その子の臍帯血に含まれる幹細胞をベンの白血病の治療のために提供したいと思っている。着床前遺伝診断を行い、体外受精に先立って、ベンと一致する組織適合性を持つ受精卵を選び出す。そしてその子を出産しベンに対する強力な化学療法の一環として、臍帯血を注入する計画だ。彼らは国境を越えシカゴで、「救世主ベビー」出産のため、25,000ドルを支払う。「たくさんの倫理的問題がある。でも、もうひとりの子供を救うためならひとつの問題もない」とO氏。ベンは3歳で発症し、3年間の治療でいったん寛解状態になったが、半年後に再発した。それから2年間、2週毎に抗がん剤の投与を受けている。O夫妻には6歳の姉がいる[11]。

「救世主ベビー」は別名「スペアパーツ・ベビー」との呼称がある。文字通り予備の細胞、組織、臓器の供給源としての存在であり、後者の方がその内実を的確に示している。目的は白血病のベンに必要な細胞の補給であり、救命である。医療が目指す目的としては妥当であろう。合目的的である。臍帯血輸血も通常は間違いなく医療行為である。他方、一人の小さな赤ん坊を「スペアパーツ」として創り出すことは妥当なことか否かを考える必要がある。まず、そもそも我々はなぜ子供を作るのか。純粋に子供がほしいから、できてしまったから、後継ぎが必要だから、血筋を途絶えさせないため、老後の世話をしてもらいたいから、優れた子供の親になりたいから、世間のプレッシャーから等、いくらでもありそうだが、いずれも生む側の打算、都合または本能が基礎にありそうだ。人類存続という理由もあるが、それを第一の理由に子供を持つ親がいるとは思えない。

少なくとも生まれてくる子供のために思って生むことはないだろう。生まれてくること自体が良いことだと盲目的に信じない限り、生まれてくる赤ん坊の意向は何もわからないし、その時点では存在すらしていないわけだから、本人のことを配慮しようがない。自分達は赤ちゃんのために産んであげたと

主張する者がいるかもしれないが，それは単なる本人の思い込みであり，自己正当化であり，ファンタジーであろう。したがって，理由が本人自身のためになっていないという根拠でこの行為の妥当性を，他と比較して特に悪いとは言えないと思われる。「スペアパーツ・ベビー」を手段としているのは間違いないが，他の出産の場合もそうでないものはない。だから個人の尊厳が侵害されているという理由で，この行為を否定するのであれば，他の多くの子孫を残す行為も同罪となろう。もちろん間違いなく「スペアパーツ・ベビー」の人権も尊厳も徹底的に侵害されているのだが。

　この行為の問題点は，「スペアパーツ・ベビー」に害を与えることだ。採血や献血，骨髄採取は苦痛を伴う。他者無危害原則からは，出産時の臍帯血輸血のみが許されることになろう。極端な場合，理想的ドナーであるため，肝臓の一部，片腎，片肺，膵ランゲルハンス島などの生体臓器移植の臓器源にされてしまうかもしれない。親は2人の子供を平等に愛するとは限らない。また親は自分が病気の兄または姉に抱いている愛情を，スペアパーツ・ベビーも病気の同胞に持っていると勘違いしているかもしれない。兄妹は他人の始まりである。

　誰しも自分はなぜこの世に生まれてきたのかという疑問を持つだろうが，自分が兄のまたは姉の予備細胞・組織・臓器として一義的にこの世に存在していると知ったら，大きな心理的な害を被るであろう。親との関係もギクシャクするに違いない。スペアパーツ・ベビーが，親や病気の兄または姉に抱く心の葛藤はいかばかりのものだろうか。想像を絶する。

　したがってこの事例のような行為は妥当性に問題がある。この苦痛・苦悩は兄または姉の疾患が治癒するまで，または病死するまで続くであろう。エンドレスである。進んでこの役割を受け入れる子供もいるかもしれないが，その自発性には大いに疑問がある。小さい頃には「あなたはお兄さんを助けなくてはいけない。あなたしか助けられない。あなたが助けなければお兄さんは死んでしまう」と有言無言を問わず言われ続けているのだから。このように，ある存在，特に弱い立場にある子供に害を与える行為を医療専門職はすべきではないと思われる。グロテスクな話だが，スペアパーツ・ベビーが無脳児だったら，少しは状況がましになるかもしれない。

しかし、もしそれが唯一の手段だったらどうだろうか、という疑問が湧く。再生医療で臓器を創ることができない状況下、スペアパーツ・ベビーしか病気の子供を救う手立てがない場合はどうだろうか。それでも、やはり否であろう。ただ単にそれが唯一の手段だからという理由だけで正当化されるなら、臓器売買でも臓器入手のための殺人もなんでも正当化されてしまうことになる。我々は生体心臓移植を許しはしない。当然ながら全く公的支援にふさわしくない。

同時に筆者の立場に対して様々な異論が存在していることも承知している。病気の子を持つ親の見解はまた違うだろう。家族の死を受け入れることが大切と書くのは簡単だが、その受容は極めて困難であり、時には不可能である。英国ではスペアパーツ・ベビー作成は合法である。

2-5 遺伝子工学を用いたエンハンスメント（能力強化）
次に挙げる介入はどこまでが行われてよいのか、どこまでが医療なのか：重篤遺伝病に対する介入、より軽度の疾患に対する介入、感染症等の身体疾患予防のための介入、老化に対する介入、精神障害予防、脳機能（記憶力、集中力）改良のための遺伝子工学使用、社会的に好ましい性格を持つように遺伝子工学を使用する、遺伝子工学を用いた遺伝子改良による「デザイナー・ベビー」を生み出す（安全で効果的と仮定して）[12]。

我々は日々常に、自分自身や自分の子供の能力強化を行っている。人間はいちばんになることが好きで新記録が好きで、より速く走りより長く跳びより遠く投げようとしている。お金のかかった最新のマシーンを使ってトレーニングを行い、記録を伸ばしたからといって、誰もオリンピック選手を責めないであろう。もちろん薬物を使った選手は処罰されるが、この主な理由は抜け駆けをしたという理由であろう。ルール違反の結果、不当に能力差が生じるという問題である。スポーツマンのフェアプレーの精神に反する。ルールを作り参加者全員が公平に、軽量スパイクや高速水着と同様に新しいトレーニング方法にアクセスできれば問題は生じないと思われる。それが薬物であっても本質的には同じであろう。スポーツとは何かについていろいろ薀蓄をた

れることは可能だろうが，部外者からみれば器械も薬物もウエアも同じである。したがって能力強化それ自体は別に悪いことではない。社会的にはむしろ賞賛されることが多いのではないか。

　我々が適切な医療のあり方を考える場合，人間についての暗黙の了解が存在すると思われる。つまり「人間は……というものである」という長い歴史から生じた見解である。たとえば人間は「時には落ち込むものである」「たまにはインフルエンザにかかるものである」「運が悪ければ若死にするものである」「一定の頻度で統合失調症になるものである」「一定の幅の寿命を持ち，死すべき存在である」「年をとれば病気になるものである」「高齢になればガタが来て足腰が痛くなり，皺もたくさんできるものである」「年をとれば物忘れも激しくなるものである」などなどである。「子供は親の期待通りにはならない」「夫婦はけんかをする」も真理であろう。別個体なのだから仕方がない。

　遺伝子工学を用いた能力強化はこれら人間の基本的で，ある意味自然な有様に対する挑戦であり，人間の完全化を目指しているようである。それ自体が悪いということにはならないが，能力強化によって，強化された者や強化されなかった者に害が生じる可能性があるなら問題であろう。一方，格差拡大や差別を予防しつつ，社会の構成員全員が幸せになれば強く反対する理由はないであろう。能力強化によって個人間の格差が相対的に増大しても，各人の絶対的能力が向上し，それぞれの QOL や経済状態，精神的安寧状態の絶対値が向上するならいいのかもしれない。

　他方，能力強化は人間から心理的安寧を奪い，人生の幸せを奪うかもしれない。常に前進，「モア，モア」をモットーにした人生に満足はない。完全主義で，常に完全を目指すとかえって不幸になる。能力強化の結果ではなくその課程そのものに生き甲斐を見出すならば別だが，永遠に美しくあることを目標にした人生に幸せはない。たとえ満足する一瞬があったにしても，すぐにその状態に不満を感じるようになるのが，人の常である。関係ない例だが，ケンタッキー・フライドチキン（KFC）が大好きな肥満患者にとってノンカロリーのKFCができたらすばらしいが，そればかり食べると間違いなく飽きてしまうだろう。

どこまでが医療なのか。おそらく重篤遺伝病に対する介入，およびより軽度の疾患に対する介入は医療である。感染症等の身体疾患予防のための介入，および老化に対する介入，精神障害予防は，グレイである。老化に対する介入には，単に老化による機能低下や苦痛を防ぐものから，結果として寿命を延ばすための不死を目指すものまで含まれるかもしれない。この場合前者は医療だろうが，後者はわからない。したがって，いわゆる医療の守備範囲と能力強化の境界は不明瞭であろう。つまり医療専門職の義務も不明瞭になる。

脳機能改良のための遺伝子工学使用，遺伝子工学を用いた遺伝子改良による「デザイナー・ベビー」を生み出す（安全で効果的と仮定して）ことは，前述の如く医療ではないが，関係者，とくに生まれてくる子供に害を与えない限りにおいて，反対する理由はないように思える。他方，社会的に好ましい性格を持つように遺伝子工学を使用するのは，どのような資質が社会的に好ましいかが決定できないため許容されないのではないか。明らかに反社会的で冷淡・残酷・乱暴な病的性格はこの世から除去された方がよいが，これは定義上，医療に入ると思われる。

美容整形も能力強化のひとつであろう。完全に美形の「デザイナー・ベビー」を作ることも可能になるかもしれない。医療ではなく欲望の実現であろう。自分の容姿に完全なる自信を持っている人はいない。多くの人がもっと綺麗になりたいと思っているのではないだろうか。これらの欲望を満たすのは悪いことではないが医療行為ではないだろう。

いわゆる「普通の」外見をした人がひどく自分の外見に劣等感を抱き，美容整形術を受けることを希望したとしよう。この状況における医療技術の使用は医療なのだろうか。医療かもしれないが，まずは精神科を受診した方がよい。他方，顔面，頭蓋骨を含む全身の骨格が著しく変形する慢性疾患に罹患した人がいたとする。彼は，自分の顔を見た子供たちが怖がって逃げるのがとてもつらいと嘆いていた。この人に対する美容整形は医療だろうか。苦痛の除去，状態を平均に戻すという点からいって医療であろう。

以上，能力強化と医療の境界線ははっきりせず，能力強化の中にもいろいろあり，各々の行為の妥当性を他者危害原理から判定する必要があろう。しかし能力強化する，またはされた当人が幸せになれるか否かが，その行為が

賢明か否かの分かれ目となろう。明確に現時点の平均以上を目指した能力強化には公的支援は必要ないであろう。

　筆者がもっとも重要だと考える遺伝子工学を用いた能力強化は，人間に「除夜の鐘」遺伝子を打ち込んで，人間をほどほどの欲望しか感じない性格にすることである。なぜなら，煩悩をなくすことが幸せに通じると思うからだ。100歳まで生きたからといって，50歳の人生より幸せだったのか。病気がちの人生だったからといって，完全な健康な一生より不幸だったか。それは誰にも分からないことであり，主観の問題である。

2-6　死者蘇生
ある夫妻は悪性疾患で一人息子を亡くした。妻はもう2人目を生める状態でなかった。それでも夫妻は諦めきれず，クライオニクス（死体の冷凍保存）を利用して，いつの日か息子が蘇ることを夢見て，遺体の保存を5年以上続けている。この管理に関わる行為は医療だろうか。全身保存するのは費用の観点から困難な場合は，頭部または脳だけでも保存する手法もあるかもしれない。もがり（遺体から離れていこうとする霊魂を呼び戻そうとする期間。または死者が現世での生の営みに対して持つ執着の思いを断ち切りあの世におくる，つまり亡き人の御霊を送る日本古来の儀式）の儀式の間，遺体の状態を良好に維持するのは医療行為だろうか。

　死は科学だけで完全に客観的に決定できるものではないだろう。香川は，どの時点を死とするかは，生物学的科学的な事実だけでなく，人間社会の側の受け止め方や考え方が大きな役割を果たすと述べ，死の問題が科学的にのみ決定できるという主張は，死の決定の恣意性のことを考えれば，科学的ではないと主張している[13]。おそらくその通りであろう。誰もが死んでいると考える，または誰も死んでいないと考えるような単純明快な状況を除いて，死とは結局「見做す」という部分が入らざるを得ないのではないか。そして人々の認識には歴史や伝統，宗教が大きく影響すると思われる。もちろん骨だけになった遺体を生きているという人はいないであろう。バラバラ死体も同様である。では，どこまで故人の遺体が変化または崩壊したら本当にその

人が死んだと認識されるのか。この点は厳密に言えば，人それぞれで幅があるのかもしれない。

　死を正常な人間の終わりではなく，異常なこと，つまり病気と見做す考え方もある。死は病気だから必死になって治療法を開発する。上記のケースも死者蘇生術の一環として捉えることができる。2-1の脳死者生命維持ケースと同様で，死んだものに対する行為は医療ではなく，生きている者の生命に関わる行為は医療となる。しかし，今は死んでいても将来生き返る可能性がゼロではない場合，またはそのように一部の人々にかたく信じられている場合には，判断が困難になる問題である。家族の死を受け入れることが大切と書くのは簡単だが，亡くなった者が小さな子供だったり若い配偶者だったりした場合には，受容は極めて困難である。これも非常にグレイな状況ではないだろうか。能力強化における可能な限りの不老にも繋がる問題でもある。とどのつまり医療の目的は不病不老不死なのかもしれない。

2-7　成功率が極めて低い「治療」

「どれだけ成功率が低くても，どれだけリスクが大きくても，それを受けるか否かを決めるのは「患者」である」。心理的身体的影響が必発で，成功率が50％前後の代理出産において代理母を志願する人々の決定権に関する推進派医師の発言である[14]。では，成功率1％（今まで歴史的に振り返って100名の患者に行われ1名だけ救命された）で不可逆的で重度の副作用が必発な介入は，何もしなければ患者が死ぬしかないという状況においては，医療行為とみなしてよいだろうか。患者に推奨されてもよいだろうか。

　これは少なくとも標準的治療ではなく，実験的行為になるのであろう。疾患治癒と救命という意図だけ見れば立派な医療であろう。しかしどの程度効果があり，どのくらいの成功率があれば，そして何回今までに成功していれば，その処置が社会的に医療と認められるか否かははっきりしない。その処置を受ける人々に対する害の可能性と深刻さは，患者本人が同意すれば正当化されるものかもしれない。したがって，行為が医療圏内に入るか否かは，自己決定で決められるのかもしれない。

他方，医療専門職が提示する成功率と副作用の深刻さの閾値はどの程度なのか。これも現時点では個人に任されている。それを統一したり許容性を確認したりするのが倫理委員会かもしれないが，上記の 2-2 のアシュレイ事例でも分かるように，倫理委員会の決定も恣意的であり可謬である。何かすれば助かるかもしれないが，何もしなければ確実に死ぬという条件の下，患者が真摯に望んでいるのであれば，患者への害の大きさを理由に第三者が差し止めることはできるのだろうか。止めるべきなのか。それとも大きなお世話なのか。グレイな状況である。

III. 本考察の意義

本論では，事例毎に医療に関わる行為妥当性，合目的性，義務レベル，公共性を検討した。医療における対象（「死者」，「疾患のない人」）が問題になる場合，医療における手段（殺人，スペアパーツ・ベビー作成）が問題になる場合，医療において害が生じる場合（スペアパーツ・ベビー作成，深刻な副作用をもたらす措置），そして医療の目的（能力強化，死者蘇生）が問題になる場合があった。いずれも検討する者の倫理的立場で判断が異なると思われる。

医療と職業義務の概念を再検討した結果，いったいどのような洞察が得られるのだろうか。本課題の検討意義は何なのか。「これは医療じゃないし，これ以上は義務ではないから医療専門職はそれをしなくても非難されないし，そうするように誰からも強要されない」という境界を医療従事者が社会に対して主張できる，「実はこれも医療に含まれるのだから，あなたたちはしなくてはならないのだ」と社会が医療専門職に主張できる，さらに「これは立派な医療行為なのだから，公的な支援をすべきである」ということも主張できるようになるかもしれない。

最後に，私的で生命科学関連の手法を用いた人間への介入行為の社会的許容性または適切性をはっきりさせられるかもしれない。答えは容易には出ないかもしれないが，少なくとも考えるべき要点を確認できたかもしれない。逆に医療に関する今までの暗黙の了解事項は根拠が薄弱なものであることが

明らかになり,さらなる疑問が増えた結果になったかもしれない。今後は「誰かが希望することを,生命科学領域の専門的手段(知識,技術,経験)を用いて実現すること」を医療と捉える時代が来るかもしれない。その場合は,それが公的要素を持つべきか,時代の「公序良俗」に一致するのか否かも重大な検討課題となろう。もちろん「公序良俗」なる概念も極めて不安定で不明瞭,合理性を欠く概念であることも忘れてはならないだろう。以上,多くの部分がグレイであり,様々な異論が存在している課題である。率直に言って,医療の目的もその本質も明確ではない。したがって医療専門職の義務の限界も同様に明らかではない。

注

1) 小泉俊三「医学」,伊藤正男・井村祐夫・高久史麿　総編集「医学書院医学大辞典」,医学書院,東京,2003年,p91.
2) 新村出編「広辞苑」第五版　岩波書店,東京,1998年。
3) 上田英雄・杉本恒明「内科学総論」,杉本恒明他編集「内科学」第六版,朝倉書店,東京,1995年,p1.
4) 長谷川友紀「医療」,伊藤正男・井村祐夫・高久史麿　総編集「医学書院医学大辞典」,医学書院,東京,2003年,p144.
5) No authors listed. The Goals of Medicine. Setting New Priorities. Hasting Center Report 1996, Nov-Dec. suppl. S1-S27.
6) AR Jonsen, M Siegler, WJ Winslande, Clinical Ethics, 6th ed., McGrow-Hill, New York, 2006, p15, 6.
7) Peter Horn Clinical Ethics Casebook, 2nd edition. Thomson / Wadsworth, 2003, Belmont, p121.
8) 井澤正裕「脳死議論における諸問題」——神道的対応をめぐって——　神道文化会編「神道と生命倫理」,弘文社,東京,2008年,177-203.
9) SD Edwards. The Ashley treatment: a step too far, or not far enough? Journal of Medical Ethics 2008; 34: 341-343.
10) Peter Singer. Rethinking life and death. Oxford University Press, Oxford, 1995, p139-140.
11) 'saviour baby' Last Updated: Monday, April 14, 2008, 2:37 PM ET Comments 61Recommend99 CBC News.
12) 桜井徹　第10講義「科学技術の発展に法はどう向き合うべきか」,長谷川晃他編「ブリッジブック法哲学」,信山社,東京,2004年　188-215.
13) 香川千晶「命は誰のものか」,ディスカヴァー携書,東京,2009年。
14) 大野和基「代理出産　生殖ビジネスと命の尊厳」,集英社新書,東京,2009年。

第6章 医療法の変遷から見る医療概念

稲葉一人

I. はじめに

「法律とかけて，台風一過と解く，その心は，かいせい（改正・快晴）が付きもの」とテレビのバラエティ番組の問題とされるほど，法律には，改正が付きものである。本章で対象とする医療法も昭和23年のGHQ占領下に制定後，平成21年12月までに実に77回の改正を経ている。そこには，医療法の変遷の過程が見えるであろう。医療とはなにかという命題を追究する方法には多様なものがあろう。しかし，筆者は，実定法の解釈論を生業とする関係で，「医療法の変遷」から「医療」の概念に迫ってみることにした。もちろん，医療法だけが，医療概念を基礎づけていないし，後述のように，医療という多様な営みを，人為的な「法の改正」から分析する一部性という，方法的限界を十分理解しながら，（筆者が知る限り）このような試みが（医療においては）なかったことから，なにがしかの貢献はできると考える。

医療法は，昭和23年に制定されたが，通常，「医療（者）の憲法」と言われるわりには，医療関係者はこれを知らない。医療法の変遷を見る前に，医療法の位置づけを検証してみる。

II. 国家行政組織法と厚生労働省設置法

厚生労働省は，（省庁再編後の）厚生労働省設置法2条により，「国家行政組織法（昭和23年法律第120号）第3条第2項の規定に基づいて」設置されたものである。設置法によると，「第2節　厚生労働省の任務及び所掌

事務」とし，次のように規定している。

任務

第3条　厚生労働省は，国民生活の保障及び向上を図り，並びに経済の発展に寄与するため，社会福祉，社会保障及び公衆衛生の向上及び増進並びに労働条件その他の労働者の働く環境の整備及び職業の確保を図ることを任務とする。2　厚生労働省は，前項のほか，引揚援護，戦傷病者，戦没者遺族，未帰還者留守家族等の援護及び旧陸海軍の残務の整理を行うことを任務とする。

所掌事務（医療に関連するところだけを記載した）

九　医療の普及及び向上に関すること。
十　医療の指導及び監督に関すること。
十一　医療機関の整備に関すること。
十二　医師及び歯科医師に関すること。
十三　保健師，助産師，看護師，歯科衛生士，診療放射線技師，歯科技工士，臨床検査技師，理学療法士，作業療法士，視能訓練士，臨床工学技士，義肢装具士，救急救命士，言語聴覚士その他医療関係者に関すること。
十四　あん摩マッサージ指圧師，はり師，きゅう師及び柔道整復師に関すること。
十五　医薬品，医薬部外品，医療機器その他衛生用品の研究及び開発並びに生産，流通及び消費の増進，改善及び調整並びに化粧品の研究及び開発に関すること。
十六　医薬品，医薬部外品，化粧品，医療機器その他衛生用品の製造販売業，製造業，販売業，賃貸業及び修理業（化粧品にあっては，研究及び開発に係る部分に限る。）の発達，改善及び調整に関すること。
十七　国民の健康の増進及び栄養の改善並びに生活習慣病に関すること。
十七の二　がん対策基本法（平成十八年法律第九十八号）第九条第一項に規定するがん対策推進基本計画の策定及び推進に関すること。
十八　衛生教育に関すること。
十九　感染症の発生及びまん延の防止並びに港及び飛行場における検疫に関すること。
二十　臓器の移植に関すること。
二十一　治療方法が確立していない疾病その他の特殊の疾病の予防及び治療に関すること。
二十二　原子爆弾被爆者に対する援護に関すること。

二十三　栄養士，管理栄養士，調理師及び製菓衛生師に関すること。
二十四　建築物衛生の改善及び向上に関すること。
二十五　埋葬，火葬及び改葬並びに墓地及び納骨堂に関すること。
二十六　理容師，美容師及びクリーニング師に関すること。
二十七　理容所，美容所，興行場，旅館，公衆浴場その他の多数の者の集合する場所及びクリーニング所の衛生に関すること。
二十八　公衆衛生の向上及び増進並びに国民生活の安定の観点からの生活衛生関係営業の運営の適正化及び振興に関する法律（昭和三十二年法律第百六十四号）第二条第一項各号に掲げる営業の発達，改善及び調整に関すること。
二十九　水道に関すること。
三十　国立高度専門医療センター及び国立ハンセン病療養所における医療の提供並びに研究及び研修に関すること。
三十一　医薬品，医薬部外品，化粧品，医療機器その他衛生用品の品質，有効性及び安全性の確保に関すること。
三十二　麻薬，向精神薬，大麻，あへん及び覚せい剤に関する取締りに関すること。
三十三　毒物及び劇物の取締りに関すること。
三十四　採血業の監督及び献血の推進その他の血液製剤の安定的な供給の確保に関すること。
三十五　人の健康を損なうおそれのある化学物質に対して環境衛生上の観点からする評価及び製造，輸入，使用その他の取扱いの規制に関すること。
三十六　有害物質を含有する家庭用品の規制に関すること。
三十七　薬剤師に関すること。
三十八　飲食に起因する衛生上の危害の発生の防止に関すること。
三十九　販売の用に供する食品衛生法（昭和二十二年法律第二百三十三号）第四条第一項，第二項，第四項若しくは第五項に規定する食品，添加物，器具若しくは容器包装又は同法第六十二条第一項に規定するおもちゃ（第十六条第二項において「食品等」という。）の取締りに関すること。
四十　第三号，第四号及び第九号から前号までに掲げるもののほか，公衆衛生の向上及び増進に関すること。

第7条で，社会保障審議会が，第10条で，医道審議会が，医療法（昭和23年法律第205号）についてのそれぞれの事務を掌る。厚生労働省の任務と所掌事務が，実質的意味の「医療」をもれなく捕捉していることはないが，

官庁の所管としては、厚生労働省が、上記の「任務」と「所掌事務」として、医療を決める大きな役割を果たし、内部部局としては、「医政局」が、医療法を所管することとなっている（厚生労働省事務処理規則等）。ここから、医療は、厚生労働省が所管する医療法を中心として、展開していることを肯定していいであろう（もっとも、上記「任務」の中には、「医療」という言葉は見出せない）。

III. 医療法の制定過程

医療法が何を対象としているのか（射程）については、第2回国会の、政府委員の医療法案の趣旨説明を整理することで理解できる。

まず、医事法規を、「医療関係者の身分的事項」を対象とする法律（医師法等）と、「それを除いたその他の医療に関する事項」に分け、後者を、医療法の内容としている。

そして、医療法の骨格を、第一「**病院の規格を引上げることによって、その適正な医療の普及をはかる**」、第二「**診療所につきましては、患者の収容につき一定の制限を設ける**」第三「**助産に関する施設につき名称を統一し、収容人員等を制限する**」、第四「新たに総合病院の制度を設け、患者百人以上の収容施設を有し、かつ一定の診療科名を有する病院であって、一定の完備した施設を有するものは、都道府県知事に承認を受けて、**総合病院**と称することができる」として「いわゆる第一級の病院」を設置することが、医療内容の向上に資する、第五「**許可制度**によっていた病院、診療所の開設を、医師、歯科医師が診療所を開設する場合は届出制度、その他の場合に限り許可制度とする」、第六「今後のわが国の医療機関をいかに整備すべきかはきわめて重要な問題でありますが、この点につきましては、根本的には**厚生省及び各都道府県**に医療機関整備審議会を設けて、その全般的整備計画につき調査審議させるとともに、これに基き、特に公的医療機関を必要とする部面につきましては、地方公共団体等の経営する公的医療機関を早急に整備することとし、国庫はこれが設置費に対し、その一部を補助することができることとしたのであります。また医療機関の運営に関しましては、主として公的

医療機関中整備されたものを所謂メデイカル・センターとして，その施設を開業医の利用等に開放させ，またその修習機関として活用することとし，もつて公私すべての医療機関が一体となって，医療の普及向上に寄与し得るような態勢の確立を企図いたしておるのであります」とし，第七「医業，歯科医業等に関する**広告**」を対象としている。

つまり，医療は，資格法制度と，それ以外（医療法）に分け，それは複数（当初は7つ）の領域によって構成されていることが見てとれる。

（章末の注(1) 戦前の国民医療法との関係，注(2) 国民医療法を参照。）

Ⅳ. 医療法1条の変遷

医療法1条には，「第1条」の部分と，「第1条の2～5」までの部分があり，「第1条」の部分は，目的を，「第1条の2～5」には，それを支える理念ないし担い手の責務を規定している。

まず，「第1条」を見る。

制定当初の**第1条**の目的は以下のとおりである。

> 第1条　この法律は，病院，診療所及び助産所の開設及び管理に関し必要な事項並びにこれらの施設の整備を推進するために必要な事項を定めること等により，医療を提供する体制の確保を図り，もつて国民の健康の保持に寄与することを目的とする。

しかし，平成18年法律第84号による改正後の「第1条」は次のとおりである。

> 第1条　この法律は，**医療を受ける者による医療に関する適切な選択を支援する**ために必要な事項，**医療の安全を確保する**ために必要な事項，病院，診療所及び助産所の開設及び管理に関し必要な事項並びにこれらの施設の整備並びに医療提供施設相互間の機能の分担及び業務の連携を推進するために必要な事項を定めること等により，**医療を受ける者の利益の保護及び良質かつ適切な医療を効率的に提供する体制**の確保を図り，もつて国民の健康の保持に寄与することを目的とする。

ここから言えることは，医療法の範囲が，「医療を受ける者による医療に関する適切な選択を支援するために必要な事項，医療の安全を確保するために必要な事項」に拡大されていることである。しかし，この内容は，医療における自己決定を十全にするための情報の提供と，医療の安全という，今日的価値を踏まえたものであり，この点をとっても，医療法は，「違った」医療法となっている。

更に，「第1条の2～5」は，数次の改正を経て規定された現在は，以下のとおりである。

> 第1条の2　医療は，生命の尊重と個人の尊厳の保持を旨とし，医師，歯科医師，薬剤師，看護師その他の医療の担い手と医療を受ける者との信頼関係に基づき，及び医療を受ける者の心身の状況に応じて行われるとともに，その内容は，単に治療のみならず，疾病の予防のための措置及びリハビリテーションを含む良質かつ適切なものでなければならない。《改正》平13法153
> 2　医療は，国民自らの健康の保持増進のための努力を基礎として，医療を受ける者の意向を十分に尊重し，病院，診療所，介護老人保健施設，調剤を実施する薬局その他の医療を提供する施設（以下「医療提供施設」という。），医療を受ける者の居宅等において，医療提供施設の機能（以下「医療機能」という。）に応じ効率的に，かつ，福祉サービスその他の関連するサービスとの有機的な連携を図りつつ提供されなければならない。《改正》平9法124，《改正》平18法084
> 第1条の3　国及び地方公共団体は，前条に規定する理念に基づき，国民に対し良質かつ適切な医療を効率的に提供する体制が確保されるよう努めなければならない。
> 第1条の4　医師，歯科医師，薬剤師，看護師その他の医療の担い手は，第1条の2に規定する理念に基づき，医療を受ける者に対し，良質かつ適切な医療を行うよう努めなければならない。《改正》平13法153
> 2　医師，歯科医師，薬剤師，看護師その他の医療の担い手は，医療を提供するに当たり，適切な説明を行い，医療を受ける者の理解を得るよう努めなければならない。《追加》平9法125，《改正》平13法153
> 3　医療提供施設において診療に従事する医師及び歯科医師は，医療提供施設相互間の機能の分担及び業務の連携に資するため，必要に応じ，医療を受ける者を他の医療提供施設に紹介し，その診療に必要な限度において医療を受ける者の診療又は調剤に関する情報を他の医療提供施設において診療又は調剤に従事する医師若しくは歯科医師又は薬剤師に提供し，及びその他必要な措置を講ずるよう努めなければならない。

《改正》平 18 法 084
4　病院又は診療所の管理者は，当該病院又は診療所を退院する患者が引き続き療養を必要とする場合には，保健医療サービス又は福祉サービスを提供する者との連携を図り，当該患者が適切な環境の下で療養を継続することができるよう配慮しなければならない。《追加》平 18 法 084
5　医療提供施設の開設者及び管理者は，医療技術の普及及び医療の効率的な提供に資するため，当該医療提供施設の建物又は設備を，当該医療提供施設に勤務しない医師，歯科医師，薬剤師，看護師その他の医療の担い手の診療，研究又は研修のために利用させるよう配慮しなければならない。《改正》平 13 法 153
第 1 条の 5　この法律において，「病院」とは，医師又は歯科医師が，公衆又は特定多数人のため医業又は歯科医業を行う場所であって，20 人以上の患者を入院させるための施設を有するものをいう。病院は，傷病者が，科学的でかつ適正な診療を受けることができる便宜を与えることを主たる目的として組織され，かつ，運営されるものでなければならない。《改正》平 12 法 141，《1 項削除》平 9 法 125
2　この法律において，「診療所」とは，医師又は歯科医師が，公衆又は特定多数人のため医業又は歯科医業を行う場所であって，患者を入院させるための施設を有しないもの又は 19 人以下の患者を入院させるための施設を有するものをいう。《改正》平 12 法 141，《1 項削除》平 12 法 141
第 1 条の 6　この法律において，「介護老人保健施設」とは，介護保険法（平成 9 年法律第 123 号）の規定による老人保健施設をいう。

　第 1 条の 1 から 5 は，医療法制定の段階では存在しなかったものである。その内容は，医療が前提とする価値について触れたもの（第 1 条の 1），医療の担い手と医療の受け手（患者国民）との関係に関するもの（第 1 条の 1），担い手である医療者の責務を規定したもの（第 1 条の 4）などが規定されている。法は一般に欠如態への対応として現れるとすると，ここに現れたものは，いずれもその時点で「欠けていた」ものが規定されたものといえる。

V. 法哲学的アプローチ

（1）法の社会規範としての性質と分類
① 社会規範
法は，道徳や宗教と同時に，社会規範である。
法システムは，様々な種類の法規範の複合体であり，諸々の価値・目的の実現を目指し，統一的な自己組織的システムを構成している。
② 実定法規範の種別
実定法規範の中には，法準則（要件・効果を規定し，人・物・行為に普遍的に適用される）のほか，「法原理」（当為について義務論的性質を持つ），「法価値」（最善のものについての価値論的性質を持つ）と呼ばれる一群の法規範が含まれている。
③ 法準則と「法原理」「法価値」の役割の差
制定法の条文の多くは法準則であり，裁判などで個々の事例に直接適用される。
いわゆるハードケースにおいては，なんらかの法原理が個々の法準則の意味内容とか具体的事件への適用可能性の確定について決定的に重要な役割を演じることが少なくない。
現在では，実定法規範システムは，確定的指図を与える法準則を中核的規準としつつも，このような法原理を媒介として，社会各層の正義・衡平感覚に対していわば開かれた柔らかな構造を形成している。
④ 法原理や法価値の例
このような法原理は，個々の法律・命令などの根底にある目標・政策として制定法規の総合的・体系的解釈によって解明されたり，確立された学説や判例として法律家の間で一般的に受け継がれてきたりしたものが多い。最近では，公序良俗・信義則・権利濫用・正当事由等の一般条項，憲法の基本的人権条項，個々の法律・命令の冒頭の立法目的の規定などとして，明示的に宣言される場合が増えている。

（2） 医療法についての当てはめ

以上のような基本的考察を踏まえて，医療法についてどのようなことがいえるのか。

医療法も「法」である以上，社会規範であるが，医療を構成する法システムの中心に位置しているが，その一部である。

VI. 法社会学的アプローチ

（1） 医療法における医療の概念

医療法の構造――なにが，医療の概念を基礎付けているのか

現在（平成21年10月現在）の医療法の構造

第1章　<u>総則（第1条―第6条）</u>

第2章　医療に関する選択の支援等

　第1節　<u>医療に関する情報の提供等（第6条の2―第6条の4）</u>

　第2節　<u>医業，歯科医業又は助産師の業務等の広告（第6条の5―第6条の8）</u>

第3章　<u>医療の安全の確保（第6条の9―第6条の12）</u>

第4章　病院，診療所及び助産所

　第1節　<u>開設等（第7条―第9条）</u>

　第2節　<u>管理（第10条―第23条）</u>

　第3節　<u>監督（第23条の2―第30条）</u>

　第4節　<u>雑則（第30条の2）</u>

第5章　医療提供体制の確保

　第1節　<u>基本方針（第30条の3）</u>

　第2節　<u>医療計画（第30条の4―第30条の11）</u>

　第3節　<u>医療従事者の確保等に関する施策等・（第30条の12・第30条の13）</u>

　第4節　<u>公的医療機関（第31条―第38条）</u>

第6章　医療法人

　第1節　<u>通則（第39条―第43条）</u>

第2節　設立（第44条—第46条）
　　　第3節　管理（第46条の2—第54条）
　　　第4節　社会医療法人債（第54条の2—第54条の8）
　　　第5節　解散及び合併（第55条—第62条）
　　　第6節　監督（第63条—第71条）
　第7章　雑則（第71条の2—第71条の6）
　第8章　罰則（第71条の7—第77条）
　附則

（2）　医療法の変遷を見る視点 ── なにが，医療概念に影響を及ぼしたのか

　上記を考えるに当たっては，以下のような手法を当面用いることが可能であろう。
　① 最狭義の改正（通常言われている）。大きな4つの改正（昭和60年，平成4年，平成9年，平成13年）を対象に分析を行う。
　② 狭義の改正を対象とする──医療法自体の改正を主目的としている（13回の改正と2回の改正）
　③ 広義の改正──医療関係法（老人保健法，精神保健法，介護保険法等）の改正に伴う医療法の改正
　④ 最広義の改正──医療法の変更を伴った戦後70回の改正

　①については，ここで指摘されている4つの改正は，どちらかというと医療提供体制に軸足を置いたもので，実質的医療の概念の変遷とはずれる可能性が残るので，本章ではこれを採用しない。
　④は，他の法律の改正に伴った些細な改正も含まれているので（たとえば，「左の」を「次の」に改め，「行なわせる」を「行わせる」に改める（平成8年法律92号）等），これは却って実質的医療概念探求には不適当である。
　③は，本来行うべき作業であろう。しかし，医療関係法をどの範囲にするのか，また，当該法律（たとえば老人保健法）自体の変遷過程と医療法の変遷，他の法律（たとえば，介護保険法）との3者の関係等，分析する範囲はあまりにも広がってしまうので，分析範囲及び分析手法が確立していない

現段階では，これを避ける方が無難である。

②はこれらの中で，まずは，合理的な範囲を対象とすると考えられる。もっとも，狭義の改正を対象とするとしても，ここでの関心は，以下の点にあろう。

1)「だれが，医療を変えようとしたのか」，2)「どのような理由で，医療を変えようとしたのか」，3)「その結果，医療は「何から」「何に」変わったのか」である。しかし，1)を考えるには，厚生労働省の官僚だけではなく，官僚主導で運営されがちな，法律上の根拠ある審議会（社会保障審議会，医道審議会）のほか，委員会や私的懇談会，政策誘導型の厚生科学研究のほか，医療に巣食う，政治家や多くの利益団体や外国からの圧力のほか，医療不祥事や医療薬害訴訟等の影響も考えなければならず，これらの分析は筆者の能力を超える。

そこで，ここでは，以下のような操作的な範囲と手法を示し，土俵を同じくして検討することにしたい。

（3）対象

法令のうち，現在の法令は，政府の提供する法令データ提供システム（http://law.e-gov.go.jp/cgi-bin/idxsearch.cgi）と，過去の法令は，法庫（http://www.houko.com/），法令・告示・判例・例規等の検索（http://www.lawdata.org/files/law.html）に基づく。

さらに，国会審議録は，国会審議録検索システム（http://kokkai.ndl.go.jp/）に基づくこととする。

そして，国会審議録は，全審議を対象とするのではなく，政府提案の趣旨説明（具体的には，政府委員の衆議院本会議や厚生（労働）委員会での法案提出の趣旨説明であり，その要旨は，後記「参考資料」掲載）に絞ることにする。

（4）分析と考察

先行するのは，**社会保障制度の拡充の観点からの改正**である。そこには，最低限の医療制度を提供するための，仕組み作りが認められる。この観点か

らは，医療法人の設立（昭和 25 年第 3 次改正），病院・診療所の構造改造の猶予期間の延長（昭和 28 年第 5 次改正），48 時間規制の緩和（昭和 29 年第 6 次改正），病床数の総量規制（昭和 37 年第 7 次改正）が挙げられる。

次に，**医学の進歩ないし学問的基礎からの改正**である。標榜科の追加という形で改正がなされている。この観点からは，昭和 25 年第 2 次改正，昭和 27 年第 4 次改正，昭和 40 年第 8 次改正，昭和 50 年第 9 次改正，昭和 53 年第 10 次改正がある。

さらに，**業務が人の健康及び生命に関わるため，弊害防止の観点からの改正**である。広告規制の変更（昭和 24 年第 1 次改正），医療法人の経営の適正化（昭和 60 年第 11 次改正）が行われている。

つまり，当初の改正は，概ね，社会保障制度の拡充，しかも，それは最低限の医療制度の提供のための仕組み作りを中心とし，医学的観点からの改正，弊害防止からの改正を付け加えるというもので，いわば，**医療内在的な要因による改正**であった。

しかし，伏在していたもの，明白には取り上げてこられなかった，医療資源の地域的な偏在，機能の連携が十分ではないといった観点や，都道府県ごとの地域における体系立った医療体制の実現が考えられ，医療法の目的の拡充及び医療計画が計られている（昭和 60 年第 11 次改正）。この時期は，**来る改正の過渡期**というべきものである。

しかし，その後，平成 4 年の第 123 回国会では，「我が国の医療は，昭和 23 年に制定された医療法の基本的な枠組みのもとで，供給の総量としては，基本的に充足を見るに至りました。しかしながら，21 世紀を 10 年後に控え，人口の高齢化，医学医術の進歩，疾病構造や患者の受療行動の変化等に対応していくため，医療提供の枠組み自体を見直していくことが求められております」とされ，いわば，**医療外在的な要因による改正**が中心となるのである。このような改正はその後現在に続き，平成 4 年第 12 次改正による「医療提供の理念等に関する規定の整備」「医療施設機能の体系化」，平成 9 年第 13 次改正では，「人口の高齢化，疾病構造の変化等，我が国の医療を取り巻く環境が著しく変化する中で，要介護者の増大に対応するために，介護体制の整備を図ること，日常生活圏において通常の医療需要に対応できる医療提供

体制の整備を図ることや，患者の立場に立った医療情報提供を促進することが重要な課題となっております。」とされ，「医療の担い手の責務」「長期療養患者のための施設」「地域医療支援病院」等が改正の対象となっている。更に，平成12年（医療法等の一部を改正する法律1・3条による改正）では，「高齢化に伴う疾病構造の変化や医療の高度化，さらに医療についての情報提供のあり方など，医療を取り巻く環境は今大きく変化しようとしています。こうした状況の変化を踏まえ，今後とも良質な医療を効率的に提供することができるよう，入院医療の提供体制を見直すとともに，医療における情報提供の推進，さらに医療従事者の資質の向上を図る」とされ，「入院医療の提供体制の見直し」「医療における情報提供の推進」「医療従事者の資質の向上」が改正の対象となっている。そして，平成18年（良質な医療を提供する体制の確立を図るための医療法等の一部を改正する法律1・3条による改正）には，「我が国の医療提供体制については，国民の健康を確保し，国民が安心して生活を送れるための重要な基盤となっております。一方で，高齢化の進行や医療技術の進歩，国民の意識の変化など，医療を取り巻く環境が大きく変わる中，だれもが安心して医療を受けることができる環境を整備するための改革が不可欠となっております」として，「国民の医療に対する安心，信頼を確保し，質の高い医療サービスが適切に提供される医療提供体制を確立するため，患者の視点に立った制度全般にわたる改革を行う」とされ，「医療に関する情報提供の促進」「地域における医師確保」「社会医療法人の拡充」「行政処分を受けた者に対する再教育制度」「医療安全支援センターの制度化などの医療安全の確保の推進」「在宅医療の推進のための規定整備」等が改正の対象となっている。

参 考 資 料

1．医療法の変遷

医療法（昭和23年7月30日法律第205号）（昭和23年10月27日 施行）
昭和24年5月14日号外法律第67号〔第1次改正〕
昭和25年3月28日法律第26号〔性病予防法等の一部を改正する法律14条による改正〕

昭和 25 年 3 月 31 日号外法律第 34 号〔審議会等の整理に伴う厚生省設置法等の一部を改正する法律 8 条による改正〕
昭和 25 年 4 月 1 日号外法律第 83 号〔第 2 次改正〕
昭和 25 年 5 月 1 日号外法律第 122 号〔第 3 次改正〕
昭和 26 年 11 月 12 日法律第 259 号〔診療所における同一患者の収容時間の制限に関する医療法の特例に関する法律附則 2 項による改正〕
昭和 27 年 5 月 1 日法律第 129 号〔第 4 次改正〕
昭和 28 年 8 月 10 日法律第 191 号〔第 5 次改正〕
昭和 28 年 8 月 15 日法律第 213 号〔地方自治法の一部を改正する法律の施行に伴う関係法令の整理に関する法律 33 条による改正〕
昭和 29 年 4 月 6 日法律第 62 号〔第 6 次改正〕
昭和 37 年 9 月 15 日法律第 159 号〔第 7 次改正〕
昭和 37 年 9 月 15 日号外法律第 161 号〔行政不服審査法の施行に伴う関係法律の整理等に関する法律 94 条による改正〕(昭和 37 年 10 月 1 日 施行)
昭和 39 年 7 月 6 日法律第 152 号〔地方公務員共済組合法等の一部を改正する法律附則 17 条による改正〕
昭和 40 年 6 月 11 日法律第 127 号〔第 8 次改正〕
昭和 43 年 5 月 15 日法律第 47 号〔医師法の一部を改正する法律附則 4 項による改正〕
昭和 45 年 6 月 1 日号外法律第 111 号〔許可,認可等の整理に関する法律 15 条による改正〕
昭和 50 年 6 月 25 日法律第 43 号〔第 9 次改正〕
昭和 53 年 10 月 27 日法律第 96 号〔第 10 次改正〕
昭和 58 年 12 月 3 日号外法律第 82 号〔国家公務員及び公共企業体職員に係る共済組合制度の統合等を図るための国家公務員共済組合法等の一部を改正する法律附則 74 条による改正〕
昭和 59 年 8 月 10 日号外法律第 71 号〔たばこ事業法等の施行に伴う関係法律の整備等に関する法律37 条による改正〕(昭和 60 年 4 月 1 日 施行)
昭和 59 年 12 月 25 日号外法律第 87 号〔日本電信電話株式会社法及び電気通信事業法の施行に伴う関係法律の整備等に関する法律 35 条による改正〕(昭和 60 年 4 月 1 日 施行)
昭和 60 年 7 月 12 日号外法律第 90 号〔地方公共団体の事務に係る国の関与等の整理,合理化等に関する法律 11 条による改正〕

昭和60年12月24日号外法律第102号〔許可，認可等民間活動に係る規制の整理及び合理化に関する法律6条による改正〕
昭和60年12月27日号外法律第109号〔第11次改正〕
昭和61年12月4日号外法律第93号〔日本国有鉄道改革法等施行法101条による改正〕（昭和62年4月1日 施行）
昭和61年12月22日号外法律第106号〔**老人保健法**等の一部を改正する法律5・6条による改正〕
昭和62年9月26日号外法律第98号〔**精神衛生法**等の一部を改正する法律3条による改正〕
平成2年6月27日号外法律第50号〔簡易生命保険法の一部を改正する法律附則17条による改正〕
平成4年7月1日号外法律第89号〔第12次改正〕
平成5年6月18日号外法律第74号〔精神保健法等の一部を改正する法律3条による改正〕
平成5年11月12日号外法律第89号〔行政手続法の施行に伴う関係法律の整備に関する法律100条による改正〕
平成6年6月29日号外法律第49号〔地方自治法の一部を改正する法律の施行に伴う関係法律の整備に関する法律44条による改正〕
平成6年7月1日号外法律第84号〔地域保健対策強化のための関係法律の整備に関する法律8・9条による改正〕
平成7年5月19日法律第94号〔精神保健法の一部を改正する法律附則6条による改正〕
平成8年3月31日号外法律第28号〔らい予防法の廃止に関する法律附則7条による改正〕（平成8年4月1日 施行）
平成8年6月14日号外法律第82号〔厚生年金保険法等の一部を改正する法律附則133条による改正〕
平成8年6月21日号外法律第92号〔歯科医師法の一部を改正する法律附則3条による改正〕
平成9年5月9日号外法律第48号〔日本私立学校振興・共済事業団法附則39条による改正〕（平成10年1月1日 施行）
平成9年6月6日号外法律第72号〔商法等の一部を改正する法律の施行に伴う関係法律の整備に関する法律6条による改正〕

平成9年12月17日号外法律第124号〔**介護保険法**施行法61条による改正・註この一部改正規定は、平成9年12月17日号外法律125号附則11条により一部改正された〕（平成12年4月1日 施行）
平成9年12月17日号外法律第125号〔第13次改正〕
平成10年10月2日号外法律第114号〔感染症の予防及び感染症の患者に対する医療に関する法律附則20条による改正〕（平成11年4月1日 施行）
平成11年6月4日号外法律第65号〔精神保健及び精神障害者福祉に関する法律等の一部を改正する法律四条による改正・註この一部改正規定は、平成14年2月8日号外法律1号附則6条により一部改正された。〕
平成11年7月16日号外法律第87号〔地方分権の推進を図るための関係法律の整備等に関する法律165条による改正〕
平成11年7月16日号外法律第102号〔中央省庁等改革のための国の行政組織関係法律の整備等に関する法律88条による改正〕（平成13年1月6日 施行）
平成11年12月8日号外法律第151号〔民法の一部を改正する法律の施行に伴う関係法律の整備等に関する法律30条による改正〕
平成11年12月22日号外法律第160号〔中央省庁等改革関係法施行法611条による改正〕（平成13年1月6日 施行）
平成11年12月22日号外法律第220号〔独立行政法人の業務実施の円滑化等のための関係法律の整備等に関する法律18条による改正〕
平成12年6月7日号外法律第111号〔社会福祉の増進のための社会福祉事業法等の一部を改正する等の法律附則33条による改正〕
平成12年12月6日号外法律第141号〔医療法等の一部を改正する法律1－3条による改正〕
平成13年7月4日号外法律第101号〔厚生年金保険制度及び農林漁業団体職員共済組合制度の統合を図るための農林漁業団体職員共済組合法等を廃止する等の法律附則118条による改正〕
平成13年12月12日号外法律第153号〔保健婦助産婦看護婦法の一部を改正する法律附則13・40条による改正〕
平成14年2月8日号外法律第1号〔日本電信電話株式会社の株式の売払収入の活用による社会資本の整備の促進に関する特別措置法等の一部を改正する法律34条による改正〕
平成14年7月31日号外法律第98号〔日本郵政公社法施行法140条による改正〕（平成15年4月1日 施行）

平成 14 年 8 月 2 日号外法律第 102 号〔健康保険法等の一部を改正する法律附則 57 条による改正〕
平成 14 年 12 月 13 日号外法律第 171 号〔独立行政法人労働者健康福祉機構法附則 16 条による改正〕(平成 14 年 12 月 13 日 施行)
平成 15 年 10 月 16 日号外法律第 145 号〔感染症の予防及び感染症の患者に対する医療に関する法律及び検疫法の一部を改正する法律附則 6 条による改正〕
平成 16 年 6 月 2 日号外法律第 76 号〔破産法の施行に伴う関係法律の整備等に関する法律 27 条による改正〕
平成 16 年 12 月 1 日号外法律第 147 号〔民法の一部を改正する法律附則 28 条による改正〕
平成 16 年 12 月 3 日号外法律第 154 号〔信託業法附則 23 条による改正〕(平成 16 年 12 月 3 日 施行)
平成 17 年 7 月 26 日号外法律第 87 号〔会社法の施行に伴う関係法律の整備等に関する法律 311 条による改正〕(平成 18 年 5 月 1 日 施行)
平成 17 年 10 月 21 日号外法律第 102 号〔郵政民営化法等の施行に伴う関係法律の整備等に関する法律 21 条による改正・註この一部改正規定は,平成 18 年 6 月 21 日号外法律 84 号附則 28 条により一部改正された〕(平成 19 年 10 月 1 日 施行)
平成 18 年 6 月 2 日号外法律第 50 号〔一般社団法人及び一般財団法人に関する法律及び公益社団法人及び公益財団法人の認定等に関する法律の施行に伴う関係法律の整備等に関する法律 285 条による改正〕(平成 19 年 4 月 1 日 施行)
平成 18 年 6 月 21 日号外法律第 84 号〔良質な医療を提供する体制の確立を図るための医療法等の一部を改正する法律 1－3 条による改正〕
平成 18 年 12 月 8 日号外法律第 106 号〔感染症の予防及び感染症の患者に対する医療に関する法律等の一部を改正する法律附則 16 条による改正〕
平成 19 年 4 月 23 日号外法律第 30 号〔雇用保険法等の一部を改正する法律附則 58 条による改正〕
平成 19 年 7 月 6 日号外法律第 109 号〔日本年金機構法附則 66 条による改正〕(平成 22 年 1 月 1 日 施行)
平成 19 年 7 月 6 日号外法律第 110 号〔国民年金事業等の運営の改善のための国民年金法等の一部を改正する法律附則 11 条による改正〕
平成 19 年 7 月 6 日号外法律第 111 号〔厚生年金保険の保険給付及び国民年金の給付に係る時効の特例等に関する法律附則 7 条による改正〕(平成 19 年 7 月 6 日 施行)
平成 20 年 5 月 2 日号外法律第 30 号〔感染症の予防及び感染症の患者に対する医療に関する法律及び検疫法の一部を改正する法律附則 5 条による改正〕

2. 医療法制定及び変更における政府委員の説明

① 医療法(昭和23年7月30日法律第205号)(昭和23年10月27日施行)
　　第2回国会　衆議院　厚生委員会　第14号　昭和23年6月24日

喜多政府委員　ただいま議題となりました医療法案について，その提案の理由を説明いたします。

　この法律案はさきに提案いたしました医師法案，歯科医師法案等とともに，国民医療法の改正に伴う新たな医事法規の一環をなすものでありまして，いわゆる医療関係者の身分的事項を除いたその他の医療に関する事項をその内容といたしておるのでありますが，その内容は第一に病院の規格を引上げることによって，その適正な医療の普及をはかることといたしたのであります。すなわち従来は医療機関をわけて病院と診療所に二種類とし，病院は患者十人以上の収容施設を有するもの，診療所は病院以外のもの，つまり患者九人以下の収容施設を有するもの及び収容施設をまったく有しないものとしていたのでありますが，本法案におきましては，いやしくも病院と称するほどのものは，充実した医療の供給を可能ならしめるため，相当程度の完備した施設を有しなければならないものとした結果，それにはやはり相当数の収容施設を有しなければならないものと考えられますので，病院は患者二十人以上の収容施設を有するものとすることにいたしました。しかして病院については前述のごとくその施設等に関し，従来よりも相当高度の基準を設けたのであります。第二に診療所につきましては，患者の収容につき一定の制限を設けることといたしました。診療所には患者の収容施設十九名以下のもの及び収容施設を全然有しないものの両者が含まれるわけでありますが，元来診療所は患者の収容を目的としない性質のものでありますので，たとえ収容施設を有するものについても，その患者の収容について一定の制限を加える必要があると考えられるのであります。従って診療所は特定の場合を除き，同一の患者を四十八時間を超えて収容してはならないこととしたのであります。しかしながら病院が十分に普及していないわが国の実情を勘案いたしまして，既存の診療所については，一定期間はこの規定によらないことができる旨の例外的措置が認められております。第三に助産に関する施設につきましては，そのうち助産婦の管理するものは，これを妊産婦預り所，あるいは産院等と称しておりますが，これらについては従来中央法令による取締りの途がなかったのであります。しかしながら最近の事例に徴しましても，これらの施設につき，至急何らかの法的規正をする必要があります

ので，これらの名称を統一して助産所と称させるとともに，その収容人員等をも制限することとしました。第四に新たに総合病院の制度を設け，患者百人以上の収容施設を有し，かつ一定の診療科名を有する病院であって，一定の完備した施設を有するものは，都道府県知事に承認を受けて，総合病院と称することができることとしました。これらの病院は，いわゆる第一級の病院としてわが国の医療内容の向上に資するところが大であろうことを予期しているのであります。第五に，従来総て許可制度によっておりました病院，診療所の開設は，今後医師，歯科医師が診療所を開設する場合は届出制度とし，その他の場合に限り許可制度とすることにいたしました。第六に，今後のわが国の医療機関をいかに整備すべきかはきわめて重要な問題でありますが，この点につきましては，根本的には厚生省及び各都道府県に医療機関整備審議会を設けて，その全般的整備計画につき調査審議させるとともに，これに基き，特に公的医療機関を必要とする部面につきましては，地方公共団体等の経営する公的医療機関を早急に整備することとし，国庫はこれが設置費に対し，その一部を補助することができることとしたのであります。また医療機関の運営に関しましては，主として公的医療機関中整備されたものを所謂メディカル・センターとして，その施設を開業医の利用等に開放させ，またその修習機関として活用することとし，もって公私すべての医療機関が一体となって，医療の普及向上に寄与し得るような態勢の確立を企図いたしておるのであります。第七に医業，歯科医業等に関する広告につきましては，従来通り厳重にその内容を制限することとしたほか，新たに助産所等に関する広告についても，同様の厳重な制限を設けることといたしました。

② 昭和 24 年 5 月 14 日号外法律第 67 号〔第 1 次改正〕
　　第 5 回国会　衆議院　厚生委員会　第 12 号　昭和 24 年 4 月 26 日（火曜日）

亘政府委員　次にただいま議題となりました医療法の一部を改正する法律案の提案の理由を説明いたします。

　医業，歯科医業等に関する広告につきましては，それが適正に行われる場合は，一般国民が診療を受ける上において有益であることはもちろんでありますが，反面これらの広告を自由放任にいたしますときは，とかくその内容の適正を期しがたく，これらの業務が人の健康及び生命に関するものであるだけに，

国民保健上著しい弊害を生ずるおそれがあるのであります。この点にかんがみ，医療法におきましては，医業，歯科医業等に関し広告し得る事項をきめて，厳格に制限していることは御承知の通りであります。しかしながらこのような厳格な制限のために，たとえば他の法令の規定の施行を円滑にする等のために，広告を適当とする事項であっても，これを広告し得ない場合を生じ，不都合と存ぜられる場合がありますので，厚生大臣が特に必要と認めて定める事項は，これを広告することができるようにいたしたいのであります。なお厚生大臣が右により特定の事項を定めるにあたっては，必ず医道審議会の意見を聞くを要することとし，そのみだりに流れることを防止することといたしおるのであります。次に現行規定におきましては，もっぱら往診のみによって診療に従事する医師等に対し，必要に感じ報告を命じ，または診療録等の帳簿書類を検査のため提出させることの根拠規定がないのでありますが，医療行政の円滑な運営のためには，かような規定が必要でありますので，新たに設けることといたしました。さらに右のような改正に伴い，罰則規定の必要な整備を行うこととしているのであります。何とぞ御審議の上すみやかに可決せられるよう御願い申し上げます。

③　昭和25年4月1日号外法律第83号〔第2次改正〕
　　　第7回国会　衆議院　厚生委員会　第5号昭和25年2月15日（水曜日）
丸山政府委員　医療法の一部を改正する法律案の提案理由を御説明申し上げます。

　法律第二百五号，医療法の第四十條の第一項の第一号に定められております十の診療科名では，現在取扱っております診療科目に適合しないものがあり，公衆が医療を求めるのに不便を来しておる向きがありますので，これに新たに六科目追加いたしたいというのが，この改正の主点でございます。その理由をちょっと御説明申し上げます。医療法の第三十九條には広告に関する事項が規定してございます。その規定によりまして，同條第一項の二号には，「第四十條第一項の規定による診療科名」としてただいま申し上げました内科以下の十科が定められておるのでありますが，しかし現在一般に医師が古くから標榜しておりましたものの中に神経科，呼吸器科，消化器科（または胃腸科），循環器科，性病科，肛門科というようなものがありまして，これはそれを標榜しておることが患者にとってもたいへん都合がいいのでありますが，それを機構すること

が禁止せられておる。ことに医療法の附則第四十八條で，三十四年四月までは――この日はもしかすると誤りがあるかもしれませんが，旧法の規定によることを得ましたのですが，それが期限が切れましたがために，その後は厳重に取締られた結果，非常な不便を来しておるというのが実情でございます。この新しくつけ加えまする六科目は，診療科名としては少し不適当であって，専門科名として取扱う方がよろしいのじゃないかというような意見もあるのでありますが，古い国民医療法の時代におきまして専門科名という制度が定められておったのであります。この専門科名の中にはこれらのものが取扱われておったのでありますが，この運用が非常に困難でありましたために，この国民医療法が定められて後六箇年半にわたって，消滅するまで，遂にこの専門科目制度というものの運用が行われずに終ったのであります。従ってこのたびもこれを専門科名として取扱いますと，非常な困難を伴い，実情に即しないということが考えられまするので，しばらくこれを診療科名の中に加えまして，今の社会保障制度審議会の決議要綱にもありまする，医学の進歩のために専門医制度というものの確立が将来行われます向きもありますので，それが行われまするまでの暫定的の処置として，これを診療科名としてこれに加えることを認めて行ったらどうか，かように考えまするがゆえに，この六科目を新しく追加いたしたい。これがこの改正の趣旨でございます。よろしく御賛同を願います。

④ 昭和25年5月1日号外法律第122号〔第3次改正〕
　第7回国会　衆議院　厚生委員会　第21号　昭和25年4月3日（月曜日）

林国務大臣　ただいま議題となりました医療法の一部を改正する法律案につきましてその提案の理由を説明いたします。

　すでに社会保障制度実施の具体的構想も，ようやく明確になろうとしておるのでありますが，すべての国民に必要最低限度の医療を確保するという国民医療の保証の問題は，本制度実施にあたってきわめて重要な内容をなすことは申すまでもないところであります。この問題の解決のためには，まず第一に医療機関，特に病院の急速な普及整備をはかる必要があるのでありますが，当医療機関の整備につきましては，いわゆる公的医療機関の整備とあわせて，私的医療機関の協力態勢を整えることの緊急なことは申すまでもないところであります。翻って考えますときに，一昨年の第二回国会において制定されました医療

法は，医療内容の向上をはかるため，病院の規格として，最低限二十床以上の病床を要求し，しかもその構造設備については，近代医療を行うにふさわしい諸種の条件を具備することを要請しておるのでありますが，他面，現下の経済情勢下におきましては，一般私人の手による病院の建設，ないしその補修維持等が，きわめて困難な実情にあるのであります。従って，私人による病院の建設維持等を促進するためには，何らかの形において，これがための資金の集積をはかる措置を講ずることが，ぜひとも必要と考えられるのであります。特に医療法第十三条によりまして，診療所には，同一患者を四十八時間を超えて収容できないこととなった結果，一般の開業医師の中には，数人ないしそれ以上の員数による共同出資により病院を建設し，あるいはこれを維持しようとする場合が少くない現実を見ますときに，このことが痛感されるのであります。しかも現況においては，医療法は，医療事業の特殊性ないし非営利性にかんがみ，商法上の会社等が病院，診療所の経営主体となることを期待しておらず，かつまた都道府県知事においても，かような経営主体に対しては，病院，診療所等の開設許可を与えない方針をとっている現状であり，また他方すべての病院が，民法による公益法人たる資格を取得するということもできないため，病院等を建設して，医療事業を行おうとする場合においても，その経営主体が法人格を取得することが困難であって，従って資金の集積，及びこれに伴う病院等の維持建設のために，著しい困難を感じている状況であります。この点にかんがみ，医療事業の非営利性を考慮し，本事業の経営主体に対して，容易に法人格取得の道を与えるために，この際医療法の一部を改正して，医療法人の章を追加しようとするものであります。

　何とぞ御審議の上，可決せられるよう希望いたします。なお詳細のことにつきましては，政府委員よりお答えすることにいたします。

⑤　昭和 27 年 5 月 1 日法律第 129 号〔第 4 次改正〕
　　第 13 回国会　衆議院　厚生委員会　第 22 号　昭和 27 年 4 月 16 日（水曜日）

藤森参議院議員　ただいま議題になりました医療法の一部を改正する法律案の提案理由を御説明いたします。

　医療法第七十條の診療科名に関する規定は，医師の行う診療内容の正しい表示と，これによって公衆が誤りのない医療を受けることができることを目的と

して定められるものでなければならないのであります。現代医学がますます専門分科的に深まって進歩しつつある現状から見まして，診療科名も，公衆の利便をはかるためには，当然学問的基礎の上に立って，ともに推移して行かねばならないと考えられるのであります。昭和二十五年に，当初内科以下十科であつた診療科名に，神経科の外五科が追加されましたのも，ひっきょうこの要請を満たすための措置であつたのにほかならないのであります。ここに提案いたしました法律案も，このような見地から提出いたしましたものでありまして，最近の気管食道に関する研究並びに技術の著しい進歩を見ますと，その発達は実に画期的のものでありまして，従来考えられておりました耳鼻咽喉科や内科の一部に属しているというような観念からは遠く離れて，一言で申しますと，間接診断から直接診断治療に飛躍した特殊の一性格を備えたものになって来たのであります。他面，日本気管食道学会は，日本医学会の一専門分科学会としてまた国際気管食道学会の一員として，多くの研究業績を発表いたし，わが国のみならず，世界の医学の進歩に貢献している状況であります。以上のような見地から，この新専門分野における診療科名を医療法中の診療科名に追加しまして一般公衆に周知せしめることが，国民医療の向上の点から見まして，重要な意義を持つものであると信じますので，ここに本法律案を提出いたしました次第であります。何とぞ慎重御審議の上，すみやかに御可決あらんことをお願いする次第であります。

⑥　昭和28年8月10日法律第191号〔第5次改正〕
　　第16回国会　衆議院　厚生委員会　第29号　昭和28年7月30日（木曜日）

中山参議院議員　ただいま議題となりました医療法の一部を改正する法律案の提案理由を御説明いたします。
　医療法の施行によりまして，病院，診療所は，その構造設備について一定の基準によることとなったのでありますが，医療法施行前に設置された病院，診療所の改造については，一般的には三年間，そのうち，構造設備に重大な変更を加える必要があるものについては，さらに二年間の猶予が認められて参ったのであります。その猶予期間は，来る十月二十六日をもって満了いたしますわけでありますが，病院，診療所経営の現状は，いまだ構造設備の大改造を一挙に行うだけのゆとりを持つに至っておらないのであります。そこで構造設備に

重大な変更を加える必要のある場合に限り，その猶予期間を当分延長することとしたのであります。以上がこの法律案の提出の理由であります。何とぞ御審議の上御採択せられますようお願いいたします。

⑦　昭和29年4月6日法律第62号〔第6次改正〕
　　第19回国会　衆議院　厚生委員会　第12号　昭和29年3月9日（火曜日）

中山（マ）政府委員　ただいま議題となりました医療法の一部を改正する法律案について，その提案の理由を御説明申し上げます。医療法におきましては，病院について傷病者の収容加療を主たる目的とする医療機関としての性格を明示し，その有すべき医療関係者の数，施設等につきまして，特に一定の基準を設けているのに対しまして，診療所につきましては，原則としてこれらの規則を行わず，その第十三条において，診療所の管理者は，原則として同一の患者を四十八時間を超えて収容してはならないこととしているのであります。ただ，医療法制定の際，病院の分布の状況等にかんがみまして，同法の附則において第十三条の適用について特例を設け，さらに，昭和二十六年法律第二百五十九号「診療所における同一患者の収容時間の制限に関する医療法の特例に関する法律」をもって同条の適用を本年十一月十一日まで猶予して来たのであります。さきに申し上げました通り，病院は患者を収容し，診療することを建前として設けられ，組織されており，従って，収容を要する患者は病院において診療することが一般的にいえば望ましいことではありますが，診療上やむを得ない事情がある場合には，診療所におきましても四十八時間以上収容して診療する必要がある場合も少くないのでありまして，特例法による猶予期間終了後医療法第十三条を適用いたしますことは，国民医療上かえって支障を来すおそれがあると認められますので，今回医療法第十三条そのものを改正して，診療上やむを得ない場合のほかは，診療所の管理者は，同一の患者を四十八時間を超えて収容しないように努めなければならないこととし，同条違反に対する罰則を削除することとした次第であります。なお，右の改正に伴い，「診療所における同一患者の収容時間の制限に関する医療法の特例に関する法律」を廃止することといたしております。以上が本法案の提案理由であります。何とぞ御審議の上すみやかに可決されるようお願い申し上げます。

⑧ 昭和37年9月15日法律第159号〔第7次改正〕
　　第41回国会　衆議院　社会労働委員会　第4号　昭和37年8月23日
　　（木曜日）
小沢（辰）委員　私は，自由民主党，日本社会党及び民主社会党を代表いたしまして，医療法の一部を改正する法律案の起草の件について御説明を申し上げたいと思います。すでにお手元に配付いたしました試案がございますので，その内容の説明は省略させていただきまして，この試案をごらんいただくことにより本試案を成案とし，これを本委員会の委員会提出の法律案とせられんことを望みます。右，動議として提出をいたします。

第41回国会　衆議院　本会議　第7号
秋田大助君　ただいま議題となりました医療法の一部を改正する法律案の趣旨弁明を申し上げます。
　国民皆保険の円滑な実施をはかるためには，医療機関の適正な配置がきわめて必要でありますが，わが国の現状は，なお多くの無医地区が存在する反面，近時一部大都市等において病院が乱設される傾向がありますので，この際，公的性格を有する病院の開設等を規制し，医療機関の地域的偏在を防止するとともに，その計画的整備をはかろうとするのが本法案提出の理由であります。次に，そのおもなる内容について申し上げます。まず第一は，国及び地方公共団体は，医療機関の不足地域に対し，計画的に病院，診療所を整備するよう努めなければならないこと，第二は，公的医療機関の開設者，各種共済組合，健康保険組合等が新たに病院を開設し，病床数を増加し，または病床の種別を変更しようとする場合，これにより当該地域における病院の病床数が省令の定める必要病床数をこえるときは，都道府県知事は許可を与えないことができること，第三は，都道府県知事は，病院開設等の許可を与えない処分をしようとするときは，あらかじめ医療機関整備審議会の意見を聞かなければならないこと，第四は，厚生大臣は，地域別の必要病床数及び病床数の算定方法等に関する省令を定めるにあたっては，医療審議会の意見を聞かなければならないこと，第五は，三公社，労働福祉事業団及び簡易保険郵便年金福祉事業団が病院の開設，病床数の増加，その種別の変更を計画し，またその計画を変更する場合は，政令で特に定める場合のほかは，あらかじめ厚生大臣に協議しなければならないことといたしたことであります。以上が本法律案の趣旨の概要であります。何

とぞ，慎重御審議の上，すみやかに御可決あらんことをお願い申し上げます。

⑨　昭和40年6月11日法律第127号〔第8次改正〕
　　　第48回国会　衆議院　本会議　第53号　昭和40年6月1日（火曜日）
小沢辰男君　ただいま議題となりました医療法の一部を改正する法律案について，社会労働委員会における審査の経過並びに結果を御報告申し上げます。
　本案は，近年における脳神経外科の診療技術の進歩発展に伴う専門分化及び最近における交通事故の増加等にかんがみ，新たに脳神経外科を医療法上の規定により標榜し得る診療科名に加えようとするものであり，また，放射線科は，最近における放射線の医療面への応用の顕著さにかんがみ，独立の診療科にいたそうとするものであります。
　本案は，本日本委員会に付託となり，本日の委員会において質疑を終了し，採決の結果，本案は原案のとおり可決すべきものと議決した次第であります。以上，御報告申し上げます。（拍手）

⑩　昭和50年6月25日法律第43号〔第9次改正〕
　　　第75回国会　衆議院　社会労働委員会　第18号　昭和50年5月29日（木曜日）
大野委員長　これより会議を開きます。
　この際，医療法の一部を改正する法律案起草の件，優生保護法の一部を改正する法律案起草の件及び薬事法の一部を改正する法律案起草の件の各件について，順次，議事を進めます。
　まず最初に，医療法の一部を改正する法律案起草の件について議事を進めます。
　本件につきましては，委員長において作成いたしました草案を委員各位のお手元に配付してございますので，その起草案の趣旨及び内容につきまして，委員長から簡単に御説明申し上げます。
　本案は，近年における医学医術の著しい進歩に伴い，脳卒中，髄膜炎等の神経系疾患を内科的に取り扱う診療技術及び熱傷後の皮膚移植，がん治療後の再建手術等の外科的診療技術が専門分化していることにかんがみ，診療科名として，新たに，神経内科及び形成外科を加えようとするものであります。
　以上が本起草案の趣旨及び内容であります。

⑪ 昭和53年10月27日法律第96号〔第10次改正〕
　　第85回国会　衆議院　社会労働委員会　第2号　昭和53年10月6日
　　（金曜日）

木野委員長　次に，医療法の一部を改正する法律案起草の件について議事を進めます。本件につきましては，先般来各会派間において御協議いただき，意見の一致を見ましたので，委員長において草案を作成し，委員各位のお手元に配付いたしてございます。その起草案の趣旨及び内容につきまして，委員長から簡単に御説明申し上げます。本案は，近年の医学医術の著しい進歩に伴い，診療技術が専門分化し，独立した分野を形成するに至ったと認められる診療科について，国民の利便を図る上からも，その名称を病院，診療所が広告できることとするため，新たに，医業については美容外科，呼吸器外科，心臓血管外科及び小児外科を，歯科医業については矯正歯科及び小児歯科を，それぞれ追加しようとするものであります。美容外科は，身体各部における表面の器官，組織の形状について美的に整えるものであり，呼吸器外科は肺及び胸膜の腫瘍等呼吸器の疾患を，心臓血管外科は心臓奇形，動脈瘤等心臓及び血管の疾患を，小児外科は先天奇形，ヘルニア等小児の疾患をそれぞれ外科的に取り扱うものであり，いずれも近年技術的な進歩が見られ，独立した分野を形成するに至ったと認められるものであります。また，矯正歯科は，不正咬合等を矯正するものであり，小児歯科は，小児の歯科疾患を取り扱うものであり，いずれも近年技術的な進歩が見られ，独立した分野を形成するに至ったと認められるものであります。このような状況にかんがみ，これらの分野の診療科名を追加しようとするものであります。以上が，本起草案の趣旨及び内容であります。

⑫ 昭和60年12月27日号外法律第109号〔第11次改正〕
　　第101回国会　衆議院　社会労働委員会　第32号　昭和59年8月7日
　　（火曜日）

渡部国務大臣　次に，ただいま議題となりました医療法の一部を改正する法律案について，その提案の理由及び内容の概要を御説明申し上げます。現行医療法は，昭和二十三年に我が国医療の基本法として制定されて以来，医療体制の充実を通じ，国民医療の確保，向上に大きな役割を果たしてまいりました。しかしながら，我が国の，医療体制については，病床の増加等量的には相当程度の整備が行われてきた反面，病院，診療所などの医療資源が地域的に偏在して

いる, あるいは医療施設相互の機能の連係が十分でないといった指摘が, かねてよりなされているところであります。また, 近年の一部医療機関における不祥事は, 医療に対する国民の信頼を揺るがしておりますが, これを回復するためにも, 制度の改革が強く望まれております。殊に, 本格的な高齢化社会の到来を間近に控え, 医療需要は今後ますます増大し, かつ, 多様化していくことが予想されるところであります。二十一世紀を目指すこれからの医療は, このような状況を念頭に置いて, 医療資源の効率的活用を図りつつ, 人口の高齢化, 医学医術の進歩, 疾病構造の変化に対応して, 国民に対し適正な医療をあまねく確保していくものでなければならないと考えます。そのためには, 病院, 診療所のあり方等を含め, 医療制度について見直しを行い, 時代に即応した制度の改革を図っていくことが必要であります。このような観点に立った見直しの第一歩として, 都道府県ごとに医療計画を策定して地域における体系立った医療体制の実現を目指すとともに, 医療法人の適正な運営を確保すべく, 医療法の一部を改正する法律案を第九十八回国会に提出し, 御審議を煩わしたのでありますが, 第百回国会において衆議院の解散に伴い廃案となり, 成立を見るに至りませんでした。しかしながら, 医療制度の見直しは, 本格的な高齢化社会において, すべての国民が適正な医療を受けることができるようにするための基盤づくりとして, 極めて重要なものであることから, ここに再度この法律案を提案し, 御審議を願うこととした次第であります。以下, この法律案の主な内容につきまして御説明申し上げます。第一は, 医療法の目的を, 病院, 診療所等の開設及び管理に関し必要な事項並びにこれらの施設の整備を推進するために必要な事項を定めること等により, 医療を提供する体制の確保を図り, もって国民の健康の保持に寄与することとしたことであります。第二は, 医療計画についてであります。一医療計画は, 都道府県がこれを作成し, 対象となる区域の設定及び必要病床数に関する事項を定めるものとするほか, 病院の整備の目標, 医療施設相互の機能の連係, 医師, 歯科医師等医療従事者の確保その他医療を提供する体制の確保に関し必要な事項を定めることができるものとしております。この医療計画の策定を通じて, 地域における各種医療機関の役割を明確にし, その機能の連係強化を図ることによって, 地域の医療需要に沿った医療体制の確立を目指していきたいと考えます。医療計画の達成の推進のための措置といたしましては, 国及び地方公共団体は, 病院等の不足地域におけるその整備等必要な措置を講ずるように努めるとともに, 病院の開設者等は, そ

の建物,設備等を病院に勤務しない医師,歯科医師に利用させる,いわゆる病院の開放化に努めるものとしております。さらに,都道府県知事は,医療計画の達成の推進のため特に必要がある場合には,病院を開設しようとする者等に対し,病院の開設その他必要な事項に関して勧告することができることとし,これにより病床の適正な配置を図ることとしております。第三は,医療法人の運営の適正を確保するための指導監督規定等の整備についてであります。まず,医療法人の役員に関し,理事及び監事の定数並びに欠格事由を定めることとしております。また,都道府県知事の認可を受けた場合を除き,医療法人の開設する病院または診療所の管理者はすべて理事に加えることとするとともに,その理事長は医師または歯科医師である理事のうちから選出することとしております。次に,都道府県知事は,医療法人の業務または会計が法令に違反している疑いがあると認める等の場合には,医療法人の事務所に対する立入検査を行うことができることとするとともに,このような違反等の事実が判明した場合には,必要な措置をとるべき旨を命じ,その命令に従わないときは,業務停止命令または役員の解任の勧告を行うことができることとしております。最後に,この法律の施行については,医療法人に関する規定は公布の日から起算して六月を経過した日から,医療計画に関する規定は公布の日から起算して一年を超えない範囲内で政令で定める日から,それぞれ施行することとしております。以上が,この法律案の提案理由及びその内容の概要であります。何とぞ,慎重に御審議の上,速やかに御可決あらんことをお願い申し上げます。

⑬　平成4年7月1日号外法律第89号〔第12次改正〕
　　第123回国会　衆議院本会議　第17号　平成4年4月9日（木曜日）
国務大臣（山下徳夫君）　医療法の一部を改正する法律案について,その趣旨を御説明申し上げます。我が国の医療は,昭和二十三年に制定された医療法の基本的な枠組みのもとで,供給の総量としては,基本的に充足を見るに至りました。しかしながら,二十一世紀を十年後に控え,人口の高齢化,医学医術の進歩,疾病構造や患者の受療行動の変化等に対応していくため,医療提供の枠組み自体を見直していくことが求められております。こうした状況を踏まえ,患者の心身の状況に応じた良質かつ適切な医療を効率的に提供する体制の確保を目指し,医療を提供するに当たっての基本的な理念を提示するとともに,医療を提供する施設をその機能に応じて体系化していくための必要な措置等を講

ずることとし，この法律案を提出した次第でございます。以下，この法律案の主な内容につきまして御説明申し上げます。第一は，医療提供の理念等に関する規定の整備であります。医療は，生命の尊重と個人の尊厳の保持を旨とし，医師と患者の信頼関係に基づく，疾病予防等を含む良質かつ適切なものでなければならないこと，また，医療を提供する施設の機能に応じ，在宅を含む適切な場所で効率的に提供されなければならないことを明示いたしております。あわせまして，この理念に基づく，国，地方公共団体及び医療の担い手等の責務を規定いたしております。第二は，医療施設機能の体系化であります。現実に進みつつある医療施設の機能分化に対応するとともに，国民の適正な受療機会を確保するため，高度な医療を提供する特定の医療施設として特定機能病院を制度化し，また，長期入院を要する患者にふさわしい医療を提供するため，一般病床中に療養型病床群の制度を設けるものであります。また，理念等の規定の創設にあわせ，老人保健施設について，所要の規定の整備を行うこととしております。第三は，病院等の業務の外部委託に関する規定の整備であります。検体の検査や医療器具の滅菌消毒などの業務が院外に委託される場合にも，院内と同様の水準を確保しようとするものであります。第四は，医療法人の行い得る業務の範囲として，疾病予防のための施設の設置を規定するものであります。第五は，医業等に関する広告規制の見直しであります。医療を受ける国民に対して必要な情報が提供されるよう，一定事項の院内表示を義務づけるとともに，院外で広告できる事項及び方法を関係者の意見を聞いて定めるものであります。また，医学医術の進歩に柔軟に対応するため，広告できる診療科名を学術団体や医道審議会の意見を聞いて，政令で定める事項とすることとしております。この法律の施行期日は，基本的理念の規定や医療法人の業務範囲の規定に関しましては，公布の日といたしておりますが，それ以外の部分につきましては，公布の日から起算して一年を超えない範囲内において政令で定める日から施行することといたしております。以上が医療法の一部を改正する法律案の趣旨でございます。

⑭　平成9年12月17日号外法律第125号〔第13次改正〕
　　第139回国会　衆議院　本会議　第6号　平成8年12月13日（金曜日）
国務大臣（小泉純一郎君）　続きまして，医療法の一部を改正する法律案について申し上げます。人口の高齢化，疾病構造の変化等，我が国の医療を取り巻く

環境が著しく変化する中で，要介護者の増大に対応するために，介護体制の整備を図ること，日常生活圏において通常の医療需要に対応できる医療提供体制の整備を図ることや，患者の立場に立った医療情報提供を促進することが重要な課題となっております。このような状況を踏まえ，療養環境，介護体制の整備や地域医療の確保など，国民に良質かつ適切な医療を効率的に提供する体制の整備を図るため，今般，本法律案を提出した次第であります。以下，本法律案の主な内容につきまして御説明申し上げます。第一に，医療の担い手は，医療を提供するに当たって，適切な説明を行い，医療を受ける者の理解を得るよう努めるものとしております。第二に，長期療養患者の療養に適した人員配置及び構造設備を有する療養型病床群を診療所にも設置できることとしております。第三に，地域の医療機関が提供する医療への支援等を行う病院を地域医療支援病院として位置づけることとしております。第四に，医療計画において，療養型病床群の整備の目標等に関する事項，医療提供施設相互の機能分担及び業務連携等に関する事項等を二次医療圏ごとに定めることとしております。第五に，医療法人の行い得る業務及び医業等に関する広告規制について見直しを行うこととしております。この法律の施行日は，一部の事項を除き，公布の日から一年以内の政令で定める日としております。以上が，介護保険法案，介護保険法施行法案及び医療法の一部を改正する法律案の趣旨であります。

⑮　平成12年12月6日号外法律第141号〔医療法等の一部を改正する法律1－3条による改正〕
　　第150回国会　衆議院本会議　第4号　平成12年10月3日（火曜日）
国務大臣（津島雄二君）　次に，医療法等の一部を改正する法律案について申し上げます。高齢化に伴う疾病構造の変化や医療の高度化，さらに医療についての情報提供のあり方など，医療を取り巻く環境は今大きく変化しようとしています。こうした状況の変化を踏まえ，今後とも良質な医療を効率的に提供することができるよう，入院医療の提供体制を見直すとともに，医療における情報提供の推進，さらに医療従事者の資質の向上を図るための医療法等の一部を改正する法律案を第百四十七回国会に提出しましたが，衆議院の解散に伴い廃案となり，成立を見るに至りませんでした。しかしながら，今回の改正は，抜本改革に向けた第一歩であり，一刻も早くその実現を図る必要があることから，ここに再度この法律案を提案し，御審議を願うこととした次第であります。以

下、この法律案の主な内容について御説明申し上げます。第一に、入院医療の提供体制の見直しであります。これまでは、精神病床、感染症病床及び結核病床以外の病床は、すべてその他の病床として取り扱われておりましたが、これを長期療養のための療養病床と看護婦の配置を手厚くした一般病床とに区分し、それぞれの機能にふさわしい基準を定めることとしております。また、人員の配置が基準に照らして著しく不十分であるため適正な医療の提供に著しい支障が生じた場合には、人員の増員または業務の停止を命ずることができることとしております。第二に、医療における情報提供の推進であります。医業等に関する広告規制を緩和し、診療録などの情報を提供することができる旨などを広告事項として追加することとしております。第三に、医療従事者の資質の向上であります。医師及び歯科医師に対する臨床研修については、現在、努力義務とされていますが、診療に従事しようとする場合、医師については二年以上、歯科医師については一年以上の臨床研修を必須化することとし、病院または診療所の管理者は、臨床研修を修了した者とすることなどを規定することとしております。最後に、この法律の施行期日は、公布の日から六月以内の政令で定める日としておりますが、医師の臨床研修の必須化に関する規定については平成十六年四月一日から、歯科医師の臨床研修の必須化に関する規定については平成十八年四月一日から施行することとしております。以上が、健康保険法等の一部を改正する法律案及び医療法等の一部を改正する法律案の趣旨でございます。

⑯ 平成18年6月21日号外法律第84号〔良質な医療を提供する体制の確立を図るための医療法等の一部を改正する法律1－3条による改正〕

第164回国会　衆議院　本会議　第20号　平成18年4月6日（木曜日）

国務大臣（川崎二郎君）　次に、良質な医療を提供する体制の確立を図るための医療法等の一部を改正する法律案について申し上げます。我が国の医療提供体制については、国民の健康を確保し、国民が安心して生活を送れるための重要な基盤となっております。一方で、高齢化の進行や医療技術の進歩、国民の意識の変化など、医療を取り巻く環境が大きく変わる中、だれもが安心して医療を受けることができる環境を整備するための改革が不可欠となっております。このような観点から、国民の医療に対する安心、信頼を確保し、質の高い医療サービスが適切に提供される医療提供体制を確立するため、患者の視点に立っ

た制度全般にわたる改革を行うこととし，本法律案を提出することとした次第であります。以下，この法律案の主な内容について御説明申し上げます。第一に，患者，国民による医療に関する適切な選択を支援するため，都道府県を通じた医療機関に関する情報の公表制度の創設や広告規制の大幅な緩和など，医療に関する情報提供を推進することとしております。第二に，医療計画制度を見直し，医療機能の分化，連携を推進することを通じて，地域において切れ目のない医療の提供を実現し，質の高い医療を安心して受けられる体制を構築することとしております。第三に，僻地や，小児科，産科などの特定の診療科における医師の偏在問題に対応し，地域における医師確保の推進を図ることとしております。第四に，地域における医療の重要な担い手である医療法人について，非営利性の強化などの規律の見直しを行うとともに，救急医療，小児医療など地域で必要な医療の提供を担う医療法人を新たに社会医療法人として位置づけることとしております。第五に，医療従事者の資質を向上し，国民の医療に対する安心を確保するため，医師，歯科医師，薬剤師，看護師等の医療従事者について，行政処分を受けた者に対する再教育制度の創設など行政処分のあり方を見直すこととしております。以上のほか，医療安全支援センターの制度化など医療安全の確保の推進，在宅医療の推進のための規定の整備等を行うとともに，外国人臨床修練制度の対象として新たに看護師等に相当する海外の資格を追加するなどの改正を行うこととしております。最後に，この法律の施行期日は，一部を除き，平成十九年四月一日としております。以上が，健康保険法等の一部を改正する法律案及び良質な医療を提供する体制の確立を図るための医療法等の一部を改正する法律案の趣旨でございます。(拍手)

注

1) 戦前の国民医療法との関係
明治7年に現在の医療法と医師法の性格を持った「医制」が制定されている。その後，昭和17年に「国民医療法」が制定されたが，これは戦時体制下の医療提供体制の明確化と医療機関の不均衡を是正するもので，昭和23年国民医療法は，「医師法」，「歯科医師法」，「保健婦助産婦看護婦法」などの資格法と「医療法」が制定された。
2) 国民医療法
第284号（昭17・3・18）国民医療法　　　　厚生省
「今日，都会でも田舎でも，あらゆる方面で人手の不足が痛感されていますが，今後，大東亜共栄圏確立の国是が実現され，国運がいよ〳〵発展してゆきますと，

人手の必要はます〳〵痛切になつてくることでせう。しかも、どのやうな方面でも、ものの役に立つには健康が第一で、どんなに人の頭数ばかりが多くても、病人や半病人では少しも国のためにならないばかりか、かへつて国のためにも、また一家のためにも不孝の種となるものです。健康で体力の旺盛な国民を、一人でも多く作り出すことが、国家の発展を図るために最も大切な国策であるのですが、殊に現在のわが国の国情から考へますと、人口の増加とか、国民体力の増強の問題は、まことに国策を遂行するための基礎となる重要問題であります。去る第七十九回帝国議会の再開の劈頭に、東條内閣総理大臣は、「国民保健施設と医療制度の根本的整備を行ひたい」と述べ、そのために政府では、国民医療法その他国民体力の保持増強に必要な数個の法律案を議会に提案しました。わが国の国民保健の状況をみますと、いろ〳〵と欠陥があります。第一に結核の問題ですが、政府では今日までいろいろと手段を尽して結核撲滅のために努力して来たのですが、その労力にもかゝはらず、依然として猛威を振つている有様で、結核のために斃れる者は毎年多数に上つてをり、そのうへ恐ろしいことには、これらの者は働き盛りの青壮年層に多いことであります。ですから、一日も早く徹底した対策を実行しなければならぬことは、すでに議論の余地のない国民の輿論となつている実情です。次ぎに国民の死亡率ですが、これは最近の十ケ年間に次第に低下していますが、しかし諸外国に比べますと、まだまだ相当に高率であつて、改善の余地も少くないばかりではなく、乳幼児の死亡率では、驚くほどの高率になつています。これは残念ながら、私たち国民の衛生思想がまだ余り進んでいない証拠ですし、また一面では、日本の医療機関や衛生設備が、まだ十分に行届いていない結果ではないかと思はれます。このやうに、わが国民の衛生状態は、余り満足すべき状態ではありません。では、国民の衛生状態に最も関係の深い医学や医術の発達の程度はどうかと申しますと、この点では幸に、軍事、産業、文化その他の方面と同様に、世界のどの国に比べましても、見劣りのしない程に立派に発達しています。そんなに医学や医術が立派に発達していながら、国民の衛生状態が芳しくない状態にあるのは、誠に残念なことです。政府では、これについていろ〳〵と研究した結果、東條内閣総理大臣の言明のやうに、「医療制度の根本的整備」を行ふために、今回国民医療法を制定することになつたのです。国民医療法は、現行の医師法と歯科医師法を統合規定して、前述のやうな見地から、その内容をいろ〳〵と改正し、また必要な規定を加へ、更に新たに日本医療団を設立しようとするものです。その条文は九十六ケ条もありますが、こゝでは国民として是非しらねばならぬ点だけを説明することにしませう。まづ第一に、医師と歯科医師の職分をハッキリと規定したことです。今までとかく一般に、医師は病気に罹つた時に治してもらふ者で、病気にならないやうにするとか、体を丈夫にするといつたことは、医師の仕事ではないやうに考へられていたのですが、これは大変な間違ひで、常日頃から体を丈夫にするには、どうしても医師の手を煩はし、また、その指導を仰がなければなりません。これは単に、いわゆる治療的方面ばかりでなく、予防的方面でも医師の職責は非常に重いものであることは勿論で、このことは、国民も医師も共にハッキリと認識することが、国民の体力を向上するのに何よりも大切なことなので、国民医療法では「医師又ハ歯科医師ハ医療及保健指

導ヲ掌リ国民体力ノ向上ニ寄与スルヲ以テ其ノ本分トシ」，なほ今後は，「医師が診療をした時には，必ず本人またはその保護者に対して，療養の方法とかその他体力の向上に必要な事柄を親切に指導せねばならない」といふ規定を設けて，この趣旨を明らかにしました。次ぎに医師の素質の向上を図るために，いろ〳〵な規定を設けました。前述の通り国民の健康には，何よりも医師の活動が大切で，そのために全ての医師が立派な腕前を持つことが，何よりも肝腎です。日本の医学や医術は非常に進歩していますが，全国六万人の医師の全部が，世界の一流といふわけにはゆきませんし，また日進月歩の医術を常に勉強して遅れないやうにし，技術の底揚げ，いはゆる再教育を受けることは，ぜひとも必要なことですので，本法では医師，歯科医師，保健婦，助産婦（今までの産婆を，今度の改正で助産婦と呼ぶことになりました），看護婦等は，ときどき自分の技術の再教育を受けねばならぬことにしました。なほ，医師の素質を向上するために，新たに日本医療団を設立して，全国的にある程度の医療組織を作つて，その所属の医師は大都会に勤める者も，片田舎で働く者も，その技術が現代医学に遅れないやうにすることにし，その他，医師会とか歯科医師会とかいつた団体についても，相当に思ひ切つた改正を行つて，素質の向上に一層の努力をするやうにしました。以上のほか，医師の分布をなるべく全国的に公平にして，都会には軒並に病院があるのに，医師のいない村が全国一万余の町村の中に三千六百もあるといつた不合理な現状を是正するために，今まで医師は自由に勝手な所で開業できた制度を改めて，今後開業する場合には許可を受けることにし，また病気に罹つたとき誰もが気にかゝるのは，医療代のことですが，それが余り不当に高いやうな場合には，これを監督する規定を設けたり，医薬の広告に博士の肩書を使ふことは，今までもとかく議論があり，また博士号を得た学問的研究と臨床的技術との関係によつては，国民の医療上に思はしくない結果が起らないとも限りませんので，今後は医学博士誰々といつた広告はすべて禁止する等，いろ〳〵な点を改正して，国民が出来るだけ適正な医療を受けられるやうにしました。最後に日本医療団ですが，日本医療団は結核の撲滅と，いはゆる無医村問題の解決と，そしてまた医療の向上を目的として，政府が一億円を出資して設立する法人で，今年から向ふ五ケ年間に，結核の対策上，最も大切な医療所を全国の必要な場所に八万床設け，全国的に一定の医療組織を作つてこれを経営し，医師の普及と技術の向上を図ることにしましたが，この日本医療団がその使命を真に発揮するやうになつた暁には，国民医療法の他の規定の運用と相俟つて，今までのいろ〳〵な欠陥を補ひ，国民の体力も増進し，国力はます〳〵進展し，従つてまた大東亜共栄圏における帝国の使命を達成することが出来るものと信じます。以上は国民医療法の概要ですが，この運営は各方面が相協力して初めて効果を期することが出来るのですから，医療関係者は勿論のこと，全国民の心からの理解と協力を切望致します。

第7章　医学的介入の論理と障害の概念
——「何もしないより，何かよいことをしたほうがよい」か——

八幡英幸

I. はじめに

　急速に変貌し続ける現代の医療の世界において，依然として大きな影響力を持ち続けているように思われるにもかかわらず，その意味がこれまで表立っては検討されたことがない原則がある。それは，英国の倫理学者ジョン・ハリスが生命倫理の諸問題を考察する際に繰り返しその意義を強調した，「何もしないより，何かよいことをしたほうがよい（doing something good is better than doing nothing）」[1] という原則である。本章では，この原則をまず俎上に載せたいと思う。
　第2節（II.）で見ていくように，この一見無内容に思われる原則は，「健康」という概念が持つ正の評価的意味や，「疾病」，「障害」といった概念が持つ負の評価的意味と結びつくことにより，前者の増進や後者の解消を推奨する具体的指令を生み出すことになる。特に現代においては，疾病構造の変化や遺伝医学の急速な進歩により，そのようにして推奨される医療行為の範囲は予防の面で拡張されつつある。
　しかし，すでにハリスの論考についての書評でも指摘されているように，この原則は必ずしも自明な論理的真理ではない。また，行為を導く実質的指令を含むものとしても，この原理は十分に確立されたものとは言えない。何かある状況の下で，あえて「何もしない」ことは一つの理性的な選択としてありうる。それゆえ，「何もしない」ことと，「何かよいことをする」こととの対比には疑問があると言わなければならない。第3節（III.）の前半では，このような疑問について考えていくことにする。

しかしながら，このように疑問のある原則が，依然として多くの人に訴える力を持ち続けているように思われる，その理由は何だろうか。それは，この原則が，医療化が進んだ現代社会において支配的な物の見方，解釈の視点と深く結びついているからではないだろうか。第3節の後半ではさらに，ハリスが前掲書で取り上げた課題の一つ，障害をもつ人の出生防止の事例を取り上げ，医学的介入の論理を支える視点とはどのようなものなのか，その解明を試みたいと思う。

本章では最後に（Ⅳ.），以上のような医学的介入の論理やそれを支える視点に対し，私たちはどのような態度をとるべきなのか，あるいはとりうるのかということを若干考察したいと思う。その際に，難病を持つ人やその家族の「語り」に着目することにしたい。彼らは，しばしば医学的介入の対象と見なされる一方，その限界を示す存在でもある。そのため，その語りから学ぶことは非常に多いはずである。

Ⅱ. 医学的介入の論理

(1) J. ハリスの原則

ジョン・ハリスは，『ワンダーウーマンとスーパーマン（*Wonderwoman and Superman*）』（1992[1]，1998[2]），『クローニングについて（*On Cloning*）』（2004）などの著作を通じ，現代の生命科学の人間への応用について大胆に肯定的意見を展開してきた倫理学者として知られる。近著『拡張する進化（*Enhancing Evolution*）』（2007）の著者紹介によれば，ハリスは現在，マンチェスター大学法学部の生命倫理担当教授であり，『医学倫理（*Journal of Medical Ethics*）』誌の共同編集主幹，英国人類遺伝学委員会のメンバーでもある。その名は，『人間の生殖の未来（*The Future of Human Reproduction*）』（1998），『遺伝学必携（*A Companion to Genetics*）』（2002）などの編者としても知られている。

ハリスによれば，現代の生命科学の人間への応用について表明されてきた懸念や批判の多くは「弱く，欠陥のある」ものである。1990年代後半までのその主張を要約した観のある論考，「諸権利と生殖に関する選択（*Rights and Reproductive Choice*）」（『人間の生殖の未来』所収）では，死者の生殖細胞

や中絶後の胎児組織の利用，ヒトクローン個体の作製，閉経後の女性による代理出産，生殖に際しての性別や遺伝的特性の選択など，非常に多くの事例について，これまで繰り返されてきた批判や社会的規制には根拠がないとされる。そこから導き出される結論——これらの技術の利用促進——については，読者の反応は様々であろうが，その実に直截な議論に触れることによって，反対者も議論の精度を上げる努力をせざるを得なくなるであろう。

ところで，ハリスは多くの反対者の主張を「弱く，欠陥のある」ものとして退けるのであるが，彼自身の議論の立脚点はどこにあるのだろうか。その少なくとも一つは，すでに述べたように，「何もしないより，何かよいことをしたほうがよい」という原則である。この原則は，一見したところ，「よい」という言葉が持つ指令性（prescriptivity）——「よいこと」を実際に行うよう推奨する性質——を確認する以外には実質を持たない，およそ無内容な命題であると思われるかもしれない。ところが，ハリスは，この原則を生命倫理の諸問題，例えば中絶後の胎児組織の利用の事例に適用することにより，次のような主張を展開するのである。

> ここで，何もよいことをしないより，何かよいことをしたほうがよいという原則が再び強調されてしかるべきである。まさか誰も，胎児組織を何かよい目的のために使うよりも，それが無駄になる（go to waste）のを放置しておくほうがよい（より倫理的である）とは思わないだろう。論理的に考えて，何もよいことをしないより，何かよいことをしたほうがよいに違いない。また，何かが無駄になるのを放置しておくより，それを有効に活用する（make good use）ほうがよいに違いない。そして，誰の役にも立たないより，人々の役に立つほうがきっとより倫理的であるに違いない[2]。

この主張は，次のような三段論法の形に整理できるはずである。まず，「何もよいことをしないより，何かよいことをしたほうがよい」という原則が大前提としてある。次に，「何かが無駄になるのを放置しておく」ことが無益——「何もよいことをしない」こと——であるのとは対照的に，それを「有効に活用する」のが「よいこと」だという認識が小前提としてある。また，この場合，それは死者の生殖細胞についても[3]，中絶後の胎児組織につ

いても同様であるという認識がこれに付け加わる。以上のことから，これらを医療資源として有効活用したほうがよいという結論が導かれるのである。

言うまでもなく，このような形の推論が妥当なものであるか否かを判断する際には，その大前提と小前提，それぞれの有効性を検討しなければならない。この場合，小前提に関して言えば，死者の生殖細胞や中絶後の胎児組織について，「何かが無駄になるのを放置しておく」ことと，それを「有効に活用する」こととの上記のような対比は成り立つのかを問う必要がある。また，次節（Ⅲ.）の後半で取り上げる，障害をもつ人の出生防止の事例についても，何が，どのような意味で「よいこと」と言えるのかを問う必要がある。だが，本章全体の課題である医学的介入の論理一般について言えば，大前提となる前述の原則そのものの妥当性についての検討が必要になるだろう。

この点に関して，多少鋭敏な読者であれば，ハリスが微妙に異なる2つの命題を併用して議論を進めていることに気づくだろう。ハリスの原則は，先の引用箇所の直前に置かれた小見出しでは，すでに紹介した通り，「何もしないより，何かよいことをしたほうがよい（doing something good is better than doing nothing）」である。ところが，本文中では，「何もよいことをしないより，何かよいことをしたほうがよい（it is better to do something good than to do nothing good）」という，これとは若干異なる表現が用いられている。構文の違いはともかく，下線部の違い——「よい（good）」の有無——は何を意味するのだろうか。しかし，この点も次節（Ⅲ.）であらためて検討することにしよう。

（2） 病気および障害の概念

さて，ハリスの原則は，微妙に異なる2つの命題のいずれを採用するにしても，「何かよいことをしたほうがよい」と主張するものであった。私たちはここで，この大前提となる原則をいったん離れ，医学的介入の論理に具体的な内容を付加する小前提——何が「よいこと」なのかを示す命題——について，次のような認識論的な問いを立てることにしよう。例えば，先の引用箇所では，中絶後の胎児組織の有効利用が「よいこと」と考えられていたが，このような認識はどのようにして生じるのだろうか。

ここでまず考えられるのは，医療の文脈においては，そのような認識を大きく規定するものとして「健康」，「疾病」，「障害」などの概念が存在するということである。これらの概念は，その文脈に身を置く者が当然のごとく「よいこと」と見なしてしかるべき事柄を，いわば大枠として指定するはたらきを持つ。特に，医療者の立場から見て，健康を維持，増進すること，疾病を予防，治療することはもちろん「よいこと」であろう。また，そのような目的のために，さまざまな医療資源を手段として活用することも「よいこと」だろう。さらに，障害の場合には，定義上，治療には限界があるにしても，それを予防，軽減することが「よいこと」と考えられるだろう。

　ここで注意しておきたいのは，このような認識には単に経験的（empirical）とは言えない側面があるという点である。健康，疾病，障害などに関連する行為がこのような評価的意味を持つことは，医療そのものを成り立たせる前提——いわばそのア・プリオリ（quasi a priori）——ではないだろうか。だとすれば，その文脈に身を置く者は，この前提を離れて独自の認識を持つことは困難になる。このことに関連して，前世紀の社会学者T.パーソンズ（1902-1979）の「病人役割（sick role）」の理論は依然として示唆的である。A.W.フランクによる簡潔な要約によれば，パーソンズによって定式化された病気および病人の社会的機能はおよそ以下の通りである。

　第一に，病気は「病気になった人の責任ではない」とみなされるということ，第二は，病人は「日常的義務や期待から免除」されるということ，第三は，この免除は「ある種の制度化された保健医療サービス機関からの援助を求める，という期待」によって正当なものと見なされるということ，である[4]。

　このような「病人役割」との関連で，医療者には疾病を治療し，健康を回復させるための介入が求められる。他方，患者にとっては，そのような医学的介入を素直に受け入れることが責務となる。このような責務を生み出す社会的機能は，例えば，治療に抵抗する子どもに対して私たちが投げつける道徳的非難——「どうしてお医者さんの言うことを聞かないの！」——を考えれば，現在もなお大きな力を持ち続けているように思われる。もちろん，そ

れでも，患者の自己決定，自律尊重が言われるようになったという変化はある。だがそれは，個別的な治療方針の決定というレベルの問題であって，医学的介入の論理そのものが相対化されたわけではないだろう。

　事態はむしろ逆かもしれない。その後の疾病構造の変化や遺伝医学の急速な進歩により，主として病気の治療──典型的には結核などの感染症の治療──に局限されていた医学的介入の場面が，疾病の予防，健康の維持，増進へと拡張されてきた。このことを実に的確に表現しているのが，パーソンズ理論の「脱構築」を試みた前述のフランクの論考のタイトル，「病人役割から健康人役割へ (From Sick Role to Health Role)」である。いまや，健康であれという根本規範は，場合によっては出生前からの配慮，障害をもつ人の出生防止にもその動機を与えているように思われる。

　それでは，1970年代にまず米国で成立したと言われる生命倫理 (Bioethics) は，このような医療および社会の趨勢にどう対応してきたのであろうか。ここではまず，一つのサンプルとして，精神科医 C.M. カルバーと哲学者 B. ガートの有名な著作，『医学における哲学の効用 (*Philosophy in Medicine*)』(1982, 邦訳 1984) を見ていくことにしよう。「病気とは何か」と題されたその第4章では，次のようにはっきりと負の評価的意味を含んだ病気の定義が提案されている。

　　人が病気 (malady) を有していると言えるのは，その合理的信念や欲求とは異なり，別個の持続する原因がないにもかかわらず，害悪 (evil)──死，苦痛，障害，自由または機会の喪失，あるいは快の喪失──を被っているか，被る危険性が高まっているという条件を有しているときであり，かつ，そのときだけである[5]。

　ここではまず，病気は人の心身の内部にあって「害悪」をもたらすものとして定義されている。また，害悪とは人間が持つ「合理的信念や欲求」に反するものであり，それを代表するのが「死，苦痛，障害 (death, pain, disability)」であると考えられている。そして，カルバーとガートによれば，このような害悪の認識は決して社会および文化に相対的なものではない。す

なわち,「どんな社会でも死,苦痛,障害は害悪または危害 (evil or harm) と見なされている。どんな社会でも理性的な人はこれらを求めない。彼らはみな,これらを避けようとしない理由がない限り,これらを避ける」[6] というのである。

さて,ハリスもまた,このような「害悪または危害」の認識を受け継いでいるように思われる。ここでは,障害の概念に的を絞ってこのことを手際よく明らかにした堀田義太郎の論文,「出生選択の倫理学——ジョン・ハリス「障害学の一つの原理と三つの誤謬」(2001) をめぐって」(2009) を引用しておくことにしよう。

ハリスによれば,「障害」とは,「人びと (someone) がそうありたくないという強い合理的な選好 (strong rational preference) をもつ状態であり,ある意味で,害された状態」である (384)。「害された状態とは,一つには人びとの合理的選好に相関して,もう一つは,正常な種の機能ではなく可能的な選択肢との関係で,害あるものとして描写されうるような状態というふうに定義される」。つまり,人びとが「そうありたくない」「そうなりたくない」という強い合理的な選好をもつ状態であり,かつ「可能的な選択肢」が削減された状態であること,この2つがハリスの「障害」の定義である[7]。

少なくとも障害概念について言えば,カルバーとガート,ハリスの類似性は明らかであろう。彼らによれば,障害はそれ自体,人間が持つ「合理的な信念や欲求」に反するような「害悪または危害」である。だとすれば,他に特別な理由がない限り,その予防や軽減に努めることが「よいこと」であると考えるのが理にかなっていることになるだろう。このようにして,医学哲学,生命倫理の研究者の少なくとも一部からは,病人役割といった社会的機能によるものとはまた異なる仕方で,障害に対する医学的介入につながる認識を「理性的」に説明する方法が提供されたのである。

Ⅲ. 原則とその適用の問題点

（1） 原則の検討

　ここでは再び，医学的介入の論理一般に話を戻し，その大前提になるかと思われる前述のハリスの原則の妥当性を吟味していくことにしよう。ところが，すでに見たように，ハリスの原則には，「何もしないより，何かよいことをしたほうがよい」という表現（以下では命題A）と，「何もよいことをしないより，何かよいことをしたほうがよい」という表現（以下では命題B）があった。それゆえ，以下では，この両者の違いにも注意しながら検討を進めていくことにしよう。

　まず，命題Aの場合，「何もしない」こととは，文字通りにとれば，まったく行為らしきもの——意図的な行動——が見られない状態を指すものと考えられる。これに対し，命題Bの場合，「何もよいことをしない」こととは，同様に行為らしきものがないか，たとえあっても無益であるか，有害である場合を指すものと考えられる。この部分について言えば，2つの命題にはやはり一応の違いがある。

　しかし，この両者と比較して「何かよいことをしたほうがよい」と述べることの意味はどこにあるのだろうか。「何かよいことをする」ことにやはりプラスの価値があるとすると，まったく行為しないことや，まったく無益な行為をすること——価値ゼロ——に比べ，そうするほうがよいのは当然のことのように思われる。ましてや，有害な行為をすることに比べ，「何かよいことをする」ほうがよいのは当たり前である。ところが，このように考えていくと，比較の意味がどこにあるのかがわからなくなってくる。すなわち，この原則はむしろ，もっとシンプルに，単に「何かよいことをするほうがよい」とだけ述べればそれでよいのではないだろうか。

　さらに，次のような疑問もある。何かある状況の下で，あえて「何もしない」ことは一つの理性的な選択としてありうる。それどころか，あえて「何もしない」こと——不作為——が，他の選択よりむしろ「よいこと」である可能性もある。したがって，命題Aのように，「何もしない」ことと「何か

よいことをする」ことを対比すること自体が不適切であるという見方もできる。命題Bの場合にも、やや不明確ではあるが、「何もしない」ことと「何かよいことをする」ことの疑わしい対比は含まれている。それゆえ、この原則はむしろ、あえて「何もしない」ことを含め、「何かよいことをしたほうがよい」と言い換えたほうがよいのではないだろうか。

しかしながら、このような言い換えはハリスの意には沿わないだろう。彼はやはり、「何かよいことをする」という言い方で、不作為ではなく、作為としての行為を想定しているように思われる。だからこそ、ハリスはその論考の小見出しに、「何もしないより、何かよいことをしたほうがよい！」という原則を大文字、感嘆符付きで掲げたのではないか。不作為に価値を認めないことは、おそらくハリスの議論にとって本質的である。そう考えると、先の２つの表現については、前者、つまり命題Ａのほうが、ハリスの真意を伝えるものであるということになるだろう。

結論を言えば、ハリスの論考についての書評ですでに指摘されているように[8]、この原則は決して自明な論理的真理ではない。このことは、その命題を、「よいことはよい（what is good is good）」という明白に同語反復的な命題と比べてみればはっきりとする。「何もしないより、何かよいことをしたほうがよい」という原則は、あえて「何もしないこと」が「よいこと」である可能性を排除している。この原則は、そうすることにより、私たちの目を不作為ではなく作為としての行為へと向ける効果を持つ。この原則は、あたかも論理的真理であるかのように装いつつ、そのような隠れた実質を議論の中に滑り込ませるのである。しかし、一般に、不作為ではなく作為としての行為のなかにもっとも望ましい選択肢があると考える根拠は、よく考えれば存在しないのである。

（２）　適用の検討——障害を持つ人の出生予防を中心に

ここでは次に、ハリスの主張がしばしば議論の的になる主題の一つ、障害をもつ人の出生防止の事例を取り上げ、上記の原則の適用について考えていくことにしよう。ここでもまず、結論から言うならば、ハリスの主張は次のように出生前からの医学的介入を強く推奨するものである。

第 7 章　医学的介入の論理と障害の概念　155

　私は，防ぐことができる危害（harm）や苦しみ（suffering）は防がなければならないという強い道徳的責務（moral obligation）が存在し，この責務は，疾病（disease）や傷（injury）の治療にも，それらを持つことになるであろう人々を産み出すことを可能な限り防ぐことにも同じように適用されると考える[9]。

　具体的には，ハリスは女性の身体への負担などを考慮して，人工妊娠中絶を伴う出生前診断よりも，着床前診断による胚選択によってこの「道徳的責務」を果たすことを提案する。また，このような提案の根底にあるのは，ここまでの検討内容を振り返って言うならば，障害はそれ自体，「害悪または危害」であるという認識と，不作為ではなく作為として「何かよいことをしたほうがよい」という原則である。ここではさらに，これらの 2 つの要素について，両者に共通する物の見方，解釈の視点（perspective）を抽出することを目標に分析を進めていくことにしよう。

　まず，前者の認識については，元来そのような負の評価的意味を持つものとして障害を定義することは，確かに不可能ではない。また，カルバーやガート，ハリスがそのような定義に到達したのは，経験的な探求の結果というより，理論的な整合性を追求した結果である。だが，障害を持つ人々の生活の質の向上を目的に作業してきたリハビリテーション医学や福祉学，さらにはこれらと緊張関係にある障害学[10]などによって提案されてきた障害概念は，決してそのようなものではない。それはむしろ，障害というものを，個人の身体機能，その能力，それを取り巻く社会的，文化的環境などの関数として，それらの相互作用の中に位置づけるのである。

　例えば，1980 年に発表され，各国でその改訂版が用いられてきた「国際障害分類（ICIDH）」によれば，障害と呼ばれるのは，さまざまな環境要因の下で，身体機能の損傷（impairment）に，個人の能力低下（disability）や社会的不利（handicap）が結びついたものである。また，ここで注意しておく必要があるのは，個人の能力低下や社会的不利は，身体機能の損傷に伴って自動的に生じるものではないということである。これらの要因相互の関係は，個人がどのような社会環境の下で暮らしているのかということや，どのような心理状態でその事態を受け止めるかによって大きく左右される。また，

近年のモデル改訂——「国際生活機能分類（ICF）」(2001)——では，このような心理的，社会的要因を重視する傾向がさらに強まるとともに，身体機能の損傷，個人の能力低下，社会的不利といった負の要因を中心に障害を定義することも避けられている。

　ここで指摘しておきたいのは，次の3点である。まず，ハリスらによって採用された，負の評価的意味をその本質とする障害概念については，その記述的意味，つまりそれがどのような対象を指すものなのかについての疑問がある。この点を不明確にしたままでは，例えば，障害予防が私たちの責務であるという主張に対し，実際にどのような態度をとればよいのかを考えるのは難しいだろう。

　次に，ハリスは，障害は「害悪あるいは危害」であると断じるにあたって，「障害それ自体」に着目している。このことは，ハリスが，個人の能力低下——狭義での障害——をもたらす身体機能の損傷にのみ着目し，社会的，文化的環境の影響を考慮しないということを意味する。ハリスの障害概念が，「医学モデル（medical model）」を若干改訂した「危害状態モデル（harmed condition model）」であると言われるゆえんである[11]。しかし，このように障害というものの意味を狭くとらえることについては，なぜそのような考え方をしなければならないのかという疑問が残る。

　そして，障害概念の狭さに関するこのような疑問は，前述のハリスの原則の問題点にも関連する。すなわち，「何もしないより，何かよいことをしたほうがよい」という原則は，「何もしないこと」が「よいこと」である可能性を排除していた。ところが，この「何もしないこと」とは，ある特定の解釈の視点の下でそう呼ばれるところのものでしかない。例えば，ハリスは，障害を持つ子が生まれる可能性があるのを知りながら「何もしないこと」を批判するであろうが，この事態は，どのような観点から見ても「何もしないこと」を意味するわけではない。医学的介入を受け入れないという意味でそう言われる人々も，他の文脈では，障害を持つ子との暮らしを想像したり，地域での療育についての情報を集めるなど，何事かをなしていることが多いはずである。

　にもかかわらず，ハリスが，障害を持つ人の出生予防に努めないことを

「何もしないこと」として一様に批判するとすれば，それは，医学的介入のみを意味のある行為と考えるような，非常に狭い解釈の視点を彼が採用しているからだろう[12]。ハリスの場合，その障害概念についても，このような行為の解釈についても，医学モデルの支配の強さを感じる。しかし，そうであるがゆえに，彼の原則は，医療化[13]が進んだ現代社会において支配的な物の見方，解釈の視点に合致しているのかもしれない。だとすれば，それは今後も多くの人に訴える力を持ち続けるであろう。

IV. 難病を持つ人やその家族の「語り」から

本章では最後に，以上のような医学的介入の論理とそれを支える解釈の視点に対し，私たちはどのような態度をとるべきなのか，あるいはとりうるのかということを若干考察しておきたいと思う。

本章ではここまで，ハリスの「理性的」な議論の立脚点が必ずしも疑いの余地のないものではないということを明らかにしてきた。私たちの解釈によれば，その議論は，医学モデルに強く影響された解釈の視点を採用することによって成り立っていた。しかし，だからといって，それが誤っているとか，幻想であるといった結論[14]がただちに導かれるわけではない。ここで言えることは，ハリスの議論は，彼が採用しているような解釈の視点を持たない人には必ずしも妥当しないということだけである。

それでは，医学的介入の論理を相対化するような，それとは異なる解釈の視点を持っているのはどのような人たちだろうか。まず最初に思い浮かぶのは，カルバーやガート，ハリスらとは逆に，障害というものをまったく負の要因とは考えない人たちかもしれない。例えば，「障害は個性である」と考える人たちがいるのはよく知られている。また，「私は，自分の子どもに障害があっても，なくても，どちらでもよいと心底思えるのか」[15]，と自問する倫理学者もいる。

しかし，実際のところ，身体機能の損傷という意味での「障害それ自体」を，まったく負の要因と認めないのは難しい。また，そのような位置づけをまったく拒否するのであれば，薬害や公害によって障害を持つ子が生まれた

ことを問題視することも困難になるだろう[16]。身体機能の損傷はやはり，社会や文化によってその程度は異なるにしても，個人が持つ選択肢を狭め，社会的不利をひき起こしがちである。それゆえ，その総体，つまり障害は，しばしば「苦しみ（suffering）」の原因となる。

だが，ここで考えなければならないのは，そのような「苦しみ」にはハリスが言うような「害悪または危害」としての側面しかないのかということである。この点に関し，A.W. フランクはその示唆に満ちた著作『傷ついた物語の語り手（*The Wounded Storyteller*）』（1995, 邦訳 2002）の中で，「苦しみの教え（pedagogy of suffering）」というものが存在するという。また，フランクによれば，私たちの社会は，この「教え」を必要としている。やや長くなるが，その時代診断を述べた箇所を引用しておくことにしよう。

　苦しむことは教えることであると見なすことによって，病む人々は行為主体としての力（agency）を取り戻す。証言は，専門的知識と並ぶ同等の地位を与えられる。苦しみの教えは，近代医療やこれを支える病人役割などの理論にとってかわるものではない。むしろそこに開かれているのは，病者に対して応答する際に要求される複数の枠組みの間を移動する可能性である。病人役割論は，近代医療批判のための避雷針として役立つばかりではなく，なお多くの説明能力を残している。回復の物語はいまだ最も高い頻度で語られる病いの物語である。（中略）
　しかし，時代は変わりつつある。近代医療は，苦しみというものを，根絶されはしないまでも「統制」されるべき難題と見なしてきた。これに対して，脱近代の病いの文化は，一般にもまた医療の内部でも，苦しみを人間の条件の手なづけがたい一部として受け入れる必要を認めている。私は，脱近代を，複数の枠組みが前景から後景へと交互に入れかわっていく時代として理解している。ドナルド・リヴァインは社会理論が「多声的（multivocal）」なものとなることを要求してきた。臨床倫理とケアの概念も多声的なものとならなければならない[17]。

私は，この箇所を読みかえしながら，約 10 年前にある男性と電話で交わした会話を思い出した。その男性は，子どもをある病気で亡くされていたが，その患者・家族の会の世話役を務め，障害を持つ人のための授産施設を運営

されていた。その病気は，全身の筋肉の力が失われ，生命の危険に晒されることが多い難病である。そのため，出生前診断，着床前診断の対象となっていることでも知られている。その当時から，私は出生前診断の問題に関心を持ち，市内で学習会を開いたり，シンポジウムを企画したりしていたため，この男性と話す機会に恵まれたのである。

彼によれば，患者・家族の中でも，出生前診断についてはさまざまな考え方，感じ方がある。子どもを亡くした人の中には，「もうあんな思いはしたくない」という理由から診断を肯定する人もいるが，それでもやはり受診しないという人もいる。また，若い患者の中には，ベッドサイドで涙を流す親に向かって，「なぜ泣くのか，自分は生まれてきてよかった」という言葉を残して亡くなった人もいる。さらに，兄弟姉妹にもそれぞれの思いがある。そして，この男性との会話で忘れられないのは，「出生前診断というのは，いいとか，悪いとかいう問題ではない」という言葉である。

この言葉は，一見，生命倫理の問いを拒絶するかのように思われる。もしそれが，ハリスの場合のように，医学モデルによって狭く枠づけされた生命倫理であるとすれば，確かにそうであろう。しかし，フランクが言うように，「苦しみを人間の条件の手なづけがたい一部として受け入れ」，「臨床倫理とケアの概念を多声的なものにする」ことが一つの変革の方向性であるとすれば，この言葉には，繰り返しその倫理的意味を問われるべき深さと重さがあるように思われる。いささか回りくどい本章での考察が，そのような変革に向かって歩み出すための準備運動となることを願っている。

注

1) John Harris, Søren Holm (eds.), *The Future of Human Reproduction: Ethics, Choice, and Regulation*, Oxford, 1998, p.12.
2) ibid., p.12.
3) ibid., p.8.
4) A.W. フランク，「病人役割から健康人役割へ：パーソンズの脱構築」，in: R. ロバートソン，B.S. ターナー編，『近代性の理論：パーソンズの射程』，中久郎・清野正義・進藤雄三訳，恒星社厚生閣，1995, p.273.
5) C.M. カルバー，B. ガート，『医学における哲学の効用』，岡田雅勝監修訳，北樹出版，1984, p.126. なお，訳文は引用者の判断によって一部変更した。

6) ibid., pp.110-111.
7) 堀田義太郎,「出生選択の倫理学——ジョン・ハリス「障害学の一つの原理と三つの誤謬」(2001)をめぐって」, in:『出生をめぐる倫理研究会 2008 年度年次報告書』(http://www.arsvi.com/2000/0903r02.pdf), p.83. なお, 引用文中の（　）内の数字はハリスの論文の参照箇所を示している。
8) *Medical Law Review*, 7, 1999, pp.247-253; *Ethics*, 112-1, 2001, pp.159-161.
9) John Harris, Søren Holm (eds.), ibid., p.31.
10) 障害概念をめぐる近年の議論の状況については, cf. 杉野昭博,『障害学:理論形成と射程』, 東京大学出版会, 2007, 特に第 2 章「障害学とリハビリテーション学:ICF をめぐる論争」, pp.47-75.
11) 伊勢田哲治は, このようなハリスの障害概念の問題を取り上げ, これを R.M. ヘアに由来する「二層理論 (two level theory)」と呼ばれる規範倫理学の理論構成に結びつけて処理するという興味深いアイデアを示している。cf. 伊勢田哲治,「生殖医療と社会的圧力」,『中部哲学会年報』, 35, 2002, pp.95-111.
12) 医学的介入を推奨するこのようなハリスの議論は, 先住民たちが「何もせずに」放置している土地を有効活用するのはよいことであると主張し, 新大陸の「未開地」の収奪を正当化した 17 世紀の哲学者を想起させる。また, A.W. フランクも, 次のようにこの両者の類似性を指摘している。「政治的・経済的植民地主義が地理的な領域を支配したのと同じように, 近代医療はその患者の身体を少なくとも治療の続く間は自らの領地として要求してきた。」(『傷ついた物語の語り手』, 鈴木智之訳, ゆみる出版, 2002, p.28.)
13) cf. P. コンラッド, J.W. シュナイダー,『逸脱と医療:悪から病へ』, 進藤雄三監訳, ミネルヴァ書房, 2003.
14) このような観点からの批判として, cf. 石川憲彦,『治療という幻想:障害の医療からみえること』, 現代書館, 1988.
15) 森岡正博,『生命学に何ができるか』, 勁草書房, 2001, p.359.
16) cf. 八幡英幸,「医療・介護／介助のシステムと人間の倫理」, in:『岩波講座哲学 8 生命／環境の哲学』, 岩波書店, 2009, 特に第 2 節「障害の意味」, pp.133-138.
17) A.W. フランク, 上掲書, p.202.

第8章 「動物への医療・ケア」と「人間への医療・ケア」

藤井　可

I．はじめに

　本章の目的は，①「動物への医療・ケア」を概観・整理すること，②「動物への医療・ケア」と「人間への医療・ケア」を比較することによって「動物への医療・ケア」の特徴をつかむこと，③「動物への医療・ケア」から「人間への医療・ケア」に還元できるものを探ること，の3点である。
　「医療とは何か」ということを考えるにあたり，その議論の中心に据えられるのは，無論「生きている人間を対象とした医療・ケア」である。しかしながら実際上，医療・ケアの対象は「今まさに生きていて社会生活を営んでいる人間」を越えた領域にも広がっている。例えば，受精卵や胚，胎児，御遺体，動物，植物を対象とした医療・ケアなどがそうである。医療・ケアの全体像をつかむためには，このような周辺領域を無視するわけにはいかないだろう。寧ろ，周辺領域を見つめることを通して，医療の全体像や中核を明確にするための一つの手掛かりが得られることを期待している。
　今回は，それらの中から「動物を対象とした医療・ケア」に光を当てることとする（以降，「動物を対象とした医療・ケア」は「動物への医療・ケア」，「人間を対象とした医療・ケア」は「人間への医療・ケア」と表す）。なお，本論集の主題は「医療」であるが，本章ではあらゆる医療サービスを総括して「医療・ケア」と呼ぶこととする。それは，医療行為とケアは常に固く手を携えて成り立っているものであり，決して分かつことができないと考えるからである。ケア的な配慮を伴わない医療は望ましいものではない。また，医療におけるケアは医療行為抜きで成立させることはできない。

まずは,「動物への医療・ケア」の概観と整理を行うために,それらが依拠する道徳的立場ごとに「動物への医療・ケア」を分類することから始めようと思う。その前提として,次節において,現存する「動物への道徳的配慮に関する諸立場」を挙げ,各々の考え方を整理したい。

II. 動物への道徳的配慮に関する諸立場

「動物への医療・ケア」を考察するという本題に入る前に,本節では,考察の前提となる「動物に対する道徳的態度」に関係する諸立場を整理する。図1は,各立場が,人間中心主義と人間非中心主義を両端に据えたスケールのどの辺りに位置するのかを示したものである。

「人間中心主義」[1]（Anthropocentrism）とは,「一般に,人間が世界全体の中心あるいは目的であるとする世界観,また,すべての存在者のなかで,人間にもっとも根本的で重要な地位を与えようとする立場」[2]のこととされている。これに対して,人間中心主義を否定し,人間以外の存在の中にも本質的な価値を見出していく立場は「人間非中心主義」（Non-anthropocentrism）と呼ばれている。人間中心主義と人間非中心主義の間の論争は,主に環境倫理学において盛んに行われてきた。動物という枠組みに限って考えるとすれば,ヒトという生物種を,他の動物種と比べて「肯定的に差別する」[3]考え方や態度のことであるといえる。

```
極端な人間中心主義的立場                  より人間中心主義的
  動物の保護    ⎫
              ⎬ ⇒動物の愛護              ↑
  動物の福祉    ⎭                         │
                                         │
  動物の解放    ⎫                         │
              ⎬ ⇒動物の権利（広義）        │
  動物の権利（狭義）⎭                       │
                                         ↓
生命中心主義的な立場
生命圏共同体を重視した立場                 より人間非中心主義的
```

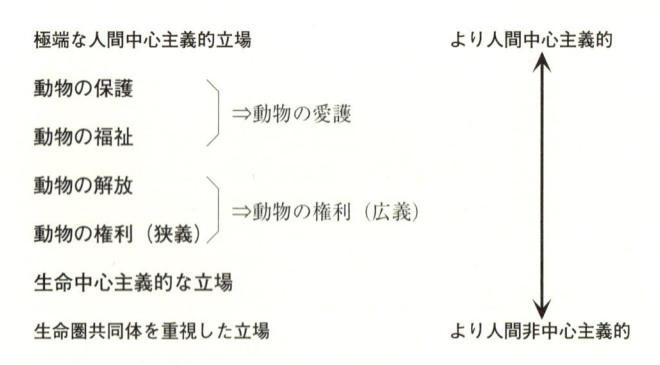

図1 動物に対する道徳的配慮に関する諸立場

以下，各々について概観していこう。

（1） 極端な人間中心主義的立場（Radical Anthropocentrism）

上述した人間中心主義の中には，経済的価値に最も重点を置く立場[4]，限定された人種のみを優遇する立場，人格を持つ人間のみを配慮の対象とする立場など，様々なバリエーションがある。動物に関係する文脈においては，次に述べる「動物の保護」や「動物の福祉」なども人間中心主義に含めることができる。

ここでは，それらの中でも，「人間以外の存在への配慮を全く否定し，すべての判断の根拠に人間の利害のみを用いる極端な立場」すべてを「極端な人間中心主義的立場」として一絡げにし，スケールの一端に置いた。

（2） 動物の保護（Animal Protection）

「動物の保護」とは，社会の責任において動物を保護し，愛そうという考え方である。この立場を支えているのは科学や論理ではなく，動物に対して向けられる「かわいそう」「愛しい」といった「感情」であるとされている。「動物の保護」の立場では，人間と関わりの深い特定の動物に特別な感情を抱くことが多く，この立場から特定の動物を保護した法規は古くにも存在した[5]。

しかし現在では，古典的な「動物の保護」は学問や政治の表舞台にはあまり登場しなくなってきている。「動物の保護」が単独で用いられることはほとんどなく，次に述べる「動物の福祉」と連携した「動物の愛護」と呼ばれる考え方に総括されることが多い。

また，保護の対象を人間と関わりの深い動物のみに限定せず，「野生動物」や「動物を含めた自然全体」を広く保護の対象とするという別文脈への移行もみられる[6]。ただし，この場合の「自然保護」の概念は，後述の「生命中心主義的な立場」や「生命圏共同体を重視した立場」とは異なり，「人類の生存のために必要な自然環境を保全する」という人間中心主義的な色彩が濃い。

（3） 動物の福祉（Animal Welfare）

「動物の福祉」とは動物の身体的，行動的，精神的な要求の充足度（即ち，動物におけるQOL［quality of life］）を重視する考え方である。この立場は，動物を不必要に殺傷することや，彼らに苦痛を与えることをできる限り避け，動物を飼育する場合はそれぞれの種が本来もっている行動パターンを自由に発現できるような配慮を行うべきだと主張する[7]。その際の判断の根拠には，自然科学的諸測定方法が採用される。つまり「動物の福祉」とは，科学的知見に基づいて動物の習性や行動を理解した上で，彼らに適切な配慮をしようという考え方なのである。

この考え方は「動物の保護」の思想が変化して強まったものだという指摘もある[8]。確かに両者は「人間と関わりの深い特定の動物を配慮の対象とする」という点において類似している。しかしながら，「動物の保護」が感情に由来していたのに対し，「動物の福祉」は自然科学的根拠を重視する立場であるという点において，両者は分かたれている。

また，「動物の保護」の対象は，共感を誘起し愛玩の対象となるような動物，或いは尊敬や崇拝の対象とされてきたような動物であることが多いが，「動物の福祉」は，実験動物や展示動物，産業動物といった，言うなれば「人間に搾取される動物」に対して適用されることが多い。「現行の世の枠組みでは，それらの動物がある程度人間の犠牲になるのは仕方ない」と認めつつも，「その環境の中で選び得る最善のQOLを彼らに与えたい」という苦しいジレンマがその背後には見て取れる。例えば，実験動物に関して言えば，「動物の福祉」の論者は，動物への配慮を重視しつつも動物実験を擁護する立場をとっている。しかし，彼らが採用している3R（Replacement（代替）＝動物を利用しない技術への置き換え，Reduction（削減）＝動物の使用数の削減，Refinement（向上）＝実験方法の洗練による苦痛の軽減，ケアの改善）の理念[9]に表されているように，可能であれば，ゆくゆくは動物以外の代替物（例えば，培養細胞やコンピューター・シミュレーションなど）による実験へ切り替えていくことが望ましいと考えていることは確かである。

更に最近では，「5つの自由」[10]（飢えと渇きからの自由，不快からの自由，痛み・傷害・病気からの自由，もっとも正常な行動パターンを発現できる自

由，恐怖と苦悶からの自由）が，「動物の福祉」の国際的な標準目標とされている。

動物の愛護（a Position of Animal Lovers）
「動物の愛護」という日本語は，時に「動物の保護」のことを指し，時に「動物の福祉」のことを指す言葉として柔軟に用いられている。「動物の保護」と「動物の福祉」の細かな違いにはこの際言及せずに，人間と関わりの深い特定の動物に対して，人間中心主義的立場は保ちつつ，配慮をしていこうという考え方が「動物の愛護」であるといえよう。特に，実際の活動と結び付けて用いられることが多い語である。

欧米諸国での動物愛護運動は，ほぼ「動物の福祉」と同義であるが[11]，動物愛護という言葉が日本で使われる時は，「動物の福祉」だけには収まりきれない印象が強い。日本の動物愛護には，科学や論理を度外視した「情」に支えられている部分が明確に存在するように見受けられる。

（4） **動物の解放**（Animal Liberation）
「動物の解放」は，P. シンガー（Peter Singer）が功利主義の立場から提唱した議論である。シンガーは，苦痛を感じる存在に対してはその苦痛を配慮すべきであるという，ベンサムの功利主義的道徳観に則り，快苦を感じる能力を持つ生き物は「利益に対する平等な配慮」を受ける権利を持つと断言している[12]。

今まで多くの哲学者たちが「自律的で自己意識をもった存在（＝「パーソン」）の利益は，それ以外の存在の利益よりも優先されるべき」[13]であるとし，その「パーソン」に含まれるのは人間のみだと主張してきた。それに対してシンガーは，「パーソン」概念をヒトに限定せずに広く適用しようと試みている。そして「パーソン」である生き物は，押しなべて皆「生きる権利」を持っていると主張している[14]。しかし誤解してはならないのは，シンガーが配慮の対象の線引きに用いている唯一の尺度は，あくまで快苦の感覚であるという点だ。彼は，「パーソン」においては死が苦痛をもたらす要因となり得る故に，「パーソンを殺してはならない」と述べているだけであり，生

命の価値を区別する2本目の線を引くための，ふたつ目の尺度としてパーソン概念を採用しているわけではないと思われる[15]。シンガーの功利主義的立場からは，自己意識をもつ動物の利益であろうと，自己意識をもたない動物の利益であろうと，利益は平等に配慮されなければならない。これらのシンガーの見解をまとめると表1のようになる[16]。

表1 シンガーによる生き物の分類

①	パーソン（人格）…類人猿，イルカ，鯨，人間など 彼らは理性的で自己意識を持つ存在であり，自己自身を「過去と未来を持った独自の実体である」と考えている。故に彼らは「生き続けたい」という欲求を持ち得る。従って，パーソンは生命への権利を持ち得る。
②	パーソンではないが，快苦の感覚を持つもの…犬，猫，豚，アザラシ，熊，畜牛，羊など 彼らは自己意識を持っていないため生命への権利は持たず，代替可能な存在であるとみなされる。但し，平等な配慮を受ける権利は持つ。
③	パーソンではなく，快苦の感覚も持たないもの…軟体動物(牡蠣以下)，昆虫など 彼らには感覚能力がないので，平等な配慮の対象の範疇外となる。

シンガーの動物解放論は綿密に組み立てられており，反論の多くを封じることができるが，厳密な動物権利論者からすると，個体そのものには固有の価値を認めず，それらの持つ感覚に価値があるとするという点が際立ち，動物擁護の思想として物足りなさを感じるかもしれない[17]。生命圏共同体を重視する立場からは，シンガーが配慮の対象外とみなした昆虫や牡蠣より下等であるような動物や植物[18]，或いは生態系全体に対する配慮を欠いてよいのかという批判も存在する[19]。

(5) 動物の権利 (Animal Rights)

「動物の権利」は，人間がもつ権利を動物にまで拡張しようという形で始まった議論である。動物権利論においては，動物は「道徳的主体」とはみなされないが，独立した固有の価値を有し，平等な道徳的地位や道徳的権利を持つ存在であるとされている。

初期の論者としては，1892年に『動物の権利』を著したH.ソールト

(Henry Salt) がいる。ソールトは，人間以外の存在に対して共同体を拡大していく必要があると考えており，更に「人間と動物は互恵的な倫理的・政治的関係を持つはずである」と信じているほどの先鋭的な思考の持ち主であった[20]。ただし，現在の主だった動物権利論ではそこまでの議論の拡大はみられない。

動物権利論者は，人間は動物に対して親切にする直接の義務と，残酷なことをしない直接の義務を負っていると主張する。そして，模範的な権利の所有者はあくまで「個体」であるとして，全体論的な考え方を否定する。権利の適用範囲は論者により若干異なっているが，現代の動物権利論者の代表格である T. レーガン (Tom Regan) のように，差し当たり哺乳類に限定する人が多いようである[21]。

「動物の権利」運動の目的には，「科学における動物の利用の全面的廃止」，「商業的畜産の全面的解体」，「商業的及びスポーツとしての狩猟の全面的撤廃」などが含まれる。動物権利論者は，後述の「生命圏共同体を重視した立場」に依拠して実施されている絶滅危惧希少種を救う努力も支持するが，その理由はそれらの動物が希少であるからではなく，彼ら一体一体が固有の価値を持ち，敬意をもって扱われるべき基本的権利を有していると考えるからである[22]。

（6） **生命中心主義的な立場**（Biocentrism）

あまねく生命を価値の中心に据える立場は，様々な宗教や思想の中で古くから示されてきたが，環境倫理学においては，P. テイラー (Paul W. Taylor) が提唱したラディカルな「生命中心主義」がよく知られている。テイラーは，生命中心主義の核として，「①他の生物と同じ意味合いと条件のもとで，人間は地球の生物共同体の一員を成す」，「②他のすべての生物種同様，人間という種は相互依存のシステムのなかの不可欠な要素である。そのシステムのなかでは各生物の生存は，豊かにあるいは貧しく暮らす可能性同様に，まわりをとりまく環境の物理的条件だけでなく他の生物との関係によっても決定される」，「③各々がそれぞれの方法でそれぞれの幸福を追求するという意味で，すべての生物は生命の目的論的中心をなす」，「④人間は他の生物に本質

的に勝っているわけではない」，という4つの信念を挙げている[23]。

ラディカルな「生命中心主義」においては，「動物」「人間」「植物」という区別も重視されていない。しかしながら「生命中心主義」における自然への道徳的配慮は，人間の道徳的思考や判断の特異性を前提に成り立っているものである。即ち，人間と他の生物種との何らかの根本的相違の存在は，あらかじめ認めているということになる。また「人間も含めた」すべての生命存在の幸福を，「人間の思考や判断をもって」尊重しようとする限りにおいて，まったくの人間非中心主義的立場というわけではない。しかし，尊重される価値や配慮の対象が人間だけに限られていないことから，完全な人間中心主義とも言い切れない。この立場においては，人間は，他の生物を上回る思考力や判断力を手に入れた故に，それらの力を用いて他の生物への配慮をおこなうという，より重い荷を負ったのだと考えるべきなのかもしれない。

（7） 生命圏共同体を重視した立場（Biological Community, Ecology, Land Ethic）

J. B. キャリコット（J. Baird Callicott）が提唱者となった環境倫理学の一立場である[24]。この思想の根元には，環境倫理学の父・A. レオポルド（Aldo Leopold）が1949年に提起した「ランドエシック（Land Ethic, 土地倫理）」と呼ばれる考え方がある。ランドエシックとは，土地という生命圏共同体を最重視し，それに対する影響・効果によって各々の存在・行為の倫理的質を決めていくべきだとする倫理的立場である[25]。そこでは，様々な存在の相互作用に着目し，世界をひとつのものとして捉えるという生態学的な視点が採用されている。1980年代，キャリコットは，ランドエシックを全体論的な環境倫理学として再興していこうと試みていた。

そのような生命圏共同体を重視する立場においては，動物に対して特別な関心を寄せた議論というものはおこなわれず，動物の生命はあくまで生態系のバランスに資するように相対的に扱われる。例えば，絶滅が危惧される生物種は生態系の多様性保持のために保護の対象となるが，通常よりも個体数が増え過ぎたものは生態系のバランスを崩してしまうために駆除の対象となる。守られるべきは，全体の生態系とそれを構成する多様な「種」であり，

「個体」ではないとされる。

　この立場を極端に解釈すると，いわゆる自己意識をもつような存在であっても，個体としての欲求より生態系の一部としての役割を必ず優先すべきであるということになる。このような傾向に対して，動物権利論者のレーガンは，生命圏共同体主義は情緒的な意味合いを持つ反面，個体の権利を重視しない「環境ファシズム」であるとして反発している[26]。

　もっとも，現在のキャリコットの立場は，極端な生命圏共同体中心主義からは脱却しているようである。1990年代以降，キャリコットは，生物共同体の多様性に価値を置く姿勢は保持しつつ，且つ，人間が何世紀も積み重ねてきた文化的多様性（特に，産業化以前の諸文化の中に見られた土着の環境倫理観）を重視するという，「比較環境倫理学」を展開している[27]。

　ここまで，現代の動物倫理に関する議論の主だったものを整理して紹介した。これらを踏まえて，次節では「動物への医療・ケア」を分類し，それぞれが依拠する道徳的立場を明らかにしたい。

III.「動物への医療・ケア」の分類

(1) 医療・ケアの対象となる動物の分類

　ここからは，上述した諸立場が，各々どのような「動物への医療・ケア」の在り方を支えているのかを考察する。ただし，そのケアの対象やケアの質は，国・地域によってばらつきがあるものと考えられるため，ここでは日本国内の現状に限定して考察する。

　まずは便宜上，対象となる動物を彼らが置かれている飼養環境によって分類する。これは「動物の愛護及び管理に関する法律」（通称「動物愛護管理法」，もしくは「動物愛護法」）に基づく各動物の「飼養及び保管に関する基準」に倣ったものである。環境省は「動物愛護管理法」の下で，「家庭動物等の飼養及び保管に関する基準」，「展示動物の飼養及び保管に関する基準」，「実験動物の飼養及び保管並びに苦痛の軽減に関する基準」，「産業動物の飼養及び保管に関する基準」の4つの基準を定めている[28]。これらの区分から漏れて

いる「野生動物」と「遺棄・脱走動物」の2種類を加えて，本章では動物を以下の6つのカテゴリーに分けて考えることとする。

1. 家庭動物：家庭や学校などで飼われている動物。
2. 展示動物：展示やふれあいのために飼われている動物。
   （動物園，ふれあい施設，ペットショップ，ブリーダー，動物プロダクションなど。）
3. 産業動物：牛や鶏など産業利用のために飼われている動物。
4. 実験動物：科学的目的のために研究施設などで飼われている動物。
5. 野生動物：人間の手に依存せずに自然のままの状態で生育している動物。
6. 遺棄・脱走動物：元来は，家畜化や品種改良などを経て，人間の飼養下におかれることが好まれる種に属しているが，遺棄や脱走の結果，現在は人間に養われずに生育している動物。

なお，「飼養及び保管に関する基準」では，対象となる動物を哺乳類・鳥類・爬虫類に限っているが，実際には魚類・両生類などが医療・ケアの対象となることもある。よって本章では，後者も含めた広い類の動物を考察の対象とする。

ちなみに，「獣医師法」第1条では「獣医師は，飼育動物（一般に人が飼育する動物）に関する診療及び保健衛生の指導その他の獣医事をつかさどることによって，動物に関する保健衛生の向上及び畜産業の発達を図り，あわせて公衆衛生の向上に寄与するものとする」と定められている。また「獣医療法」第1条は，法の目的を「飼育動物の診療施設の開設及び管理に関し必要な事項並びに獣医療を提供する体制の整備のために必要な事項を定めること等により，適切な獣医療の確保を図ること」としている。これらの定義より，日本の獣医師の法律上の職務は，上記1〜4にあたる飼養動物の診療のみに限られるということが判る。

しかしながら実のところは，飼養動物のみに対象を限定せずに，より広い分野で活躍している獣医師も沢山いる。また日本獣医師会は，獣医師の活動

分野を「農林水産」,「公衆衛生」,「バイオメディカル」,「海外関係」,「動物愛護関係分野」,「野生動物関係分野」,「小動物臨床分野」の7つに分類しているが, それらの下位分類には, 例えば「希少動物の人工繁殖」や「野生動物の保護」,「魚病対応」といった法律上の職務を越えたものも含まれている。

（2）「動物への医療・ケア」の分類

次に, 前述の6分類の動物それぞれへ行われている医療・ケアの内容を概観する。同時に, それらが第Ⅱ節で挙げた立場のいずれに依拠しているのかを考察する。

① 家庭動物への医療・ケア
　　…「動物の愛護」（「動物の保護」＞「動物の福祉」）

通常の「人間への医療・ケア」と同様, 家庭動物への医療・ケア的サービスは,「個体としての動物」それ自身の健康維持・回復・増進のために実施される。サービスを提供するのは主に獣医師である。医療・ケアを受容するのは当該動物であるが, その医療・ケアの在り方を決定するのは飼養者である。よって, ここには飼養者によるパターナリズムが発揮されていると解釈することができる。また, 飼養者の経済状況や嗜好に応じて, 選択できる医療・ケアの内容には差が生じる。

家庭動物への医療・ケアを支持している道徳的立場は「動物の愛護」であるが, その中に含まれる2つの立場のうち,「動物の保護」の要素のほうがより優っているといえるだろう。人間の家族同様に愛情を注がれる家庭動物に対しては, 科学的根拠に基づいた対処よりも, 愛情に基づいた配慮がより好まれているものと考えられる。

〈関連法規〉
- 獣医師法（昭和24年6月1日公布, 最終改正：平成19年6月27日）
- 獣医療法（平成4年5月20日公布, 最終改正：平成19年5月25日）
- 動物の愛護及び管理に関する法律[29]（昭和48年10月1日公布, 最終改正：平成18年6月2日）

- 狂犬病予防法（昭和25年8月26日公布，最終改正：平成11年12月22日）
- 特定動物の飼養又は保管の方法の細目（平成18年1月20日公布，環境省告示第22号）
- 動物が自己の所有に係るものであることを明らかにするための措置（平成18年1月20日公布，環境省告示第23号）
- 犬及びねこの引取り並びに負傷動物等の収容に関する措置（平成18年1月20日公布，環境省告示第26号）
- 家庭動物等の飼養及び保管に関する基準（平成18年1月20日改定，環境省告示第24号）

② 展示動物への医療・ケア
　　…「動物の愛護」（「動物の福祉」＞「動物の保護」）

　動物園などで飼育されている動物の，疾病治療や予防などの業務がこれにあたる。それは一見すると，当該動物個体の健康に資するための医療のように見てとれる。しかし「人間の娯楽のため」という，そもそもの展示施設の存在理由[30]から考えると，この領域の医療・ケアは，動物自身の幸福のためではなく，飼養者や鑑賞者といった人間の利益のための医療・ケアであると理解するのが妥当であろう。一連の医療・ケア行為の背景には，動物の搾取が前提として含まれている。また展示動物は不特定多数の人間との接触の機会も多いため人間の生命を動物から守るという理由で行われている医療・ケア行為もこの領域には多く存在する（人畜共通感染症予防など）。
　法律の面からいえば，展示動物への医療・ケアも，家庭動物への場合と同じく「動物の愛護」に含めることは可能である。ただしその搾取性も考慮すると，内実は「動物の保護」よりも「動物の福祉」的側面がより強まるものと考えられる。

〈関連法規〉
- 獣医師法
- 獣医療法
- 動物の愛護及び管理に関する法律
- 動物取扱業者が遵守すべき動物の管理の方法等の細目（平成18年1月

20 日公布，環境省告示第 20 号）
- 展示動物の飼養及び保管に関する基準（平成 18 年 1 月 20 日改定，環境省告示第 25 号）
- 動物が自己の所有に係るものであることを明らかにするための措置

③ 産業動物への医療・ケア
　　…「動物の愛護」（「動物の福祉」＞＞「動物の保護」）

　家畜などの産業動物は，農林水産省の管理下に置かれている。当然ながらそこでは，産業動物の QOL を高めるためにケアを提供するという観点ではなく，「いかに人間のために美味しいお肉にするか」という観点からの施策が取られている。産業動物を対象とした医療・ケア領域では，「病気の診断・治療・予防」，「家畜小屋の消毒・改善などの指導」，「食肉衛生検査」などが行われている。これらの医療・ケアは，個体としての家畜一頭一頭の健康に資する医療・ケアではなく，集団としての家畜群全体の健康管理に寄与するためのものである。例えば，感染症を発症した家畜は，その個体の健康回復を目指して治療されるのではなく，多くの場合は集団の健康維持のために屠殺される。

　よって産業動物への医療・ケアの根拠は，理念上は「動物の福祉」一辺倒であるような気がするのだが，日本の現行法では「動物の愛護」の範疇にくくられている。また，実際に家畜と毎日触れ合っている人の中には，家畜を家族同然にとらえている人もいるかもしれない。そういった人は「動物の福祉」のみならず，「動物の保護」という視点から医療・ケアを施している場合もあるだろう[31]。

〈関連法規〉
- 獣医師法
- 獣医療法
- 動物の愛護及び管理に関する法律
- 家畜伝染病予防法（昭和 26 年 5 月 31 日公布，最終改正：平成 17 年 10 月 21 日）
- 遺失物法（平成 18 年 6 月 15 日公布，明治 32 年公布の旧・遺失物法を改正

したもの)
- 産業動物の飼養及び保管に関する基準(昭和62年10月9日公布,総理府告示第22号)

④ **実験動物への医療・ケア**
　　…「動物の福祉」

　実験動物とは実験に利用するために飼育されている動物である。動物実験の多くは,医薬品開発など,人間の利益を増進する目的で行われている。中には他の動物たち(家庭動物や産業動物,野生動物など)の利益に資するために行われる実験もあるが,いずれにせよ実験動物へ施される医療・ケアは,そういった他者のための実験の成功を目的としているものであり,各々の動物個体の幸福増進のために行われている訳ではない。

　例えば,環境省の「実験動物の飼養及び保管等に関する基準」には,「実験動物の生理,生態,習性等に応じ,かつ,実験等の目的の達成に支障を及ぼさない範囲で,適切に給餌及び給水を行うこと」,「実験動物が傷害(実験等の目的に係るものを除く)を負い,又は実験等の目的に係る疾病以外の疾病(実験等の目的に係るものを除く)にかかることを予防する等必要な健康管理を行うこと。また,実験動物が傷害を負い,又は疾病にかかった場合にあっては,実験等の目的の達成に支障を及ぼさない範囲で,適切な治療等を行うこと」が定められている(下線藤井)。裏を返せば,実験に支障を及ぼすようであれば,無論,当該実験動物への医療・ケアはなされ得ないということである。

　実験動物は,法律上「動物の愛護」の対象ではある。しかしながら,そのケア提供者(=動物実験を行う研究者)の道徳的立場は,ほぼ「動物の福祉」に限られるだろう。

〈関連法規〉
- 獣医師法
- 獣医療法
- 動物の愛護及び管理に関する法律
- 実験動物の飼養及び保管並びに苦痛の軽減に関する基準(平成18年4

月28日公布，環境省告示第88号）
- 厚生労働省の所管する実施機関における動物実験等の実施に関する基本指針（平成18年6月1日施行，厚生労働省）
- 研究機関等における動物実験等の実施に関する基本指針（平成18年6月1日施行，文部科学省告示第71号）

　環境省，厚労省，文科省の指針はいずれも，日本学術会議が作った叩き台を基にして発布されている。いずれも指針レベルではあるが，これに違反した場合には施設名を公表されるなどの措置によって社会的制裁を受けるようになっている。他にも，学会・大学・病院・研究機関が定めた各種ガイドラインが存する。

⑤ **野生動物への医療・ケア**
　…「生命圏共同体を重視した立場」，「動物の愛護」，「動物の権利」，「動物の解放」，「極端な人間中心主義」（様々な立場が混在する領域）

　野生動物へ医療・ケアを施す場合は，誰が治療費を負担するのかという問題が生じる。日本の法律上は，野生動物診療は獣医療の範疇外とされている。実際のところ，獣医師が野生動物診療のみで生計を立てるのは至難の業である。野生動物への医療・ケアは，善意の獣医師や，公営，或いはNPO法人などによって設立された「野生動物保護センター」等が担っていることがほとんどである。

　野生動物への医療・ケアの中でも，希少野生動植物の保護を目的とした活動は，「生命圏共同体を重視した考え方」を基盤にして行われている。この立場のもとでは，稀少でない野生動物は積極的なケアの対象にはならないだろうし，場合によっては駆除の対象にもなりうる。かたや，当該種の生命圏共同体における価値に拘泥せずに，傷ついた野生動物個体を保護する目的で提供される医療・ケアは，「動物の保護」，「動物の権利」，「動物の解放」など，動物を「個」として捉える立場に由来すると考えられる。もっとも，「個」を保護する目的で行った医療・ケアが，結果として生命圏共同体の多様性の維持に寄与したり，生命圏共同体を尊重する立場から行った医療・ケア行為が，結果として各々の動物個体の幸福を増進するといったことはあり

得るだろう。

　野生動物と関わる領域には，野生動物によってもたらされる危害から人間の利益を保護する目的で行われる業務も存在する。例えば，人間や家畜への病原体伝播を予防するために，野生鳥獣を駆除することもあるが，このタイプの駆除は「人間中心主義」，或いは（家畜に対する）「動物の愛護」に基づいたものであり，上述の「生命圏共同体中心主義」の立場からの駆除とは依拠する考え方が異なる。

〈関連法規〉
- 絶滅のおそれのある野生動植物の種の保存に関する法律（平成4年6月5日公布，最終改正：平成17年7月26日）
- 特定外来生物による生態系等に係る被害の防止に関する法律（平成16年6月2日公布，最終改正：平成17年4月27日）
- 家畜伝染病予防法
- 自然公園法
- 自然環境保全法（昭和47年6月22日公布，最終改正：平成21年6月3日）
- 鳥獣の保護及び狩猟の適正化に関する法律（平成14年7月12日公布，最終改正：平成19年12月21日）
- 鳥獣による農林水産業等に係る被害の防止のための特別措置に関する法律（平成19年12月21日公布）
- 犬及びねこの引取り並びに負傷動物等の収容に関する措置（平成18年1月20日公布，環境省告示第26号）

⑥　遺棄・脱走動物への医療・ケア
　　…「動物の愛護」，「極端な人間中心主義」

　遺棄・脱走動物は「動物愛護管理法」の対象外である。従って，例えば野良犬，野良猫などへの医療・ケアは，動物愛護団体や個人によって法の枠外で行われている。こういった医療・ケアは「動物愛護」，「動物の権利」，「動物の解放」などの，「個」としての動物に配慮をする立場からなされていると考えられる。そこでは第一に，とりあえず生き延びるための医療・ケアが

提供されているものと考えられるが，中には更なる好機に恵まれ，新たな里親を得て家庭動物や展示動物に「復帰」する動物もいるだろう。

遺棄・脱走動物に対して公的に行われている医療・ケア的施策として，殺処分がある[32]。野良犬の場合，飼い主が判明しなければ捕獲されてから約7日で殺処分の対象となる。この処分は人間の利益を尊重する「人間中心主義」に端を発するが，環境省告示の「動物の殺処分方法に関する指針」では，処分する際には出来るだけ苦痛を与えない方法を選択することが奨励されており，そこには「動物の福祉」の影響がみられる。

遺棄・脱走動物を取り巻く環境は，もしかするとすべての動物の中でも最も過酷かもしれない。「遺棄・脱走動物への医療・ケア」の質を高めるためには，医療・ケアの在り方を考えるだけでなく，まずは遺棄・脱走動物を蔓延させているわれわれ人間の責任を問うべきである。

〈関連法規〉
- 犬及びねこの引取り並びに負傷動物等の収容に関する措置
- 動物の処分方法に関する指針（平成12年12月1日改定，総理府告示第40号）
- ねこの引取り等について（昭和49年8月19日公布，総管406号）

ここまで，各「動物への医療・ケア」の概要と，それらが依拠する道徳的立場を整理してきた。「動物への医療・ケア」は，それらの動物が持つ人間にとっての価値や飼養環境によって，広いバリエーションを持っていることが分かった。次節では，これらの「動物への医療・ケア」と「人間への医療・ケア」の比較を試みたい。

IV.「動物への医療・ケア」と「人間への医療・ケア」の対比

本節では「動物への医療・ケア」と「人間への医療・ケア」を比較して，両者の類似点と相違点を洗い出してみたいと思う。「人間への医療・ケア」に関しては本章では触れてこなかったが，詳しくは他の論者の議論を参照して欲しい。まず，両者を視覚的に対比させるために，「提供されるケアの程度の高さ」と「採用している原理の違い」を軸に，それぞれが扱っている一

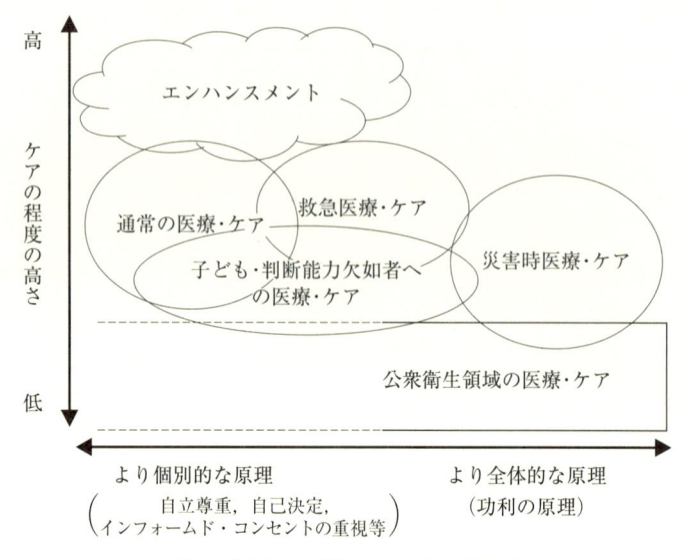

178　第Ⅱ部　医療概念の再照射

```
高
↑
│    ┌─エンハンスメント─┐
│
ケ    通常の医療・ケア   救急医療・ケア    災害時医療・ケア
ア
の          子ども・判断能力欠如者へ
程          の医療・ケア
度
の              公衆衛生領域の医療・ケア
高
さ
↓
低
   ├──────────────────────────┤
   より個別的な原理              より全体的な原理
  ( 自立尊重, 自己決定,            (功利の原理)
    インフォームド・コンセントの重視等 )
```

図2　「人間への医療・ケア」の概念図

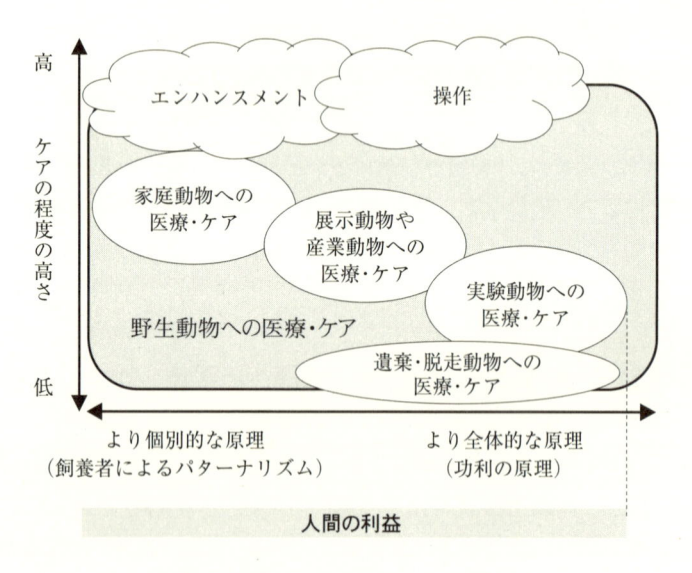

```
高
↑
│   ┌─エンハンスメント─┐  ┌─操作─┐
│
ケ    家庭動物への
ア    医療・ケア      展示動物や
の                     産業動物への      実験動物への
程                     医療・ケア        医療・ケア
度       野生動物への医療・ケア
の                              遺棄・脱走動物への
高                              医療・ケア
さ
↓
低
   ├──────────────────────────┤
   より個別的な原理              より全体的な原理
   (飼養者によるパターナリズム)     (功利の原理)

          人間の利益
```

図3　「動物への医療・ケア」の概念図

般的な範囲を図示してみる。

　これらの図を手掛かりにしつつ，「動物への医療・ケア」と「人間への医療・ケア」を比べてみたい。

（1）「動物への医療・ケア」と「人間への医療・ケア」の類似点

　「家庭動物への医療・ケア」は，一体一体の動物のQOLを促進することを目的として行われており，人間における通常の医療・ケアとの近似が指摘できる。治療方針の決定が医療・ケアの対象者本人にではなく，飼養者や保護者に委ねられているという点において，特に子どもや判断能力の欠如した人への医療・ケアと最も近いといえるだろう。

　また，「人間への医療・ケア」における「公衆衛生領域の医療・ケア」や「災害時医療・ケア」は，「動物への医療・ケア」における「野生動物への医療・ケア」との類似がみられる。公衆衛生は，地域社会や国などの集団に所属する人々全体の健康を保持・増進するための活動である。ひとりひとりの持つニーズにきめ細やかに沿うよりも，集団全体の健康を増進することが優先される。新型インフルエンザが日本国内に伝播した初期，日本国民全体の健康を防衛するという趣旨から「感染症の予防及び感染症の患者に対する医療に関する法律」（通称「感染症予防法」）に基づき，患者の個人情報の一部が公にされたことは記憶に新しい。もっと古くにさかのぼると，感染症流行地域を焼き討ちにするなどの措置によって，国全体を防衛するという公衆衛生事業が行われていたことも過去にはあった。また，災害時などに多数の傷病者が発生した場合は，「トリアージ」を行って治療を施す優先順位を決める措置が取られる。その際に重視されているのは，限られた時間，医療資源，人的資源を最も効率よく配し，最大多数の生命を救命するという点である。どちらも，「通常の医療・ケア」に比べて，「個」よりも「集団全体」の利益に焦点を充てる割合が高いが，その点が「野生動物への医療・ケア」との類似点を持つといえる。ただし，「公衆衛生領域の医療・ケア」や「災害時医療・ケア」における全体主義は功利主義に依拠しているが，「野生動物への医療・ケア」における全体主義の根拠は生命圏共同体中心主義に依っており，両者の背後で採用されている道徳的立場は異なっている。

もう一つ，生命を終わらせる措置に関して付け加える。遺棄・脱走動物に対する殺処分は，できるだけ苦痛を与えない方法で行うことが告示によって推奨されている。これは当然ながら動物自身の了承や受容を確認することなく行われているものであり，即ち人間でいうところの「反自発的・直接的・積極的安楽死」にあたると考えられる。

（2）「動物への医療・ケア」と「人間への医療・ケア」の相違点

　法律上，基本的には判断能力を持った成人が「人間への医療・ケア」の対象として想定されている。一方，動物はすべて判断能力がないものとして扱われている。判断能力は，意思表明力・理解力・認識力・思考力などが合わさった複合的な能力としてあらわれる[33]。多くの動物はそのいずれかが欠如していると考えられている。少なくとも，異種間のコミュニケーションが困難な現況にあっては，人間にとってはほとんどの動物が意思表明力を欠いた存在となり，従って，動物には判断能力がないという結論が導き出される。しかし実際は，すべての動物に理解力・認識力・思考力がないと考えている人は多くはないのではないだろうか。類人猿やイルカなどに人間に勝るとも劣らない知能があるというのは通説となっている。また，動物は意思表明力がないという見解に対しても異論はあるだろう。例えば，自宅で飼っている犬と会話をしたり気持ちを通じ合わせることができていると確信している人は相当数いるのではないだろうか。これらのことから，法律と，実際の経験や一般的な見解が乖離している可能性があることが指摘できる。

　関連する現行法の中には，主として人間に関わりを持つ動物への医療・ケアについての記載がなされているが，その根本には「動物の愛護」（「動物の福祉」＋「動物の保護」）の考え方がある。先に述べた通り，「動物の愛護」は，人間と関わりの深い特定の動物に対して，人間の利益や主観的幸福のために，人間中心主義的立場を保ちつつ配慮をしていこうという考え方である。「人間への医療・ケア」の多くは，個人としての人間の健康のために施されており，「公衆衛生領域の医療・ケア」，「災害時医療・ケア」などにおいて採用されている全体論的な立場であっても，少なくとも，種としての人間全体の健康増進が意図されているという点で，その利益は本人に還元可能である。

しかしながら「動物への医療・ケア」は，動物自身の自律に基づいて行われることはまずなく，状況判断，行為の選択，実際の治療行為のいずれも人間が行うという点において，そこには必ず人間の思惑が絡んでくる。そして，その中のいくつかは，当該動物個体のためではなく，人間の幸福増進のため，或いは生命圏共同体の維持のために実施されている。また，人間に対しては容易に行われないような，通常の医療・ケアの範疇を越えた操作や，エンハンスメント的介入が行われることもある[34]。例え「家庭動物への医療・ケア」のように，動物の個別性を重んじているように見えるものであっても，程度の差こそあれ，いずれの場合も人間中心主義的とならざるを得ない。このように，「動物への医療・ケア」では，「医療・ケアの対象」「受益者」「意思決定の主体」の三者が乖離する率が，「人間への医療・ケア」よりも格段に高い状況がある。

また，医療・ケア行為の内容や意図，傷病発生時の状況によってではなく，当該動物の飼養環境によって，彼らへの医療を支持する道徳的態度が分かたれている点も，人間の場合と異なるところであろう。

V. 結　語

では，「動物への医療・ケア」の中から「人間への医療・ケア」に対して提言できることはあるだろうか。最後にその点を考察して本章を終えたいと思う。

一般的なケア行為というものは，本来，相互的なものであるべきだと考えられる。しかし，動物だけではなく，人間の乳幼児や判断能力喪失者に対しては，完全なケアの相互性を確保することは不可能である。故に，彼らに対して医療・ケアを実施する際には，どうしても一定のパターナリズムに陥ることを避けることができない。だが，確固たる相互性を持つことが出来なくとも，動物や人間の子どもの場合は「ケアを嫌がらない」という形でケアの受容を示すことが可能である。そこでは，合理性や言語といったものに依存しなくても，「受容」という形でケアが極限のラインで成立するさまを見い出すことができる。同様に，判断能力の欠如した人間に対しても，代諾者の

理性的な言説にすべてを委ねるのではなく,「受容されているか否か」という点で患者さんの意図が汲める可能性があることを忘れてはならない。

また今後,最小意識状態にある患者さんや乳幼児などの意志を汲む技術が進展すれば,自ずとある一定水準以上の動物の意思を汲む技術も獲得できるようになるだろう。結果として,動物も含むより多くの患者に対して,当該患者自身のために,当該患者の意思に基づいた医療・ケアが提供できるようになる。そうなると,動物や判断能力欠如者,乳幼児への医療・ケアの在り方は,現行の通常の人間への医療・ケアに一層近づいていくものと考えられる。

医療・ケアサービスは,社会保障であるのみならず,集団の安全補償の一種だと考えられる。集団防衛のためには個人の権利が抑制されることもあり得る。つまり「人間への医療・ケア」の場合も,「動物への医療・ケア」の場合と同様に,患者個人の QOL を増進するための医療・ケアのみならず,他者や集団全体の幸福や意思を尊重する医療・ケアというものも当然ながら存在しているのである。そもそも,日本の社会保障制度が整備され,全国民に医療・ケアが保障されるようになったのは,戦後,日本国憲法下になってからのことであり[35],それ以前には,庶民が個人的に医療・ケアサービスを受ける機会は,出産や大病時などに限られていた。寧ろかつての大日本帝国憲法下において最も重宝された西洋医学は,感染症学や栄養学に基づいた公衆衛生であった。これらの領域は今でも,特に公的な予防医療の中で役割を発揮している。現代では,患者の自律や自己決定という概念の重要性が強調されるため,普段はこれらの事実や歴史を見落としがちであるが,医療の集団主義的(功利主義的)側面は,今現在も確実に存在し続けている。

「動物への医療・ケア」の在り方への関心は,これらの盲点に気付くよいきっかけとなるだろう。私たちはこれらを踏まえた上で,「人間への医療・ケア」「動物への医療・ケア」双方の質の底上げを図っていくべきである。

注

1) Humanism の訳語として「人間中心主義」という語が当てられていることもあるが,その場合の「人間中心主義」は博愛主義や人道主義,人文主義を表すものであ

り，今回扱っている「人間中心主義」とは別のものである．
2）『日本大百科全書』小学館より
3）安彦（2008）p.99
4）安彦（2008）pp.96-98
5）中野ら（1988）『実験動物入門』1.序論 1.3 動物実験の倫理 pp.17-25，『実験動物入門』は1988年刊の動物実験手引き書である．前島一淑，城勝哉，鈴木武，各氏による序論では，実験動物に関係する倫理や道徳的立場が紹介されている．
6）今村（2000）『へそ曲がり獣医さんの動物福祉論』
7）WSPAのweb siteより．
8）中野ら（1988）前掲
9）1959年に英国の生理学者RusselとBurchが提唱した．
10）「5つの自由」は，「家畜福祉」の目指すべき目標として，英国農用動物福祉委員会（FAWC）によって設定された（2003年）．後に，飼育動物全般にあてはまる理念として広まり，世界獣医師協会（WVA）や国際獣疫事務局（OIE）でも採択されるに至っている．
11）鯖田（1966）『肉食の思想』Ⅲ 人間中心のキリスト教動物を殺す動物愛護運動 pp.54-59
12）Singer（1993）（日本語版 p.70）
　シンガーは，近代功利主義の父，ベンサム（Bentham 1789）の「苦しみを感じる能力こそが何らかの存在が平等な配慮を受ける権利を得る為にそなえていなければならない必須の性質である」という指摘をたびたび引いている．
13）Singer（1993）（日本語版 p.88）
14）Singer（1993）（日本語版 pp.133-145）
15）事実，シンガーは「ある存在が自己意識を持っているという事実は，その利益が優先的に配慮されるためのなんらかの権利をその存在に与えるのか」（Singer（1993）（日本語版 p.89））という問いを投げかけている．
16）この分け方に対して，岡本（2002）は，シンガーの議論は種ではなく「苦痛を感じる能力のない動物」「苦痛を感じる能力がある動物」「自己意識を持つ知性的な動物」というクラスによって区別した「クラス差別主義」であって，種差別主義と原理的な違いはないと批判している．
17）レーガン（1995）pp.37-39
18）シンガー著『動物の権利』『動物の解放』訳者の戸田清は，『動物の解放』訳者あとがき（p.342）で「植物の種の生命を奪うことは，倫理的配慮の対象外におかれることなのであろうか．エコロジーの立場からいえば，植物の個体はともかくとして，植物の種については，倫理（環境倫理）的考察の対象となるはずである」と疑問を投げかけている．
19）キャリコット（1995）pp.63-68, pp.70-72
20）ソールトの議論については，ナッシュ（1999）『自然の権利』第一章「自然権」から「自然の権利へ」pp.86-98を参照した．
21）レーガン（1995）は，主体性ある生命としての自己意識をもつ動物のみが権利を持つとし，原則的に1歳以上の哺乳類だけに権利を認めているようである．それ以

外の動物の権利の擁護に関しては，判断を保留している感がある．
22) レーガン (1986) 戸田清訳「動物の権利」，及び，レーガン (1995) 青木玲訳「動物の権利の擁護論」を参考にした．
23) Taylor (1986)
24) キャリコット (1995)
25) レオポルド (1995), (1997)
26) レーガン (1995) pp.34-35
27) 「比較環境倫理学」の全体像は，キャリコット (2009)『地球の洞察』に著されている．この本におけるキャリコットの考え方は，極端な生命圏共同体主義よりも，寧ろ生命中心主義と袂を連ねるものであるように見受けられる．
28) 「動物の愛護と適切な管理：動物の適正な取扱いに関する基準等」http://www.env.go.jp/nature/dobutsu/aigo/1_law/baseline.html（環境省 web site 内）
29) 動物愛護法の目的は，動物の愛護と動物の適切な管理（危害や迷惑の防止等）に大別できる．対象動物は，家庭動物，展示動物，産業動物，実験動物等の人の飼養に係る動物である．
30) 例えば，動物園訪問者のうち，96％が娯楽のため，4％が教育目的で来園している．野生生物を保護し，生物多様性を維持するという目的を掲げている園もあるが，実際に用いられている予算は僅かであり，1900年以降の野生復帰計画性効率は，16/145個体 (11％) にとどまる．動物園の設置目的はほぼ「人間の（娯楽の）ため」といえるであろう．（ベコフ (2005) pp.116-120）
31) Kishida and Macer (2003) は，家族で畜産業を営む農業従事者5名を対象とした聞き取り調査を行っている．「あなたは，飼っている動物のことが好きですか？」という質問に対して，農業従事者たちは，「好き」という答えの根拠として，経済的理由以外に，「私たちと同じ生き物だから」，「動物は決して裏切らないから」という理由を挙げている．また，彼らのうち3名は，「動物を屠殺することを申し訳なく思うし，罪の意識を抱いている」と答えた．
32) 熊本市動物愛護センターは，「動物の愛護」の考えに基づき，2002年より「殺処分0」を目標に掲げた取り組みを続けている．1998年度には969匹に上っていた犬の処分数は，2008年度には71匹にまで減少している．新しい飼い主に譲渡される割合も，全国1位の高水準である．
33) 判断能力の基準は，赤林編『入門・医療倫理I』の第9章「インフォームド・コンセント2」を参考にした．（執筆者：水野俊誠）
34) ただし，実験動物への介入の目的のほとんどは人間の幸福のために行われているものと考えられるが，中には他の動物の幸福に資するための実験というものも含まれている．それらの実験動物への操作は，当該動物自身のために行われるものではないにせよ，「動物への医療・ケア」とつながり得る．
35) 菊池 (1968)『社会法の基本問題』「社会法と社会保障法」pp.121-139

引用・参考文献

Bentham, J. (1789) *The Principles of Morals and Legislation*. London: Printed for T. Payne.

(Republished 1988. New York. Prometheus Books)(山下重一訳「道徳及び立法の諸原理序説」関嘉彦編『世界の名著38　ベンサム　ミル』中央公論社, 1967年)

Iliff, S. A. (2002) Remembering the Animals. *ILAR Journal*. 43. 38-47

Kishida, S. and Macer, D. (2003) "Peoples' Views on Farm Animal Welfare in Japan," in *Asian Bioethics in the 21st Century*. Eubios Ethics Institute. (http://www.eubios.info/ABC4/abc4335.htm)

Regan, T. (1983) *THE CASE FOR ANIMAL RIGHTS*. Berkeley and Los Angeles, California: University of California Press.

Singer, P. (1973) *Animal Liberation*. New York.(戸田清訳『動物の解放』技術と人間, 1988年)

Singer, P. (1993) *Practical Ethics second edition*. New York: Cambridge University Press.(山内友三郎・塚崎智監訳『実践の倫理』[新版] 昭和堂, 1999年)

Taylor, P. W. (1981) "The Ethics of Respect for Nature," in *Environmental Ethics*, Vol.3, No.3, Fall, pp.197-218.

Taylor, P. W. (1983) "In Defense of Biocentrism," in *Environmental Ethics*, Vol.5, No.3, Fall, pp.237-243.

Taylor, P. W. (1986) *RESPECT FOR NATURE A Theory of Environmental Ethics*. UK: Princeton University Press.(松丸久美訳「生命中心主義的な自然観」(小原秀雄監修『環境思想の系譜3　環境思想の多様な展開』東海大学出版会, 1995年, pp.92-95)

青木人志 (2009)『日本の動物法』東京大学出版会
赤林朗編 (2005)『入門・医療倫理Ⅰ』勁草書房
安彦一恵 (2008)「「人間中心主義 vs. 非人間中心主義」再論」『DIALOGICA』第11号, 滋賀大学教育学部倫理学・哲学研究室, pp.95-124
伊勢田哲治 (2008)『動物からの倫理学入門』名古屋大学出版会
今村英成 (2000)『へそ曲がり獣医さんの動物福祉論』株式会社アニメック
岡本裕一郎 (2002)『異議あり！　生命・環境倫理』ナカニシヤ出版
菊池勇夫 (1968)『社会法の基本問題』有斐閣
鬼頭秀一 (1995)「第1部　環境と倫理　解説」(小原秀雄監修『環境思想の系譜3　環境思想の多様な展開』東海大学出版会, pp.8-20)
鬼頭秀一 (1996)『自然保護を問いなおす——環境倫理とネットワーク』ちくま新書
キャリコット, J. B.(1995)「動物解放論争——三極対立構造」千葉香代子訳(小原秀雄監修『環境思想の系譜3　環境思想の多様な展開』東海大学出版会, pp.59-80)
キャリコット, J. B.(2009)『地球の洞察　多文化時代の環境哲学』山内友三郎　村上弥生監訳　みすず書房
鯖田豊之 (1966)『肉食の思想　ヨーロッパ精神の再発見』中公新書
シンガー, P. (1986)「プロローグ・倫理学と新しい動物解放運動」(シンガー, P.編『動物の権利』戸田清訳　技術と人間, pp.17-31)
中野健司監修 (1988)『実験動物入門——初めて動物実験を行う人のために』川島書店

ナッシュ，R. F.(1999)『自然の権利——環境倫理の文明史』松野弘訳 ちくま学芸文庫
ベコフ，M.(2005)『動物の命は人間より軽いのか』藤原英司 辺見栄 共訳 中央公論社
レーガン，T.(1986)「動物の権利」(シンガー，P. 編『動物の権利』戸田清訳 技術と人間，pp.35-56)
レーガン，T.(1995)「動物の権利の擁護論」青木玲訳(小原秀雄監修『環境思想の系譜 3 環境思想の多様な展開』東海大学出版会，pp.21-44)
レオポルド，A.(1995)「自然保護——全体として保護するのか，それとも部分的に保護するのか」鈴木昭彦訳(小原秀雄監修『環境思想の系譜 3 環境思想の多様な展開』東海大学出版会，pp.45-58)
レオポルド，A.(1997)『野生のうたが聞こえる』新島義昭訳 講談社学術文庫 講談社

【WEB SITES】
The Aldo Leopold Foundation http://landethic.com/ (2009/11/27 確認)
AWIC (Animal Welfare Information Center)
http://awic.nal.usda.gov/nal_display/index.php?info_center=3&tax_level=1 (2009/11/26 確認)
FAWC (Farm Animal Welfare Council) http://www.fawc.org.uk/ (2009/11/26 確認)
Japan Animal Police http://www.animalpolice.net/ (2009/11/29 確認)
Net Vet Veterinary Resources http://netvet.wustl.edu/ (2009/11/26 確認)
UFAW (Universities Federation for Animal Welfare)
http://www.ufaw.org.uk/ (2009/11/26 確認)
WSPA International (World Society for the Protection of Animals)
http://www.wspa-international.org/ (2009/11/26 確認)
WVA (World Veterinary Association) http://www.worldvet.org/ (2009/11/26 確認)
今村英成 へそ曲がり獣医のホームページ
http://www4.ocn.ne.jp/~animals/index-32.html (2009/11/26 確認)
環境省 http://www.env.go.jp/ (2009/11/29 確認)
社団法人日本獣医師会 http://nichiju.lin.go.jp/index.php (2009/11/26 確認)
社団法人日本動物福祉協会 http://www.jaws.or.jp/ (2009/11/26 確認)
法令データ提供システム http://law.e-gov.go.jp/cgi-bin/idxsearch.cgi (2009/11/26 確認)

第 III 部

看護とケア

第9章　看護職の専門性を生かす
――患者の安全・安心の確保のために――

石井トク

I. はじめに

　昨今の生命科学・医療科学技術の急速な進展に伴って，医師の特権である「医行為」とは何かを問わざるをえない時代を迎えている。また，看護職も，医師の補助者ではなく，医療従事者として看護の独占業務を有し，医師と協働して業務を遂行している協働関係であることを社会に説明する責任がある。これらの状勢を鑑み，「医師及び医療関係職と事務職員等との間等での役割分担の推進について」の通知が厚生労働省からだされた（政発第 1228001 号 平成 19 年 12 月 28 日）。また，日本学術会議健康・生活科学委員会看護学分科会は，「看護職の役割拡大が安全と安心の医療を支える（平成 20 年 8 月 28 日）」と題して国に提言した。本提言は，社会の人々の健康の要求に対して，看護職がいかに答えてきたのか，さらに多様化・個別化する健康問題の課題に対する看護職の役割と，その責任に対する表明である。
　そこで，本章では看護職（保健師・助産師・看護師・准看護師）の身分と業務を規定する保健師助産師看護師法（以下，保助看法と略）に焦点をあて，看護職が有する専門性とこれから担う責務について私見を述べたい。

II. チーム医療の成熟

　医療は「チーム医療」でなければ機能しない。昨今の多様な疾病構造の変化と，急速な少子高齢化社会は，健康観の変化と共に医療費増大にも拍車をかけ，医療危機にありながら，依然としてチーム医療は未熟のままである。

すでに1950年代に米国で発祥した「バイオエシックス」に、患者を主体とした医師と看護師関係の原点である「チーム医療」がみられる。昨今では専門化された種々の分野の医療関係者らが、協働して患者の健康回復にあたる医療の形態として定着してきたが、機能しているとは言いがたい。また、在宅医療は「多専門職連携」でなければ機能しないことが明白となり、それを契機に「多専門職連携」の重要性が認識されている。

同様に、医療機関では、医師と看護師の連携がなければ医療（看護を含む）は機能しない。また、患者の安全性も保障できない。医師、看護師らは自らの業務に誇りを持ち、お互いの業務を理解し、尊重しなければ、信頼関係が要であるチーム医療は成り立たない。そこで、看護職の身分法、業務法である保助看法に規定されている看護職（保健師、助産師、看護師、准看護師）の職種が有するそれぞれの法的業務と責任について述べる。

（1） 医療の特性

チーム医療の中でも、特に医師と看護師との連携は欠かせない。医療の構造は、どの健康レベル（急性状態・回復状態・慢性状態・進行状態・末期状態）においても医師のキュアと看護師のケアの提供が不可欠であるからである。ただ、健康レベルによってキュアとケアの占める割合が異なるだけである。例えば緊急時の救命に必要な措置は、医師の治療行為で占められることが多いが、治療を受ける患者の心身の状態を観察し安寧を図り、ケアするのは看護師の役割である。末期状態にある患者の場合は、看護ケアが占める部分が多いが、病性の疼痛緩和には薬剤と看護の医療行為が不可欠である。医師と看護師双方の業務の協働が患者にとって最善の医療の提供といえる。

（2） チーム医療と情報伝達の不備

医療がキュアとケアで構成され、それぞれの専門性による統合した実践活動、つまり、チーム医療の重要性を認識していても、臨床の実態をみるかぎり、十分に機能しているとはいえない。その一つに情報の伝達がある。医師と看護師間の患者情報の伝達、医師間、看護師間においても患者情報の伝達の不備がみられる。情報伝達不備、あるいは情報不足からアセスメントを誤っ

た場合，医療事故が発生する。患者情報が適切でない，情報を共有できないということは，チーム医療が成熟していない証しである。その原因は，医療スタッフ自身が，医師・看護師の業務責任を理解していないか，それぞれの業務を尊重する姿勢に欠けているからである。これはパターナリズムが強い医療施設にみられる現象である。このような医療施設は，医療および看護システムに問題があるので，容易に医療事故を誘発しやすい。

Ⅲ. 医師と看護師の法的業務責任

（1） 医療事故と協働関係

従来，医師・看護師に対する医療事故関連の教育は，いかに医療事故を隠蔽するか，訴えられないようにどのように対応するかに主眼がおかれていた。その弊害が，昨今の医療事故の続発である。今，最も重要なことは医療スタッフ意識の変革である。「訴訟」の予防ではなく，医療事故そのものの予防である。かえがたい個々の人生をもつ患者の生命に尊重と畏敬の念をもつことができれば，医療事故に目を背けず，真剣に向かい合うことができる。この姿勢があれば，無用な医事紛争も避けることができる。医療の進展によって，医療環境の変化は著しい。患者も主体的に医療に参加し，患者中心の医療に変化している。1984 年，「患者の人権宣言（案）」に示された，①個人の尊重，②平等な医療を受ける権利，③最善の医療を受ける権利，④知る権利，⑤自己決定権，⑥プライバシーの権利は，今や，医療スタッフの義務としてとらえられ，インフォームド・コンセント，さらに，診療記録等の開示に発展した。

（2） 医師と看護師の法的業務責任

医療は医師が行う診断と治療，つまり診療（絶対的医行為），看護師が行う看護ケア（絶対的看護行為）と，診療の一部を担う相対的医行為および相対的看護行為で成り立っている。これについては後述する。

医師の身分と業務は医師法（昭和 23（1948）年 7 月 30 日法律 201）に，看護師の身分と業務は保助看法（昭和 23 年 7 月 30 日法律 203）に定められてい

る。したがって，医療事故が発生した場合，医師は医師法，看護師は保助看法が注意義務の根拠となる。

① 医師の法的業務責任

医師の任務として「医師は，医療及び保健指導を掌ることによって公衆衛生の向上及び増進に寄与し，もって国民の健康な生活を確保するものとする（医師法第1条）」と定められている。

医師法第17条（医師の業務独占），18条（名称独占）によって医師の身分が保障され，医師でなければ医療行為はできない。その他19条（応召義務），20条（無診療治療），21条（異状死体等の届出義務），22条（処方箋の交付義務），23条（保健指導を行う義務），24条（診療の記録及び保存義務）がある。これら条文に医師が違反すれば，医師の業務違反となる。医療事故で，問題にされるのが第21条の異状死体等の届出義務である。「医師は死体又は妊娠4月以上の死産児を検案して異状があると認めたときは，24時間以内に所轄警察署に届け出なければならない」。同様な条文は，助産師の義務として保助看法に規定されている。届け出の義務については否定的議論があるが，医療事故だけではなく，犯罪が絡んでいる可能性などから削除することはできないという意見が多い。むしろ，その後の警察の対応方法に検討の余地が残されているといえよう。

また，療養，保健指導は第23条に「診察をしたときは，本人又はその保護者に対し，療養の方法その他保健の向上に必要な事項の指導をしなければならない」と規定している。なお，保健指導については，保助看法に保健師，助産師の定義として述べられていることから，保健師，助産師の独占業務でもある。

また患者に対する説明義務として，次の条文がある。医療法第1条4項「医師，歯科医師，薬剤師，看護師その他の担い手は，医療を提供するに当たり，適切な説明を行い，医療を受けるものの理解を得るよう努めなければならない」とし，インフォームド・コンセントの役割を看護職も担うことになった。

② 「手足論」の是正
　1）　いわゆる「手足論」が，まかり通ったのは何故か
　「手足」とは，「ある人の思いどおりに動く者」という意味である。それがなぜ，医師・看護師の業務関係を称する代名詞となったのであろうか。その由来は判例の解釈にも一因がある。医師と看護師の教育制度の相違，医療での現象に見た第三者の主観的解釈，さらに男尊女卑の社会的認知の影響も無視できない。代表的な判例として，患者が睡眠中に火傷を負ったとして看護婦の過失が問われた昭和 33（1958）年の術後の湯タンポ火傷事件（京都地裁，昭和 40（1965）年 1 月 14 日）がある。「本件の病院では完全看護の制度を採用せず，患者の身の周りの世話一切は，患者自身または付添い婦に一任され，患者も入院当初からこのことは十分に承知していたと考えられるため，看護婦の義務は，医師の指示に基づく患者のための医療行為に限られていた」と判決し，看護婦の過失を否定した。
　2）　「過失競合」における「監督過失」
　過失の発生について複数の行為者の過失が競合する，いわゆる「過失競合」の中で，複数の過失行為者の間に，監督者，被監督者という上下関係のある場合がある。そこで，①直接行為の過失行為に接着した時点での指示，監督の不適切さが問われる場面では予見可能性，信頼の原則から問題にされ，一方②人的，物的な安全体制の不備が問われる場合は，実行行為性や，義務違反と結果の関連性が問題とされた。このような監督過失が問題とされるようになったのは，昭和 40 年代以降である[1]。
　「湯タンポ火傷事件」の判決は，監督者，監督される者の上下関係を基軸にした「監督過失」を医療における医師・看護師関係に用いたことから，その後の判旨となり，いわゆる「手足論」に結びついたと思われる。
　チーム医療の機能に「上下関係」はなじまないだけではなく，逆にチーム医療の機能を阻害し，患者の安全を脅かすことになる。過失は，医師が全ての責任を担うものではなく，チームメンバーである個々の責任である。信頼の原則を基に「協働過失論」から医療の質を論じることが，安全への担保に繋がると考える。

IV. 看護職と保健師助産師看護師法

(1) 制定の経緯の概要

日本の看護制度の経緯をたどり，これからの看護と，看護職の在りようを考えたい。

わが国の看護職の法制度は，1899（明治32）年の産婆（助産婦）規則が最も古く，次いで1915（大正4）年の看護婦規則，1941（昭和16）年の保健婦規則である。終戦後，新憲法の制定に伴う各分野での立法措置の一環として，1948（昭和23）年，3つの職種を1本にした保助看法が制定された。

1945（昭和20）年，GHQ（General Head Quarters）の指導の下に，看護制度審議会が設置され，看護の独自性と専門性を理念とした看護教育制度が検討された。

当時，アメリカでは，看護師を専門看護師として定義していた（専門看護師の定義 American Nurses Association, 1932）。「専門看護師は，科学的な医学の原理に基づき，知的な能力，態度，技術の融合したものである，これは，州によって認められた病院を有する看護学校において所定の課程を修めることによって得られ，そして，免許を与えられた個人によって，治療医学あるいは予防医学と関連して実践されるものである。したがって，専門看護師とは，州の登録に必要なすべての法律上の要件に適合し，その専門知識と法的身分によって実践し，あるいは職についている者である」。

また，看護と医業との関係については，「病人の健康回復のためには，診断に基づく治療と，治療下にある個人が治療を有効にうけいれる状態をつくるための世話である看護とが重要であることから，医業と看護は均衡を保ちつつ相互に協力体制をとって目的である病人の健康回復を完遂すべきものである。したがって，両者は上下の関係ではなく，それぞれ専門性をもつ横列の関係で協力態勢をとる」と見解を示した上で，医業と看護の関係を明確にし，その上で「"看護は芸術である nursing is an art" "看護は科学である Nursing is a science" "看護は専門職である Nursing is a profession"」と述べていた。

このような理念の下に，保健婦・助産婦・看護婦を一本化した保健婦助産婦看護婦法（昭和23（1948）年7月30日法第203号）が制定された経緯がある。しかし，その理念と，当時の我が国の看護の乖離は著しかった。看護婦の養成は，国の有事と無関係ではない。明治時代の初期における看護教育は，日清戦争，さらに第二次世界大戦争の拡大によって，入学年齢と教育期間が引き下げられた。戦時特例として，高等小学校卒業者を対象とした短期の看護婦養成も行われていたからである。

　本法の第1条「保健婦，助産婦及び看護婦の資質を向上し，もって医療および公衆衛生の普及向上をはかるのを目的とする」は，目的条文として違和感を覚えるが，当時の看護指導者らの看護職の質に対する熱い思いを感じることができる。保助看法は，医療従事者の専門職である保健婦，助産婦，看護婦の身分法であり，また業務法であるために，その要件となる「高い教育水準」と「身分・資格の確立」を図る必要があったからである。

　教育水準を高めるために保健婦，助産婦，看護婦の教育機関は文部大臣または厚生大臣の指定とし，入学資格は高等学校卒業以上とした。また身分資格の担保として，指定教育機関を卒業または必要期間終了した者は，国家試験に合格し，国家登録を行ってその身分を確立し，看護職の職種と業務内容を，下記のように定めた。

　①保健婦，助産婦，看護婦の資質の向上を担保するために，免許を受ける資格を相当程度高めた。従来の規則では免許を得るために必要とされた学校・試験の内容は必ずしも満足なものではなかったことから，本法では，看護婦を甲種と乙種に分け，甲種看護婦，保健婦および助産婦は，文部大臣または厚生大臣の指定した新制大学程度の教育機関を卒業，国家試験を受け，合格者に厚生大臣が免許を与えることにした。

　乙種看護婦については文部大臣または厚生大臣の指定した新制中学校程度の学校を卒業，都道府県知事が行う試験の合格者に都道府県知事が免許を与えることにした。

　②業務内容において，保健婦，助産婦および甲種看護婦については，それぞれ従来の保健婦，助産婦および看護婦と実質的に異ならないので，助産婦は保健婦と同様に甲種看護婦の業務をなすことができるとした。

乙種看護婦については業務内容を一部制限し，（急性かつ重傷の傷病者またはじょく婦を除く）一般の傷病者に対する療養上の世話又は診療の補助とし，甲種看護婦の指示をうけることとした。

③それぞれの免許は，従来は就業を条件とするいわゆる業務免許であったが，就業の有無を問わない資格免許とし，登録後は終身資格が与えられるとした。

以上のように，新看護制度は看護婦の基礎教育を高等学校卒業とし，大学入学と同資格に定めたのであるが（甲種看護婦），その当時の高卒者数では，看護婦の需要に添えないとの懸念から，高校卒の看護婦（甲種看護婦）と中学卒の看護婦（乙種看護婦）という2種類の看護婦を養成することとなった。当時GHQらは，College（単科大学）を日本の看護に導入する意向を示したが，日本の実態に沿って断念した。さらにその後甲種看護婦と乙種看護婦を廃止し，乙種看護婦を「准看護婦」と名称変更し，しかも，業務内容を看護婦と同様にしたことは，看護の後退と言っても過言ではない。

その後，今日まで一部改正が数回行われたが，業務の責任を論じる点で重要な改正をあげたい。その1つは第2次改正（昭和26（1951）年4月）で，先に述べたように甲種看護婦，乙種看護婦を廃止して「看護婦」とし，あらたに准看護婦の制度を取り入れたことである。しかし，甲・乙種看護婦の業務内容の区分が生かされず，准看護婦には業務制限をしなかった。

次いで第3次改正は，2次改正後わずか7か月後に施行（昭和26（1951）年11月）された。その内容は，旧制度看護婦は国家試験および講習会を受けることなく厚生大臣の免許を得ることができるというものであった。

1）第2次・3次改正の与えた影響と混乱

法改正は，看護婦の社会的地位の低下となった。先人の悲願であった同法の目標である高い教育水準，身分，資格の確立にはほど遠くなり，医師の従属者となったことは否定できない。看護婦と紛らわしい名称の無資格者，助産婦と紛らわしい名称の無資格者は，未だに存在する（平成13（2001）年に法改正）。前述したように，看護婦，保健婦，助産婦の定義には，「医師の指示」の文言はないが，あらたに導入された准看護婦は，乙種を踏襲したので，同法第6条に医師・看護婦の指示によって看護業務を行うという「指示条文」

がある。この条文を医療界が遵守しないことによって，看護師の指示を受けなければならない准看護師が，看護師のリーダーになるという事象も生じている。

2）現行の看護職の定義（保助看法）

現行の保助看法は昭和23（1948）年7月30日に制定されたものである。その後，一部改正が行われたが，看護職の定義はつぎの通りである。

第2条 この法律において「保健師」とは，厚生労働大臣の免許を受けて，保健師の名称を用いて，保健指導に従事することを業とする者をいう。

第3条 この法律において「助産師」とは，厚生労働大臣の免許を受けて，助産又は妊婦，じょく婦若しくは新生児の保健指導を行うことを業とする女子をいう。

第5条 この法律において「看護師」とは，厚生労働大臣の免許を受けて，傷病者若しくはじょく婦に対する療養上の世話又は診療の補助を行うことを業とする者をいう。

第6条 この法律において「准看護師」とは，都道府県知事の免許を受けて，医師，歯科医師又は看護師の指示を受けて，前条に規定することを行うことを業とする者をいう。

③ 平成13年の保助看法一部改正
1）名称変更

平成13（2001）年12月12日，保助看法が一部改正され，それぞれの看護職の名称が「婦」から「師」になった（平成14（2002）年3月1日施行）。

2）保健師・看護師・准看護師の秘密保持義務

医師，薬剤師，助産師等の守秘義務は，刑法第134条で規定しているので，医師法や，薬剤師法などでは，秘密保持規定を特に定めていない。「個人情報保護基本法」に合わせ，刑法で定められている助産師以外の看護職は，平成13年，保助看法に「保健師，看護師，准看護師に対する秘密保持義務（第42条の2）」が付け加えられた。「保健師，看護師又は准看護師は，正当な理由がなく，その業務上知り得た人の秘密を漏らしてはならない。保健師，

看護師又は准看護師でなくなった後においても,同様とする」と定められている。違反に対する処罰規定は「第42条の2の規定に違反して,業務上知り得た人の秘密を漏らした者は,6月以下の懲役又は10万円以下の罰金に処する」(同法第44条の3)とされた。

本条は,現職にある時はいうまでもなく,職を離れた時にも適用されるという厳しいものである。これに反すれば処罰として懲役がある。職業倫理が法によって規制されたといえよう。なお,理学,作業療養士等のコメディカルにも同様に秘密保持の規定が定められたが,罰金のみで懲役は科されてはいない。看護職は医師と同様に重要な個人情報を知ることから,漏洩の影響を勘案したといえる。

その他の改正は次の通りである。保健師と助産師はそれぞれの国家試験と共に看護師の国家試験にも合格しなければならない(第7条)。

行政処分では戒告,3年以内の業務の停止,免許の取り消し(第14条),行政処分者に対する再教育研修(第15条2)。

紛らわしい名称の禁止である「保健師,助産師,看護師,准看護師の紛らわしい名称の禁止(第42条3, 2, 3, 4)」は,名称独占といえる。このことは看護職の資格(職種と氏名)を患者および家族に明示しなければならないということであり,自らの看護行為に責任を持つということでもある。

(2) 看護師資格を有する「保健師」と「助産師」
① 保健師と助産師に関する保助看法一部改正

保助看法が定めている看護の職種は,保健師(同法2条),助産師(同法3条),看護師(同法5条),准看護師(同法6条)である。看護師の業務は,①傷病者,もしくはじょく婦に対する療養上の世話,②診療の補助である。同法の一部改正によって,平成20(2008)年4月から保健師,助産師は,看護師の国家試験合格が必須条件となった。昭和23(1948)年の新制度では保健師及び助産師の教育は6ヵ月以上であったが,実態に沿い1年以上の教育をしていた教育機関もある。また,該当する養成機関への入学者は,看護の教育を修了し看護の国家試験合格と看護師免許を有していることを要

件とした。しかし，現在の大学では，看護師と保健師科目（必修）さらに助産師に必要な科目（選択）を4年間で修了することになるので，看護師，保健師，助産師の国家試験は同時期となる。したがって，保健師あるいは助産師の国家試験は合格したが，看護師は不合格という事態も生じていた。しかし臨床の看護部長は安全の観点から看護師の合格，免許を条件とし保健師，助産師としての業務は避けていた。本規定によって，長年の不条理は解決され，看護学教育は，看護が基礎教育であることを明らかに示したことになる。翌年の平成21（2009）年7月には，保健師，助産師の教育期間「6ヵ月以上」を廃止し，「1年以上」と法的に定められた。昨今，大学の自治により，助産師教育は大学院の修士課程（2年）で教育されはじめている。法的に1年以上と規定されたことによって，保健師，助産師は専門職として名実ともに業務の実践に責任を担うことになる。

② 保健師業務と医師との協働

保健師に対する医師の指示条文があるが，次のように解するのが通常である。

1） 保健師に対する主治医の指示

「保健師は，傷病者の療養上の指導を行うに当たって主治の医師又は歯科医師があるときは，その指示を受けなければならない（保助看法第35条）。」

保健師の独自の業務は，住民の健康の維持，増進などに関する保健指導である。しかし，主治医のもとで管理されている在宅患者に対しては主治医とよく連携しながら，その患者の疾病に応じた適切な保健指導をしなければならないのであって，保健師の業務の制限を定めたものではない。

2） 保健師に対する保健所長の指示

「保健師は，その業務に関して就業地を管轄する保健所の長の指示を受けたときは，これに従わなければならない。ただし，前条の規定の適用を妨げない（保助看法第36条）。」

保健所が行う国民の健康管理は，国の健康行政の方針を受け，さらに，その管轄の住民の健康問題の査定によって保健所長が方針を決定する。したがって，その管轄に就業する保健師はその保健所長の方針に従って住民のための健康管理を行う。これが法でいうところの保健所長の指示である。例えば，

新型インフルエンザなどの伝染病などの流行に対して，保健所長の方針に従うことは当然なことである。しかし，保健師の独自の業務である健康計画，保健指導の内容にまで保健所長の指示が必要であるという規定ではない。また，患者の疾病上の保健指導に関しては，主治医との連携が優先されるのであって，保健所長の指示によって制約をうけることはないとし，かつ主治医との連携を強調したものである。

　3）　保助看法第37条と保・助・看・准看護師と医師の指示

　保助看法第37条には「保健師，助産師，看護師又は准看護師は，主治の医師又は歯科医師の指示があつた場合を除くほか，診療機械を使用し，医薬品を授与し，医薬品について指示をしその他医師又は歯科医師が行うのでなければ衛生上危害を生ずるおそれのある行為をしてはならない。ただし，臨時応急の手当をし，又は助産師がへその緒を切り，浣腸を施しその他助産師の業務に当然に付随する行為をする場合は，この限りでない」と規定している。本条は次の4点の内容が含まれている。①包括的指示，②危害行為の禁止，③緊急時の応急処置の正当性，④助産師の助産業務である。

　医師の中には本条を誤って解釈し，看護師・准看護師に指示さえすれば，医療行為をさせることができると誤認し，また，医師の指示があればそれに従うのが当然だと思い込み，疑問も有せず，患者に対する危害への危機感もなく医療行為をする看護師・准看護師もいる。この場合の例外は，次に述べる緊急時の応急措置だけである。

　看護師が医行為を行うには医師の指示が必要である。しかし，患者の緊急時には，医師の指示がなくても救命のための応急処置ができる。むしろ，医療の専門職として積極的にしなければならない行為でもある。

　臨時応急の刑法の要件は次の通りである。

① 自己または他人の生命，身体，自由，財産にさし迫った危難が現に存在する。
② 危難を避けるためにやむを得ない行為であり，他に方法，手段があればそれによる。
③ その処置は避けようとした害をこえた害を与えない。

　なお，応急手当は一時的な医療的処置であるので，早急に医師に連絡，状

況に応じて適切な施設に収容するための連絡まで含まれる。
　4）「包括的指示」
　チーム医療の推進に関する検討会では，包括指示について言及している。「保助看法第 37 条に規定する医師から看護師への「指示」については，看護師が患者の状態に応じて柔軟に対応できるよう，患者の病態の変化を予測し，その範囲内で看護師が実施すべき行為を一括して指示する」ことを「包括的指示」としている。
　なお，米国等の高度実践看護師 APN（Advanced Practice Nurse）は，プロトコールでの裁量性の範囲が広い。わが国が推進しているナース・プラクティショナー（NP）も同様に高度看護教育を見直し，裁量の幅を拡大することによって，看護師が有する役割を充分に発揮し，社会に貢献しようとするものである（後述する「相対的看護業務」の拡大でもある）。
　一方，助産師の業務は，医行為として解されている[2]ので，37 条の但し書きによって，助産行為の裁量性を法的に定めている。
　③　助産師の法的業務
　保助看法第 3 条には，「助産師とは厚生労働大臣の免許を受けて助産，又は妊婦，じょく婦若しくは新生児の保健指導を行うことを業とする女子をいう」とあり，助産師として，助産（妊婦，産婦，じょく婦，新生児）と助産に付随する業務を行う法的責務がある。助産師が行う助産行為は医療行為と解されているので，それに伴い助産師だけに定められた業務規定がある。妊産婦の診察の求めに応じる応召義務（同法第 39 条 1），証明書の交付義務（出生証明書，死産証明書，死胎検案書：同法第 39 条 2），異常死産児の届出（同法第 41 条），助産録の記録と保存義務（同法第 42 条）である。これらの条文に示すように，助産師の業務は専門性の高い職種として位置づけられている。その事由は妊産婦の生理的状況は，通常とことなる亜領域の状態にあるので，正常から容易に逸脱し，異常に移行しやすいからである。それも瞬時におき，その転機は死亡に直結する。助産師に求められる異常の早期発見，急速な異常発生に対する措置及び応急手当は当然の義務であり「臨時応急に対する手当（本法第 37 条，第 38 条）」として規定されている。
　近年，准看護師に助産行為を行わせ母体の死亡に至った事件（堀事件）は，

社会に多大な影響を与えた。本事例は，刑事責任と共に「助産師でない者は第3条に規定する業をしてはならない（第30，43罰則）」に牴触し，行政処分の対象となる。「但し，医師法の規定に基づいて行う場合は，この限りでない（参照医師法17条）」。この但し書きは，助産は医業の一部をなすので，医師は助産業務ができるということである。医師の指示は，第6条（准看護師）に規定する診療の補助の範疇であり，さらに診療の補助の制限として第37条がある。

ちなみに，医師，歯科医師は看護師，准看護師の業務ができる（同法第31条，第32条但し書き参照，医師法第17条，歯科医師法第17条）。昨今，医学生に看護学と実習を実施する大学が散見されるようになった。法に適うだけではなく，医療の進展に即した対応であろう。

周産期医療における事故の被害者は母と子の2人であり，その2つの生命に侵襲を与えるという「結果」の重大性がある。病者の入院ではなく，新しい児の誕生を家族が迎える喜ばしい状況であっただけに，一転して事故が起こった場合の母子，家族に与える影響は強い。通常の医療事故の場合は，個体の障害または死亡の2通りであるが，母と子の場合は，①母親の死亡，②母親の障害，③児の死亡，④児の障害，⑤母児双方の死亡，⑥母親死亡・児障害，⑦児死亡・母親障害，⑧母親と児の障害，など8通りの場合を示すのが特徴である。

女性にとって妊娠・分娩は，人生の「危機状況」にあると注目されているにもかかわらず，生理的現象として，医療従事者が軽んじているのが実態である。この認識の誤りは是正されることなく，むしろ増長している感を拭い去ることができない。

しかし，診療記録の開示が急速に普及しつつある現在，安全管理の観点から，周産期医療に従事している職種の診療記録の開示が要求され，産科医，助産師，個々の質も評価されることになった。

④ 「助産」の法的意味

1） 助産師の業務独占

「助産師」の資格がなければできない医療行為がある。これを助産師の業務独占という。いわゆる助産と保健指導と称される領域である，つまり，①

妊娠の診断と保健指導，②妊娠経過中の母児の健康診断と保健指導，③分娩介助，④分娩第4期の母体の健康診断と保健指導，⑤出産直後の新生児の健康診断と異常の早期発見，⑥褥婦の健康診断と保健指導である。

特に，褥婦と新生児は，妊娠・分娩による母児の侵襲による負荷の軽減まで含まれると解されるので，退院時期の決定，退院時の保健指導，在宅での育児に関する保健指導，父親，家族への保健指導等は，助産師の業務上の責任である。

2）　助産師と保助看法第37条の解釈

保助看法第37条には「……衛生上危害を生ずる虞のある行為をしてはならない……」として但し書きに「臨時応急の手当てをなし，または助産師がへそのおを切り，かん腸を施し，その他助産師の業務に当然付随する行為をなすことは差し支えない」としている。

つまり，助産師が行う助産および助産業務は，医師の指示を必要としないというものである。助産業務の独自性を保障した条文であり，開業権（医療法第2条，3条3項）となっている。

つまり，助産師は母児の健康診断に責任を有し，的確なアセスメント（助産診断）を行い，異常の早期発見に努めるための専門的知識と技術が要求される。言い換えれば，注意義務とされるところの危険予測と危険回避である。その医療水準は，産科医師と同様である。

看護師の注意義務水準は，時代の影響を強く受けているのに対し，助産師の法的責任は一貫している。しかし，判例において混乱がみられるのは，病院に勤務する助産師の意識の問題と，医師との連携不備である。産科医療事故にかかわる注意義務は，勤務場所を問わず，助産師の「助産業務」であり，産科医師との共同責任が問われることがあっても，看護師の過失に適応される医師の監督指導責任は，助産師には適用されない。

3）　助産師と保助看法第38条（異常妊産婦の処置禁止）の解釈

本条には「助産師は，妊婦，産婦，じょく婦，胎児又は新生児に異常があると認めたときは，医師の診療を求めさせることを要し，自らこれらの者に対して処置をしてはならない。但し，臨時応急の手当ては，この限りではない」と規定している。

本規定は助産師のみに対する規定である。助産師は，正常妊産じょく婦及び新生児に対して裁量権がある。しかし，前述したように正常から逸脱し異常に移行しやすい特性から，妊産じょく婦及び胎児，新生児の異常を「早期に発見」する専門的知識及び技術力が求められている。「異常があると認めたとき」に医師の診察を請わしめ，医師と協働して侵襲を最小にとどめることに努め，救命に全力を努めなければならない。

　そこで，「正常からの逸脱のアセスメント」能力を法的に注意義務とし，異常を早期に認める義務と，医師との協働も注意義務としたものである。また，周産科医療の緊急性を有する特性から，臨時応急の措置を認めている。

　これによって，法的に母児の安全性を担保している。本条に示した助産師の「異常」のアセスメント能力と技術力は，その時代の医療水準によって判断される。それゆえ，医学科学技術の進展にそった日々の研鑽が義務となるのである。将来的には，終身免許から更新制度となろう。

(3) 看護師の業務

① 医療の形態「治療と看護」

　保助看法の看護師の法的業務は，①療養の世話と②診療上の補助（医療の一部を担う）である。医療はキュアとケアの要素で形成されている。つまり，患者の健康状態によって医師が行うキュアと看護師の行うケアが常に連動して行われている。したがって，医師と看護師は対立関係ではなく，協働関係によって患者に適切な医療を提供しなければならない。

② 医療における医師と看護師の法的業務

　医師は医師法第17条に「医師でなければ医業をなしてはならない」と規定されている。また，判例・学説では医業とは医行為を業とすることであり，医行為とは医師の専門的知識及び技術をもってしなければならない危険な行為をいう。そして，業とは反復することであるが，1度でも意思を有して行えば業と解される。

　看護師は，保助看法第5条に「看護師とは，厚生労働大臣の免許を受けて，傷病者若しくはじょく婦に対する療養上の世話又は診療の補助を行うことを業とする者」と規定されている。准看護師は看護師の業務内容と同様で

あるが，独自で判断せず看護師の指示をうけてしなければならないことになっている。したがって，医師，歯科医師または看護師の指示を受けるという点で准看護師は，看護師と異なることを認識する必要がある。

そこで，本項では，「看護師」に限定し，医療における看護師の業務と医師の業務について述べることにする

③ チーム医療における看護業務の責任

医療における医師，看護師の到達目標は患者の心身の自立であり，患者の目標も同様である。共通目標を達成するためには，相互の信頼のもとに医師・看護師が，それぞれの専門性を発揮しながら医療が遂行されなければならない。医師の診断・治療行為，いわゆる医師の業務独占に対して，看護師には，「療養上の世話」と称される絶対的看護行為がある。また，診断に必要な諸検査及び治療のための措置がある。これを「相対的医行為」と称しているが，筆者は，この領域に専門的知識に基づいた看護判断と看護技術があることに着目し，「相対的医行為」と，「相対的看護行為」に2つに分けて呼称し，看護師業務の独自性を図示した（図）。

1）絶対的医行為

医師の行う診断・治療行為は，法的に医師の業務として独占しているので，看護師に限らず，これを医師以外の者が行えば，医師法違反となる。ただし，緊急時に患者の救命のための行う医行為は，臨時応急の手当て（保助看法第

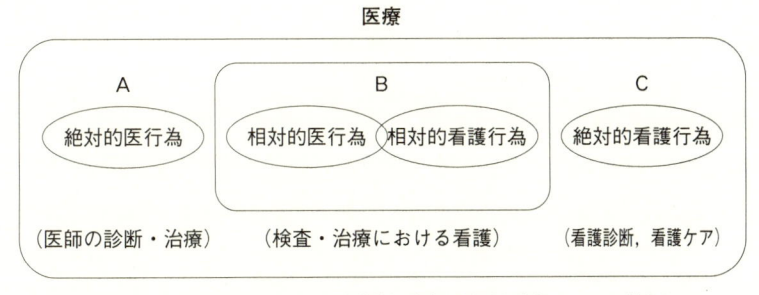

医療

A	B	C
絶対的医行為	相対的医行為　相対的看護行為	絶対的看護行為
（医師の診断・治療）	（検査・治療における看護）	（看護診断，看護ケア）

絶対的看護行為：医師の指示によらず看護師独自の判断と責任において行われる。
相対的看護行為：「行為の決定」についてのみ医師の指示を要し，「看護学の専門的知識に基づく看護判断と看護方法の選択」は看護師の判断において行われる。

図　医療における看護業務

37条）として許されている。

　2）　相対的医行為

　相対的医行為とは，保助看法第5条の「診察の補助」に相当する看護師の業務である。つまり，診療の一部を代行するので，医師の指示が条件となる。保助看法第37条の「衛生上危害を生ずるところのある行為」に相当し，その時代における大学教育機関での看護教育のレベルによって，その行為の適否は決定され得るものである。したがって，相対的医行為は流動的であるので，業務内容を固定することはできない。これに相当する職種は，米国でいえばナース・プラクティショナー（nurse practitioner, NP）である。

　3）　相対的看護行為

　相対的看護行為とは，医師の絶対的医行為である診断，治療などに対して，看護師がその一部を代行するが，ただ漠然と代行しているのではなく，患者を危険から守り，苦痛，不安を軽減するためにとる看護行為をいう。この行為は，診療の一部を代行しているので，「行為の決定」には，医師の指示が必要となる。しかし，その「行為の質」には，看護学の専門的知識に基づく看護判断と看護方法の選択というプロセスが含まれる。この行為の質の基準となるもの，すなわち能力は看護師免許というかたちで法的に保証されているが，看護師には，継続して自らの看護行為の質を維持し，かつ，時代の推移に合わせて高めていく責任がある。これは医療の一翼を担う専門職として負うべき義務である。したがって，その時代の水準に達し得ていないことから生じた事故については，当然，看護師としての注意義務違反が問われることになる。

　つまり，相対的看護行為は診療の一部であるので，行為の決定には，医師の指示が条件になるが，その行為は看護師としての看護判断と技術の統合であるので，看護師の教育制度によって「相対的看護行為」の幅は拡大する。さらに質の高い「絶対的看護」が加わり，結合・統合した高度な実践能力の発揮によって，人々の健康生活の質に強い影響を与える。したがって，医師の指示は看護師の診療行為であるところの行為の決定までであり，その行為を支える裁量，すなわち看護師の専門的判断領域にまでは医師の指示は及ばない。それゆえ看護師は，この領域においては責任を担い，回避することは

できない。

 4) 絶対的看護行為

 絶対的看護行為とは，療養上の世話と称される看護師独自の業務であり，医師の指示，指導監督を必要としない。相対的看護行為は，医行為の一部の範囲内での看護師の裁量をいうが，絶対的看護行為は，看護領域における看護師の看護判断と，それに基づいてとられた看護の方法をいう。したがって，注意義務の範囲は広い。そして質の評価にあたっては「看護判断」と「看護ケア」に焦点があてられることになる。

 ④ 医学的情報と看護学的情報の共有

 医師，看護師は，患者の異常を早期に発見し，最悪な状態に陥らないように，その予防措置をしなければならない（危険の予測とその回避）。それが，医師，看護師に求められている注意義務である。そのために医師は，「診察」という行為によって異常の早期発見に努め，看護師は「科学的根拠に基づいた観察」という行為によって24時間を通し患者を観察し続け，異常の早期発見に努めている。つまり，医師は，医学的モデルにしたがって診察という手技を駆使しながら，主に患者の身体の情報を収集する。通常，診察はその時の患者の状態からの情報に絞られるので，その後の状態は，患者の経過を終日観察している看護師から得ることになる。口頭，看護記録などから得るのが一般的である。医師は，先の診察によって得られた情報に，経過中における患者の心身の情報を加味し分析する。

 医師は再び病状を予測し，その予測に基づいて，再度，患者を診察しながら新たな情報を収集する。

 このような反復行為によって，より的確な診察，診断，治療方法が選択されるというプロセスがある。つまり，終日患者の観察をする意味は，病状の微妙な変化も見逃さないという危険予測の原則に基づいているものであり，この経時的な責任を担っているのが看護師である。医師は入院患者に関しては，看護師の観察による情報を得なければならない注意義務があるといえる。また，看護師は，異常発見のための観察とともに，患者の心身の適応状態を社会的，心理的な側面から観察するという点で，医師の医学的観察と異なる。したがって，医師の診察から得られた医学的情報，看護師の観察から得られ

た看護学的情報の共有は，個々の患者における危険の予測能力を高める要件といえよう。

これを怠れば医師，看護師とも判断に歪みをきたし，最善の医療が提供できないばかりか，患者の病状を悪化させるという結果にもなりかねない。

V. 高度看護教育と実践力

(1) 学生の臨床実習

看護師の資格がないまま医療に従事している者の存在が，医療事故を通して社会の人々に知られるようになった。これを契機に看護学生を無資格者と同列に扱い，臨床の実習を困難にしている状況がある。筆者は次の法的根拠で，学生の実習を正当化している。

① 看護学生は，将来看護師になるために必要な学習をしているのであって，単なる無資格者とは異なる。
② 「業」とはそれぞれの社会的地位において看護業務を反復継続して行うことを意味しているので，看護学生の臨床実習での行為は「業」に相当しない。
③ 看護学生は，単独行動ではなく，各教育機関の教育目的・目標に則った指導体制のもとで実習している。

刑法学者の高山氏（2009）[3]は「医師や看護師の目の行き届いたところでは，比較的高い安全性が確保されているといえる。さらにいえば，実習を行う学生は「セミプロ」だというところが重要である。すなわち，実習においては，制度全体を維持するための専門職業人の養成という利益が追求されており，この利益はまさに医業独占の支柱そのものであって，公衆衛生を護るという究極的目的にも合致する」との見解を述べ，学生の臨床実習を支持している。

(2) 高度な実践看護師の裁量の拡大

① 専門看護師

1998（平成10）年，日本看護系大学協議会は「高度な専門知識と技術を

持った専門看護師教育の質の維持と向上をめざし，専門看護師育成に適切な教育課程の基準を定めるとともに，その教育課程の認定に関し必要な事項を定める（専門看護師教育課程認定規定第1条）」として専門看護師の教育規準を制定した。

専門看護師とは，複雑で解決困難な看護問題を持つ個人，家族及び集団に対して水準の高い看護ケアを効率よく提供するために，特定の看護分野において「卓越した看護実践能力」を有することを認定された看護職者である。

専門分野は，がん看護，精神看護，地域看護，老人看護，小児看護，母性看護，慢性疾患看護，急性・重症患者看護，感染症看護，家族支援があり，2010年12月1日現在451名の登録がある。

② 認定看護師

1990年代の初めに始まった専門看護師制度の検討の過程で，1995（平成7）年に日本看護協会が認定看護師制度を発足させた。

この制度は特定の看護分野において熟練した看護技術及び知識を用いて，水準の高い看護実践のできる「認定看護師」を送り出すことにより，看護現場における看護ケアの広がりと看護の質の向上を図ることを目的としたものである（日本看護協会「認定看護師規則及び細則」第1条）。

認定看護師の認定を受けるには，各看護分野で定められている6ヵ月・600時間以上の教育カリキュラムを受講し，それを修了し，認定審査に合格した者が認定看護師（Certified Expert Nurse）として登録される。さらに，認定看護師の能力の水準を維持するため，認定審査後にも，最初の検定後5年ごとに更新を実施している。

救急，皮膚排泄ケア，集中ケア，緩和ケア，がん化学療法，がん性疼痛，感染管理，糖尿病，不妊症，新生児集中ケア，透析，手術，訪問，乳がん，摂食嚥下障害，小児救急，認知症の17分野があり，2010年12月1日現在7,364名が登録されている。2010年から新たに「慢性呼吸器疾患看護」と「慢性心不全看護」が追加された。

③ 特定看護師（案）

「チーム医療の推進に関する検討会（厚生労働省2010年）」では，チーム医療を次のように述べている。「医療に従事する多種多様なスタッフが，各々

の高い専門性を前提に、目的と情報を共有し、業務を分担しつつも互いに連携・補完し合い、患者の状況に的確に対応した医療を提供すること」とし、新たに、「特定看護師（案）」を提示した。

様々な意見があるが、わが国ではNPあるいはAPNが望ましく、米国の「フィジシャン・アシスタント（PA）」は、あくまでも医師の補助者であり、チーム医療にはなじまない。

④ その他の看護職が担う役割

2006（平成18）年、医療法の一部改正（平成19年施行）により、医療機関（助産所含む）における安全管理体制の確保が義務づけられ、リスクマネージャーとして医師、歯科医師、薬剤師、看護師が担うことになった。その役割は、安全管理に関する医療機関内の体制の構築に参画し、職員への教育・研修、情報の収集と分析、対策の立案、事故発生時の初動対応、再発防止策立案、発生予防および発生した事故の影響拡大の防止等に努め、安全管理体制を組織内に根づかせ機能させるものである。

VI. チーム医療における看護の役割

チーム医療は、今以上に多種多様な職種から構成されることが推測される。看護師は、患者個々の医療看護計画を立案し、患者に最善な医療を提供するために、必要な専門職をコーディネイトし、チーム医療を機能させる役割がある。特に患者、家族の思いである意思を理解し、決定のための支えとして、看護師によるインフォームド・コンセントが重要となろう。

（1） 悔いのない意思決定のためのインフォームド・コンセント

インフォームド・コンセントの多くは、①治療方法の選択の決定に代表されたが、その他に、②実験的要素を含む治療方法の意思決定、③研究および福利的な目的を有する組織・細胞等の人体資料提供の意思決定と拡大されてきている。

しかし、決定後、あるいは決定した結果が期待に反した場合、決定を悔やむ患者、家族がいる。その背景には、医師の多くが患者には難解な医学用語

を使用した医学的説明に偏りやすく，時間的余裕もない等から，当事者が充分に理解，かつ納得に至るまでの相互のやりとりが充分でないからである。

（2） 看護師によるインフォームド・コンセントの効果と評価

患者，家族に悔いのないインフォームド・コンセントを担保するには，看護の基本的アプローチである患者の個別性（家族，社会的）の把握と共に，倫理的態度である「尊重」を基本に，①ライフステージの段階（発達段階による心身の特徴，社会的課題），②健康レベル，③状況場面（通常の診療，実験的医療）等の3視点からインフォームド・コンセントを行うことが，後に悔いのない選択になり得ると考える。また，当事者が意思決定にいたるまでには，時間をかけた説明と，疑問と質問の繰り返しがあり，さらに，治療後の日常生活の変化および変化についての具体的な対応の説明があってこそ，患者の理解が深まり，相互の信頼関係が構築される。医療に対する信頼がなければ，悔いのない意思決定にはならない。さらに，決定実施後の看護師による支援的ケアは，患者の生活の質の向上と共にインフォームド・コンセントの評価にもつながり，その知見は，チーム医療の成熟となりうると考える。

（3） 機関内倫理委員会での役割

患者の擁護者である看護師の倫理委員会への参画は不可欠である。機関内倫理委員会では，臨床（終末期医療等）での倫理，患者対象の研究に関する倫理，先端医療技術による実験的治療等が検討される。これらの議論は，常に当該患者不利益にならないようにする役割がある。これからの機関内倫理委員会における，看護師による看護の科学的妥当性と倫理的発言が，看護師の存在をより不動のものにするであろう。それは，社会の人々が，看護師が患者の擁護者であり，代弁者としての役割を遂行することを信じているからである。

看護がよければ医療の質もよいと称されるが，それは医師と看護師のチーム医療の質の評価でもある。同時に医療の発展は看護の発展がなければ患者によりよい医療が提供できない。ここに看護研究の必然性と学際的研究が求められる。

21世紀における看護の責務は,個々の看護師が責任をもって根拠ある看護実践を提供することにある。実践力が評価され看護が認知されることによって,看護の機能もますます拡大し,看護の裁量性も増大するであろう。また助産師は,本来の裁量性を有する助産業務を取り戻す責務がある。未来を担う子の誕生と母親の安全に助産師は法的,社会的な責務があるからである。

引用文献

1) 大塚裕史:監督過失における予見可能性論(1). 早稲田大学大学院「法研論集第48号」:69-71p 昭和63年
2) 金子光　編著:初期の看護行政. 日本看護協会出版会. 1992年
3) 高山佳奈子:医行為に対する刑事規制. 法学論叢. 164巻 1-6号 2009年

第10章 看護の現場から見た健康
——看護理論と看護診断に見る健康の見方——

森田敏子・前田ひとみ

I. はじめに

　看護学を構成するメタパラダイムとしては,「人間」「環境」「健康」「看護」という4つが挙げられ,「健康」は重要概念の一つを形成している。医療現場における看護実践は,医学モデルの場で展開されるので,一見すると医学と同様に臓器別,疾患別による看護を実践しているようにみえるかもしれない。しかし,看護の関心は人間の臓器や疾患そのものに焦点化しているのではなく,臓器の機能低下あるいは疾患をかかえて生活する人間を対象としている。このことから,看護における「健康」とは,人間の発達過程を軸として,健やかなる成長と発達を支援し,安寧状態または生理機能の正常性の自覚とコントロールの維持と強化[1]を図っている状態であると捉えている。生命力のある身体を保持し,より豊かな心に支えられ,生き甲斐のある生活をする姿,つまりより良く健やかに生きていく姿が「健康」なのである。したがって,「健康」は生活の目的ではなく,生活の手段として捉えている。看護師[2]の基本的責任を健康の増進,疾病の予防,健康の回復,苦痛の緩和と謳っている。看護においては人間の健康という側面を疾病に伴う現象に加えて,生活環境や社会的環境および人間関係にも関心を向け,看護の対象者個人のみならず家族との信頼関係を構築しながら,看護の対象者やその家族が心身の健康という側面から自立した生活が安全でかつ安楽に営めるように支援しながら,心身の健康を護ってきたのである。それゆえパラダイムの4つは相互に密接に関係している。

　ナイチンゲール（Florence Nightingale）は『看護覚え書』の中で,「病気

とは、毒されたり、衰えたりする過程を癒そうとする自然の現れであり、症状や苦痛は病気によるものではない」[3]と述べ、「看護とは病気による症状を取り除くのではなく、新鮮な空気、陽光、暖かさ、清潔さ、静かさなどを適切に整え、これらを生かして用いること、また食事内容を適切に選択し適切に与えること――こういったことのすべてを、患者の生命力の消耗を最小にするように整えることを意味するべきである」[4]と主張している。生命力の消耗を最小にし、生きる意味を見いださせる看護の"あきらめない"取り組みによって、生物医学モデルによる治療では数ヵ月の生命として死を宣告された人が、看護の力で予測以上に長期にわたって生存が可能となった事例や、植物状態で回復困難と言われた人の意識が回復した事例も少なくない。

疾患に対する社会的見方は、病気そのものの生物学的特徴以上に社会や文化にも依存している。そのため、疾病と診断された人々は、周囲の人々や社会・文化的信念や価値観の中で、どのような患者になるかを考え悩むのである。その結果、病気としての生物学的過程としてよりも社会的・組織的な力によって、治療の選択の自己決定や闘病生活のありように影響を受けており、健康状態が変化する場合もある。

　本章では、「Ⅰ．はじめに」で、健康の4大概念（メタパラダイム）のもと、健康と生活と看護の働きを述べ、Ⅱでは、「より良い健康を目指して生きる人々の支援」について、看護者の責務である健康の増進、疾病の予防、健康の回復、苦痛の緩和を視座に据え、健康は、「病気である」とか「健康である」というように単純に二分できない概念であるからこそ、身体的、精神的、社会的状態をダイナミックにあらわす常に変化する流動的な連続的なものであることを論じる。さらに、看護理論家による健康の概念を概観しながら、変化する健康のレベルに応じた看護の働き、一人ひとりの個別的な健康の可能性を実現するために人々を動機づけながら生活過程を整え、生きる意味や希望を見いだせるように働きかけ、毎日の資源として活かせるようにする上で重要な"健康"についてひもとくこととする。Ⅲでは、「看護における診断と治療」を科学的知識と技術、科学の発達と看護、看護治療、そしてTE-ARTE学の4つの視点から掘り下げて論考する。

II. より良い健康を目指して生きる人々の支援

（1） 安寧状態または生理機能の正常性の維持と強化

　看護職の職能団体である日本看護協会（JNA: Japanese Nursing Association）は，看護の概念について「看護とは，健康である不健康であるとを問わず，個人または集団の健康生活の保持増進および健康の回復を援助することである。すなわち人間の生命および体力を護り，生活環境を整え，日常生活への適応を授け，早期に社会復帰できるように支援することを目的とするものである。（以下，省略）」[5]と定義している。つまり，看護においては，看護の対象である人々が「健康である」とか，「不健康である」とかについて問うているわけではない。健康な人はより健康が維持・増進されるように，健康でない人は健康がより早く回復するように，病が安定した状態（緩解の状態）を少しでも長く維持できるように心配りしながら，病を抱えている人は病と共存して生きられるように支援し，その人の日常生活への適応と自立を促していく働きを重視しているのである。

　この看護の働きからは，人間に備わっている成長と発達，発育する力（発育力・成長力），生きていく力（生命力や活力），病気や外傷時に治そうとする力（自然治癒力），日常生活へ適応し遂行していく力（生活適応力），社会環境に復帰していく力（社会復帰力），避けられない病や死を受け入れ，関わって支援してくれている家族や周囲の方々への感謝の念を表して心身の安らぎを得る癒しと感謝を感得する力（受容力，癒し力，感謝力，活かされていることを信じる力，他者の幸福を願う力）とを統合し，どのような健康状態にあっても，人々がそのときの健康状態をより良い健康状態に方向づけられるように，その人の人生を受け入れて生きられるように援助するという看護の本質がみえてくる。言葉を換えれば，各個人が社会や家族の中で自立して生きる人として健康の増進を図り，疾病を予防し，健康の回復へ立ち向かい，苦痛を緩和できるように心身の両面から判断して援助しながら，安らかな死の看取りを実践していくことが看護の目的といえよう。

　さて，健康とはどのようなものであろうか。健康の対極には病気，疾病，

死という概念が位置付けられている。しかしながら,この位置付けは,時間的にもレベル的にも固定されたものではない。私たちは日常的に,「ちょっと頭が痛い」とか,「ちょっと風邪ぎみ」,「なんとなく憂鬱だ。気分がすぐれない」という程度の健康でない状態を経験する。その一方では,行っていることが認められ(承認),何かしら活躍の場が与えられ(社会的地位と役割,場の存在),うれしい気持ちになって自尊感情が高まって活気溢れ,爽やかな気分に包まれ,やる気満々の健康大全開といった体調を経験することはよくあることである。たとえ糖尿病やがんといった病気に侵されていたとしても,あるいは脳梗塞による片麻痺の状態になったとしても,病気を受け入れて共存し,セルフコントロールしながら生きがいを見つけ,社会生活を有意義に過ごしている人も多い。このように健康,不健康といっても,その意味するところは様々なレベルがある。そして,一方では,健康でない状態についても,不健康,半健康,虚弱,病弱,病気,障害というように,さまざまな言葉で表現される。一般的には,生活リズムの乱れによる睡眠不足,過度の飲酒や喫煙,食生活の乱れなどの生活スタイルを日常的に習慣化している結果としての不健康や半健康,もともとの生体の体質としての遺伝,虚弱や病弱,不健康な状態が悪化した状態の病気,健康の対極にある苦痛や死といった言葉で理解されている。

「健康」の概念は,1948年創設の世界保健機構(WHO:World Health Organization)の「健康とは単に病気ではない,虚弱ではないというだけではなく,身体的,精神的,そして社会的に完全な良好な状態を指す。」という定義が定着している[6]。この定義からも,「健康」は病気や虚弱でないという消極的な概念ではなく,病気や虚弱の反対概念が「健康」ではないことが理解される。このように定義される「健康」であるが,看護の立場で「健康」について論じる際には,その人が持つ身体的な側面とともに,心理的側面や社会的側面,精神的側面,霊的な側面,環境的な側面からの複合的な統合的な側面を考慮に入れる必要がある。

看護にとって特に関心のある現象は,「人間の現に存在する,あるいはこれから起こるであろう健康上の問題に対する個人,家族および集団の反応」[7]であるから,健康な身体とは何か,健康な生体機能とは何かの理解と

そのことによって起こる反応(症状や徴候など生活に影響を及ぼすものなど)が出発点となることは明らかである。つまり,人間の生理機能の正常性は,最も基本的かつ重要な知識であり必要不可欠なことになる。ここが医学モデルに準じる看護と揶揄されるところであるが,看護実践の判断の根拠においての最低限必要な基礎知識は必要であると理解したい。適切で的確なる看護実践には,からだの組成の仕組み(タンパク質や細胞内外液,血液成分など)や構造,細胞と小器官,組織,器官,臓器などの働き(たとえば,外呼吸と内呼吸の代謝),つまり身体の構造と生理機能,病理学に関する理解が根底には必要であることはいうまでもない。たとえば,病気によって息ができず苦しい患者がいるとしよう。この場合,症状は動悸や息切れ,頻脈,頻呼吸,咳嗽,喀痰喀出困難などであるが,一般的に「呼吸困難」という言葉で表され,生活行動に制限を及ぼす。呼吸困難に陥る病気の状況はいろいろな疾病や病態が想定される。看護の立場からは,「ガス交換障害(肺胞—毛細血管膜における酸素化そしてまたは炭酸ガス排出の過剰あるいは不足)」[8],「非効果的気道浄化(きれいな気道を維持するために,分泌物または閉塞物を気道から取り除くことが不可能な状態)」[9],「自発換気障害(生命を維持するのに適した呼吸を自分では維持できなくなる結果を招くエネルギー備蓄の減少)」[10],「非効果的呼吸パターン(適切な換気をもたらさない吸気,そして／または呼気)」[11],「人工換気離脱困難反応(ベンチレーターによる機械的換気の補助レベルを低下させるウィーニングプロセス(人工換気離脱過程)を中断したり,長期化させ適応できない状態)」[12]といった臨床判断による看護診断によってケアを行う。めざすのは,呼吸困難の緩和と生命や体力の消耗の最小化,呼吸の安定化による安楽の促進,呼吸が止まるのではないかといった死への不安,恐怖などの苦痛の緩和,日常生活行動の支援による酸素需要の軽減と生活過程を整えて援助することである。

　このように,患者の生理機能の正常性の維持と強化を図ることによって,心身両面から患者は生きられるのであり,かつ不安が解消するのである。医療とともに協働する看護の働きによって患者は生きる意味を見いだし,かつ生命を生ききることになり,究極には安寧状態となるのである。この安寧が体感された時に,その人は健康を得たとも言えるのである。

（2） 看護から見た健康

　看護においては，人間は環境との相互交渉を行いながら，基本的欲求に基づいて生活行動を行っているという考え方を基本としている。基本的欲求に基づく行動は，人間の共通した特性の現れでもあり，マスロー（A.H. Maslow）[13]が提示している人間の欲求の階層説でも示されている。基本的な看護が人間の欲求に由来していることを発見したヘンダーソン（Virginia Henderson）[14]によると，「看護師は，医療チームの一員として，健康の増進のため，あるいは疾病からの回復のため，あるいは死の道の支えのための全体的な計画を組み，実施するにあたり，チームの他の人々を援助する」としている。チームの全員が患者を中心に考え，患者に"力を貸す"のである。力を貸す焦点は，看護の14の構成要素[15]として示されている。ヘンダーソンは，看護の独自の機能についての見解を著書『看護の基本と成るもの』において表明している。それは，「看護師の独自の機能は，病人であれ健康人であれ各人が，健康あるいは健康の回復（あるいは平和な死）に資するような行動をするのを援助することである。その人が必要なだけの体力と意思力と知識とを持っていれば，これらの行動は他者の援助を得なくても可能であろう。この援助は，その人ができるだけ早く自立できるようにしむけるやり方で行う」[16]というものである。そして，「健康」は，基本的欲求に影響を及ぼす常在条件（年齢，気質，社会的文化的状態，身体的知的能力）と，基本的欲求を変容させる病理的条件によって変容するのである。つまり，ヘンダーソンによると，健康は生活の自立に等しいのであり，体力と知識と気力があれば，他者の助けを借りずに基本的欲求を遂行する能力があるのである[17]。よって，看護の独自の機能は，人々が日常生活のパターンを保つだけの体力と知識と気力の欠けたる者の担い手となるのである。そのためには，人間のもつ共通の欲求を理解した上で，ふたつとして同じもののない無限の生活様式によって満たされるように，患者の皮膚の内側に入り込む看護が必要なのであると論じる[18]。確かに，看護理論などを実践現場で適応する際には，理論の原則論や一般論，共通項の筋道だてられた論述をもとに，看護が対峙する一人ひとりの人の考え方や価値観，信念，人生観，健康観，家族観を大切にしながら，かつ人権の尊厳を根底に据えてその人とともに健康の回復による生活の自立

に向かうようにするのである。

　さてヘンダーソンによる健康観のほかにも様々な看護理論家による健康観が存在している。精神看護領域で活躍したペプロー（Hidegard E. Peplau）は，不安定な平衡状態の中で生きている人間が，欲求によって生じる緊張を緩和するよう努力する中で，パーソナリティの前進を引き出す個人的，生産的，建設的な人間的プロセスが健康であると捉えている[19]。自分の緊張が解き放たれ，安心した居場所を見いだし，他者との相互関係性を建設的に図ることができるなら健康といえるだろう。ダイナミックな看護師―患者関係の看護過程を論じたオーランド（Ida Jean Orlando）[20]は，健康について明確に定義づけていないが，心身の不快さからの解放が健康であり，快適な気持ちと幸福感が健康に寄与すると考えているのである。つまり，情緒的，身体的な不快がなく，安寧感を持っている状態が健康な状態に寄与するのである。ホール（Lydia E. Hall）[21]は，病気になることも一つの行動であるとしているが，病気は，その人のなかの自覚されない感情によって支配されており，それが適応障害の根底にあるという。看護は患者を自己知覚の方向に向かって援助し，患者が成長発達を促進する行動を意識的に選択できるような関わりをすることで，その人がより成熟した，自己アイデンティティが発達した状態になれるのであり，それが健康であると捉えられる。統一された存在が人間であるという人間観を持っているロジャース（Martha E. Rogers）[22]は，健康を文化や個人によって定義づけられる価値観的な用語として使っている。健康と病気は，パターンの表現であり，健康とは人間と環境との相互作用から出現するもので，人間の持てる力を増進させ，最大にするものである。確かに，健康であれば，自己の力を十分に発揮できるだろう。

　セルフケア不足理論の提唱者オレム（Dorothea E. Orem）[23]は，セルフケアは自分自身の生命と健康な機能，持続的な個人的成長，および安寧を維持するために行うものであるとしている。つまり，セルフケアを遂行する諸活動の実践が具現化されたものが健康な状態である。よって，健康とは身体的に，精神的に，社会的に安寧な状態であり，人間が構造的にも機能的にも健全かつ統合された状態なのである。健康を論じるとき，生体を構成している臓器や器官とその機能の正常性が根底にあり，それらが社会生活の中で心身

の発露の形で安寧を得るなら，より健康を自覚するに違いない。しかし，健康を過信するあまり過重な労働や不摂生をすれば，過労死や突然の発病という憂き目にあうことも戒めておかなければならない。慢性疾患患者が病と向き合い，病をコントロールし，安定した状態の維持によって社会生活を営めていることが健康なのである。キング (Imogene M. King)[24] は，人間は生物的・心理的・社会的存在であり，健康とは一人の人間のダイナミックな人生体験と定義し，人間が日常生活において最大限に潜在能力を全うするために，その人のもっているものを最適条件で活用することによって，内的・外的環境からくるストレッサーを継続的に調整することを意味している。ライフサイクルにおける力動的状態が健康であると捉え，日常生活において可能性を最大限に全うするために，その人がもてるものを最適条件で活用し，内的・外的環境のストレスに継続的に適応するのであるから，病気は健康の妨害なのである。人間対人間の看護の提唱者トラベルビー (Joyce Travelbee)[25] は，健康を主観的基準と客観的基準により定義している。主観的基準にもとづく健康とは，個々人が安寧な状態と定めた状態と，身体的・情緒的・精神的に自己評価した状態と一致していること，客観的基準にもとづく健康とは，診察や臨床検査などによる客観的手順によって明らかにされる病気や身体障害，または欠陥がないことを識別した状態である。確かに健康は，主観的基準と客観的基準の両者の基準によって安定と安寧が得られている状態といえる。適応理論の提唱者ロイ (Sister Callista Roy)[26] は，健康とは，統合された全体的存在として存在し，かつそのような状態になるという状態および過程であるとしている。よって，看護においてはその人が統合された人間として日常生活に適応できているかを判断し，適応できていない状態に対して適応に向けて援助していくのである。

　ワトソン (Jean Watoson)[27] によれば，看護は健康増進と健康への回復および病気の予防にかかわっている。健康とは身体的・精神的・社会的安寧であり，心と体と魂における統一と調和した状態が健康なのである。健康のモデルの提唱者ニューマン (Margaret A. Newman)[28] は，健康は疾病と非疾病とを包含し，健康はその人の環境とのパターンが意味のある現れ方をしたものであるとみている。ニューマンは，プリゴジン (Prigogine) のエネルギー

の散逸構造理論を取り入れて調和と不調和のパターンによる意識の変化とゆらぎ，安定，秩序の取り戻し状態が健康と考えているのである。人々は健康―不健康の状態にいても"正常な予測できるゆらぎ"の状態を保っているが，健康を脅かされることによって意識の混乱を招き，予測不能な大きな揺らぎの状態に陥る。そして不確かさの時期である大きな困難に直面して窮地に陥り混乱し，無秩序の状況を経て，やがて高いレベルの新しい秩序を創発していく。これは健康における意識の拡張であり，生成してくる健康であり，健康の質の変化が起きていると捉えているのである。このことによって，新たな成長した自己に出会うことができる。看護においては，対象となる人が安定した秩序を取り戻すことによって意識が拡張した状態になり，精神の健康を取り戻せるように関与していくことができる。

ここに挙げた看護理論家の健康観のほかにもアブデラ（Feye Glenn Abdellah），ウェーデンバック（Ernestine Wiedenbach），レイニンガー（Madeleine M. Leininger），パースィ（Rosemarie Rizzo Parse），ベナー（Patricia Benner），ジョンソン（Dorothy E. Johnson），ミシェル（Merle H. Mishel）といった看護理論家たちが看護における健康について論じているので，それぞれ成書にあたって欲しい。

看護の現場においては，概観してきた様々な看護理論家からみた健康観をもとに，個人の尊厳を基本に据えて，その人の疾病の状態，健康のレベル，健康障害の程度，社会生活の状況，健康観，生命観，生活観，価値観，家族観などを考慮しつつ，その人の健康生活の側面からみた幸福を追求していくことになる。そして，健康のレベルからみた状況に応じて，健康増進群なのか，健康支援群なのかを見極め，あるいは疾病予備群（疾患罹患ハイリスク群）や疾患自己管理群に対して健康の維持・増進・予防の働きかけをし，急性期群（積極的治療必要群やクリティカルケア群）の救命をし，回復期群やリハビリテーション適応群に健康の回復支援を行い，終末期群（ターミナルケア群）には，臨終のときまでより良く生きられるように，その時々に応じてケアを遂行・実践していくのである。看護においては一人ひとりの健康な生活過程に真摯に誠実に謙虚に対峙し，その人が生きる意味を見いだし生きていけるようにするのである。

〔森田敏子〕

III. 看護における診断と治療

(1) 科学的知識と技術

　医療とは広辞苑には「医術で病気を治すこと」と書かれているが，我が国の医療法の総則第一条の二には「医療は，生命の尊重と個人の尊厳の保持を旨とし，医師，歯科医師，薬剤師，看護師その他の医療の担い手と医療を受ける者との信頼関係に基づき，及び医療を受ける者の心身の状況に応じて行われるとともに，その内容は，単に治療のみならず，疾病の予防のための措置及びリハビリテーションを含む良質かつ適切なものでなければならない」[29]と記されている。このことから，我が国において医療と治療だけではなく，広く人間の健康の維持，回復，促進などを目的として提供されるものであるととらえることができる。また"医術"や"個人の尊厳の保持"という言葉で示されるように，医療には，自然に対する探究によって客観的・体系化された法則性としての科学的知識を，いかに人間生活に活用するかといった技術が求められている。

　ナイチンゲールは著書『Notes on Nursing』の中で"the art of nursing, as now practiced,"[30]と看護実践をartという単語を使って表現している。そして，看護には人間の生と死の法則や健康の法則を知ることが必要である[31]と述べている。技術とは科学的知識を適用することであると考えると，人間の生と死の法則や健康の法則がどのレベルで形成されているかで，対象への働きかけのレベルが決まってくる。ところで，artには技術のほかに芸術という意味があるが，芸術とは感情や価値を表現するものであり，その技は個別的なものである。例えば，目の前に呼吸困難を訴える人がいたら，ベッドにまっすぐに寝かせる（仰臥位）より，上半身を起こして何かにもたれかけて，やや前傾で座らせた（前傾坐位）方が呼吸は楽になる。それは重力による腹腔内臓器の静水圧の変位によって横隔膜の張力が発生し，呼吸運動がしやすくなるためである。しかし，その方法を知識として理解していても，安楽な呼吸ケアには結びつかないかもしれない。何かにもたれかけた，やや前傾姿勢を安楽に保つためには，無理な姿勢にならないようにテーブルや枕を用い

て身体を支えることや，呼吸困難による不安を軽減するような働きかけが必要となる。川島みどりは"安楽なケアができるようになるには，習熟によるコツや勘といったものが介在する"[32]とよりよいケアには法則性と個人の習熟度が存在することを示している。看護の対象は，刻々と変化する人間であることから，科学によって積み重ねられた知識に加え，Care という言葉に含まれる気配りや配慮といった主観的個人的な側面が求められる。瀬江千史は技術と技能の違いについて，"対象へはたらきかける術が，個人としての認識段階レベルであるものは技能であり，それが法則性にまで高められて客観化され，万人が用いられるレベルに一般化されたものが技術である"[33]と述べている。技術の歴史は主観的個人的な技能を客観的な技術と発展していくことによって作られる。しかし，技術として発展したからといって技能が消失してしまうのではなく，新たな技術には新たな技能が要求され，さらに再度技術に発展していくという弁証法的な関係がある[34]。このことはナイチンゲールが，看護は単なる突然のひらめきによって身につけられるようなものではなく，人間の生と死の法則や健康の法則に基づいた経験と細心の探究による学習によって身につくものである[30]と経験と学習の必要性について述べていることと通じるものだと考える。国民に対し，良質かつ適切な医療を効率的に提供するためには，いつでも，どこでも誰が行っても同じレベルで対象に良質な技術を提供できなければならない。科学的に解明されていない領域であれば，解明された範囲内での技術しか提供できない。安全で効率のよい医療を提供するためには，現象から論理を導きだし体系化する科学と，その科学を道徳的思慮に基づきながら最高の状態で医療の対象者に適用する技術が車の両輪の関係とならなければならない[35]。

（2） 科学の発達と看護

Hospital という言葉は「傷病者や病人の収容施設」を意味し，病院は慈善施設としてキリスト教の修道会において，治療の場というよりは傷病からの回復や安らかな死を迎えるための場所として始まった。病院が医療を提供する組織として確立されてくると，手術や複雑な患者管理が求められるようになり，看護師は医療の場におけるサービス提供の主戦力となってきた。米国

における研究では，1人の看護師の平均的な仕事量に受け持ち患者1人が加わることにより，一般的な手術後の患者の死亡率は7％増加する[36]ことが報告されている。諸科学の発達によって医療現場は高度に機械化・技術化され，医療の効率化や医療機能の専門分化が進んできた。その結果，看護師には次々と開発される新しい機器やテクニックの訓練が求められ，さらには看護師に求められる役割や専門性が時代と共に徐々に変化を遂げてきている。

　我が国においては看護職能団体である日本看護協会が水準の高い看護ケアが提供できるように，看護師の資格認定制度を発足させ，1996年に「専門看護師」，1997年に「認定看護師」，1999年には「認定看護管理者」の資格が認定された。さらに，現在，我が国の医療界における新たな議論として，ナース・プラクティショナー（NP：Nurse Practitioner）の話題が持ち上がっている。NPは米国および世界中のいくつかの国々で既に認められているが，その役割については各国様々である。NPの先進国である米国では，NPは医師不足を背景に上級看護師のひとつとして1960年代に創設され，問診や検査の依頼，薬の処方等を行うことが認められている。現在，我が国でも医師の専門や勤務場所の偏りによる医療提供レベルの偏りや在宅療養者の増加に対応するための一つの方法として，NPが注目されている。しかし，我が国においては，現在のところ医師法によって医師・歯科医師以外による薬の処方などは認められていないため，NPの役割についてどのような結論が出るのか，まだしばらく議論が続きそうである。ここでの議論の重要なポイントとして診断，治療があげられる。

　医師は臨床症状や検査によって疾患を分類し，治療を目的とした薬剤の投与や手術などを行う。診断について広辞苑には「医師が患者を診察して病気を判断すること」と書かれているように，医師のみが行う行為であるようにとらえられるが，「転じて，一般に物事の欠陥の有無を調べて判断すること」とも説明されており，診断という言葉は広義では機械の異常や企業の問題などの有無を判断する場合にも使用される。医療現場においては看護師も医師と同様に患者の生命や健康，そしてこれらに関わる生活に日常的に携わっているが，どんなに高度に機械化された医療現場であっても，看護師が先ず対象とするものは疾患そのものではなくて人間であり，人間の健康に関する諸

問題である。そのため，看護の現象を表現し，看護ケアの有効性を評価するには現在ある医学用語だけでは不十分であり，看護独自の用語が必要となって看護診断が誕生した。また，看護診断は看護師が真の専門職であり，「医師の指示に頼って仕事をするのではなく，自立的に仕事をする」ことをより強調し証明するために，専門職として欠かせない職業に特有の"知識"と"言語"を表したものでもある[37]。

看護診断とは，実際に起こっている，あるいは起こる危険性のある健康問題やライフプロセスに対する個人や家族，地域の反応についての臨床判断である[38]。医師の診断は病気を特定するために現代医学を言葉で表したものであるのに対し，看護診断は"患者を中心として"問題をとらえることを大事にしており，"顕在的・潜在的な健康問題や日常の過ごし方に対して，個人や家族，地域がどう考えればいいのかを示す臨床的な判断"[37]であり，看護介入の選択の基礎となる。看護診断の表現は医学的診断とは異なり，生活上の問題に焦点が当てられた診断名と関連因子に分けられる。例えば「転倒の危険性」という問題が「筋力低下」に関連している場合，「筋力低下に伴う転倒の危険性」と表す。これに対してゴードン（Suzanne Gordon）は著書『困難に立ち向かう看護』の中でベス・イスラエル病院で専門看護師として勤務するチェイソン（Jeannie Chaisson）が"肺塞栓症に起因する組織の閉塞と言葉を換えることもあるが，これは肺塞栓症に他ならない"といい，看護診断は言葉の使い方を誤っているのではないかと批判し，問題提起をしていることを取り上げている[39]。確かに実際の医療現場においては，看護師は医師と同様に，疾患や治療に重点を置いて仕事をしている場合が少なくなく，他職種とチームを組んで対象者の看護にあたる。看護診断が必要になったもうひとつの理由には，医療における Information Technology 革命によって情報の電子化が取り込まれたことがある。電子カルテは医療の担い手が共有するものであるとしたら，看護師の所見を他のメンバーにも読んでもらわなければならない。チェイソンの"医療チームの他のメンバーがうんざりするような看護師特有の言葉を使うより，一般的な英語で話すことの方が，看護師の行っていることに対して医師や市民の理解を得やすい"[40]という言葉は重要な意味を含んでいると考える。それに加え，ゴードンは，"看護が患者を

ケアする技術や患者に関係する全てのことに対処する点を重視するのは大事だが，臨床の分野ではなく看護の分野を強調しすぎたり，「患者のケア」という言葉を用いて看護師の仕事の独自性を論じたりすると，看護師には医学的な知識や医療機器を扱う技術があることや患者にとってそのようなものが重要であることを忘れさせてしまう可能性がある。そうなれば，実際に全人医療をしていることを実証する道も断たれてしまうことになる"[41]と指摘している。さらに，看護師が真の意味での全人医療を行うのであれば，医学と治療に必要な技術の関係を理解しているだけでなく，両方を用いる専門的な知識を持つことが重要であると述べている。

(3) 看護治療，そして TE-ARTE 学

言葉の使い方はともかくとして，看護診断は看護における健康の見方を示すものだといえるだろう。

カルペニート（Lynda Juall Carpenito-Moyet）は看護師には2種類の臨床判断や診断を行う責任があるとして，看護診断と共同問題という二重焦点臨床実践モデルを発表した[42]。共同問題とは，看護師が病気の発症や状態の変化を見つけるためにモニターする身体的合併症のことである。そのため，看護介入は看護診断によって看護師が処方するもの—看護治療 nursing treatment —と医師が処方するものに分類できる。看護治療は看護診断に基づいて看護師が処方する介入であるため，このプロセスにおける判断と介入は看護師が全責任を負うことになる。

看護診断や看護治療と医師の診断名や治療とはどのように違うのだろうか。共同問題とは，PC：potential complication として示され，健康問題の危険性に対する看護介入を表わすために，PC（合併症の潜在的状態）：具体的内容で表現する。例えば脱水が予測される時には PC（合併症の潜在的状態）：電解質平衡異常と表現される。これに対する医師の介入は生化学的な検査などを行い，データに基づいた輸液を投与する。一方，看護師による介入としては水分出納や皮膚状態の観察による電解質平衡異常のモニタリングを行い，経口的に水分摂取を促し，医師の指示どおりに輸液が実施されるように支援する。さらに，脱水状態になると皮膚や粘膜が乾燥して唾液による自浄作用

が落ちてくるため,口腔内の清潔を保つように口腔ケアを実施する。もし,輸液が左腕に施されているとすれば,点滴の針が刺入されていることによって左腕の運動が制限され,転倒の危険性や排泄行動などの日常生活行動に対する援助が必要となるかもしれない。これらの危険性を予測して看護診断では,"輸液に続発する,左腕の使用不能に関連した〈セルフケア不足〉"という診断名がつけられる。しかし,このような現象については医師の診断名はつかない。

　日本看護科学学会では看護技術を「看護の専門知識に基づいて,対象の安全・安楽・自立を目指した目的意識的な直接行為であり,実施者の看護観と技術の習得レベルを反映する」[43]と定義し,211の看護行為について"安全性"と"人間の尊厳の尊重"を確保して実施するための判断の視点をまとめて公表している[44]。川島は"安全とは生命の安全に加え,対象者を危険や有害な因子から守ることであり,これは患者の生きる権利につながる重要な側面である。また,不必要な苦痛を与えることがないよう努め,精神的にもできるかぎり安楽な状態に保つことは患者の人間的な欲求を満たし,病人であるがゆえに人間としての権利を阻害されることのないようにすること,つまり人間として生きる権利につながる側面である"[45]と述べている。このように,看護は,人間の生きることへの欲求に深く関わり,生命力の消耗を最小にするように整えることを最大の目的とすることから,看護独自の診断名が要求されるのである。

　人間の生命に直接関わる医療を,良質で適切に提供するためには,医療の担い手となる人々は生物としての人間や病態,治療についての知識を持つことは言うまでもない。それに加えて,看護師の業である"療養上の世話"とは衣,食,住のような,人が生活していく上で基本となり,日々の生活の中で繰り返されるものである。これらについての価値観は,時代や文化,そして個人によっても大きく異なる。そのため,看護師が対象者を理解しようとする時は,看護師の価値観や枠組で判断した押し付けのケアになるのを避けるために,患者の訴えを最も重要な情報として扱う。しかしながら,体調の不良による悩みや不安を抱えた患者は,医療施設の中で身体を露出し,さまざまな器機を用いた診察や検査,治療を受けることによって,ますます緊張

とストレスが高まり,自分の状況や気持ちの全てを表出することが困難になることがある。そのような状況において,患者の緊張を解きほぐすのに有効なケアとして"手で触れるケア"がある。

多くの看護研究から"手で触れるケア"は,緊張の緩和や不安の軽減といった精神面への効果だけでなく,疼痛を緩和する効果[46],高血圧を和らげる効果[47]など身体的側面への効果も示されている。バーネット(Kathryn Barnett)はタッチの概念を「コミュニケーションのメカニズム」,「コミュニケーションの手段」,「コミュニケーションを確立するための基礎」,「感情を伝達する手段」,「思考を伝達する手段」の5つのカテゴリーに分類している[48]ことから,タッチは言葉によらないコミュニケーションであることがわかる。動物は産まれてすぐの時点から母親と赤ちゃんとの身体接触がはじまり,親子のきずなが深まっていく。赤ちゃんにとって重要な人との身体接触は成長と発達に欠かせないものであり,身体接触がないと情緒不安定になったり他者との密接な関係が築けなくなる。手で触れることは,相手を思いやり,手を差し伸べるという意味がある反面,触れ方や相手との関係によっては相手を傷つけることがある。そのため,触れるときには,その必要性や方法を十分に吟味することが必要となる。エスタブルックス(Carole A. Estabrooks)らはタッチのプロセスにおける核となる変数として Cueing という概念を示した[49]。Cueing には,言語で表されるものと"笑顔"や"からだを固くする"といった非言語で表されるものがあり,これらを見極めながら相手のパーソナルスペースに入ることの了解を得て触れなければ,否定的な効果が現れる。看護師の観察という技術は,ただ見る,ただ聞くといった単純な動作とは異なり,それらの感覚は心によって感じとられ,さらに思考する力となって相手を知覚するという高次の人間の能力に関わるものである[50]。しかし,このような看護は感情的,感覚的なものとしてとらえられ,客観的・分析的な科学的知に比べ価値が低いものとして位置づけられることがある。現在,米国では人間の内面的意義や主観的経験を伴ったケアリングや癒しの側面が軽視されてきて,ベッドサイドの看護よりも上級看護師を目指す人たちが増えてきて,看護師不足が起こっていることが報告されている[51]。

集中治療室の看護師を対象とした研究から,経験年数の少ない看護師の方

が経験年数の長い看護師よりも caring touch が多かったことが示されており，経験年数が多くなればなるほど，看護師のストレスが高くなり，優しさをつたえるためのタッチが少なくなるのではないかと分析されている[52]。病気やけがに対する対処である「手当て」は手との結びつきの深さを表しており，看護ケアにおいて欠かせないものである。看護ケアの実践が蓄積されてくれば，実践知として技能から技術へと発展させることができる。川島みどりは看護師の手に焦点を当てた研究と実践から，TE（手）の art の意味をこめた"TE-ARTE（てあーて）"学の構築の必要性を提唱している[53]。

（前田ひとみ）

IV. おわりに

　看護現場における"健康"については，一言では言い表せないほどの大きな概念を含んでいる。人々が人間としての生命を体内に宿して体内で発育し，やがて生命がこの世に生まれ，人間として育つことを支援し，生理機能の正常性の発育と成長，生理機能維持を図りつつ強化し，日常生活習慣が確立するよう養育して見守り，社会生活が営める身体機能を発揮できるようにするには，発育力や生命力，自然治癒力，生活適応力，社会復帰力，役割遂行力といったさまざまな力が統合した安寧状態を守りぬく力が必要である。この力は人間，一人ひとりが持っている素地であるし，適応していく能力であるといえよう。その基本となる力を身体的・心理的・社会的・精神的・霊的な統合としてその人自身の内なる力があると信じて寄り添い，欠けたる者の担い手となるような働きが看護者の役割・機能として必要なのであろう。

　健康な生活の支援者であり，人々の人生に寄りそう看護の働きが"価値ある仕事"であることは，1996年11月に行われた日本看護協会創立50周年記念式典において述べられた皇后陛下のお祝辞[54]によって気づかされる。その要旨は，"心身に痛みや傷をもつ人々，老齢により弱まった人々が，自分の置かれている状況を受け入れ，乗り越え，苦痛とともに一生を生ききろうとするとき，医師のもつ優れた診断や医療技術とともに，患者に寄り添い，患者の中に潜む生きようとする力を引き出す看護者の力が，どれだけ多くの

人を支え，助けてきたことか。命への愛をはぐくみつつ，一人ひとりの看護者が，苦しむ他者に寄り添い，時としては医療がそのすべての効力を失った後も患者とともにあり，患者の生きる日々の体験を，意味あらしめる助けをする程の，重い使命を持つ仕事が看護職である"というものである。看護の現場から見た健康は，健康という普遍性概念とともに，人々の数だけ存在する個別性と独自性ある健康観に支えられている。健康はどのように生きるのかという人生観とも相互に影響を受けあっている。人々が生き甲斐や存在意義を見いだし，病気や怪我を克服し，あるいは共存し，受け入れて安寧に過ごしていける幸せを願うものである。

(森田敏子)

引用・参考文献

1) T.ヘザー・ハードマン編集，日本看護診断学会監訳，中木高夫訳：NANDA-I 看護診断 定義と分類，2009-2010, p.444, 医学書院，2009.
2) 看護師は，免許を有する看護職すべてを指している。
3) フローレンス・ナイチンゲール，湯槇ます他訳：看護覚え書き──看護であること，看護でないこと，改訂第6版，p.13, 現代社，2007.
4) 前掲3), p.14-15.
5) 日本看護協会出版会：新看護者の基本的責務，定義・概念／基本法／倫理，p.6, 日本看護協会出版会，2006.
6) WHOの健康の定義が示されて60年が経過し，多様な身体観や価値観，社会観などから再定義の必要性から，新しい定義への改訂にむけて，1989年からspiritualな状態やdynamicな状態などの追加提案について議論されているが，新定義は表明されていない。
7) 前掲5), p.6. 看護の定義は，国際看護師協会が1987年に定義し，2002年に改訂している。ここでいう人間の反応とは，健康の側面における現象や兆候，症状を指している。
8) 前掲1), p.135.
9) 前掲1), p.136.
10) 前掲1), p.138.
11) 前掲1), p.168.
12) 前掲1), p.174.
13) A. H. Maslow, 上田吉一訳：完全なる人間，誠信書房，1964.
14) バージニア・ヘンダーソン，湯槇ます，小玉香津子訳：看護の基本となるもの，p.11-12, 日本看護協会出版会，2006.
15) 看護の14の構成要素とは，次の14項目である。「1. Helping the patient with respiration. 2. Helping the patient with eating and drinking. 3. Helping the patient with elimination. 4. Helping the patient maintain desirable posture in walking, sitting, and

lying: and helping him with moving from one position to another. 5. Helping the patient rest and sleep. 6. Helping the patient with selection of clothing, with dressing and undressing. 7. Helping the patient maintain body temperature within normal range. 8. Helping the patient keep body clean and well groomed and protect integument. 9. Helping the patient avoid dangers in the environment; and protecting others from any potential danger from the patient, such as infection or violence. 10. Helping the patient communicate with others-to express his needs and feelings. 11. Helping the patient practice his religion or conform to his concept of right and wrong. 12. Helping the patient with work, or productive occupation. 13. Helping the patient with recreational activities. 14. Helping the patient learn.」前掲14), p.34.

16) 前掲14), p.11.
17) 前掲14), p.14-16.
18) 前掲14), p.17-19.
19) Cherie Howk, 高崎絹子訳：ヒルデガード・E. ペプロー：人間関係の看護論（精神力動的看護），看護理論家とその業績，p.383-404, 医学書院, 2004.
20) Norma Jean Schmieding, 稲田八重子訳：アイダ・ジーン・オーランド（ペレッティア）看護過程理論，看護理論家とその業績，p.405-424, 医学書院, 2004.
21) Carolyn H. Fakouri, 武山満智子訳：リディア・ホール　コア・ケア・キュアのモデル，看護理論家とその業績，p.141-151, 医学書院, 2004.
22) Mary E. Gunther, 谷津裕子・樋口康子訳：マーサ・E・ロジャース　ユニタリ・ヒューマン・ビーイングズ，看護理論家とその業績，p.234-256, 医学書院, 2004.
23) Susan G. Taylor, 小野寺杜紀訳：ドロセア・オレム　看護のセルフケア不足理論，看護理論家とその業績，p.197-219, 医学書院, 2004.
24) Christina L. Sieloff, 舟島なおみ訳：アイモジン・キング　相互行為システムの枠組みと目標達成理論，看護理論家とその業績，p.342-364, 医学書院, 2004.
25) Ann Marriner, 藤枝知子訳：ジョイス・トラベルビー　人間対人間の関係モデル，看護理論家とその業績，p.425-436, 医学書院, 2004.
26) Kenneth D. Phillips, 松木光子訳：シスター・カリスタ・ロイ　適応モデル，看護理論家とその業績，p.276-305, 医学書院, 2004.
27) Puth M. Neil, 野嶋佐由美訳：ジーン・ワトソン　ケアリングの哲学と科学，看護理論家とその業績，p.152-171, 医学書院, 2004.
28) Janet M. Witucki, 野嶋良子訳：マーガレット・A. ニューマン　健康のモデル，看護理論家とその業績，p.591-617, 医学書院, 2004.
29) 医療法（法律第205号）は昭和23年7月30日に公布，10月27日に施行された法律である。最終改正は平成20年5月2日に行われた。
http://law.e-gov.go.jp/htmldata/S23/S23HO205.html
30) Nightingale, F.: Notes on Nursing, p.9, Dover Publication, Inc., New York 1969.
31) 前掲30) p.134
32) 川島みどり編集：看護技術の安楽性，p.10, メヂカルフレンド社, 東京, 1974.
33) 瀬江千史：看護学と医学（上巻），p.197, 現代社, 東京, 1997.
34) 前掲32) p.10-11.

35) 前掲33) p.206-207.
36) Aiken L. H. et al.: Hospital Nurse staffing and patient mortality, Nurse burnout, and job dissatisfaction. JAMA, 288(16), 1987-1993, 2002.
37) Suzanne Gordon, 勝原裕美子監修, 阿部里美訳:困難に立ち向かう看護, p.174, エルゼビア・ジャパン, 東京.
38) 北アメリカ看護診断研究会議, North America Nursing diagnosis Association; NANDAによる定義に基づく。
39) 前掲37), p.174-175.
40) 前掲37), p.175.
41) 前掲37), p.177.
42) Carpenito, L. J.: Nursing diagnosis : Application to clinical practice., J. B. Lippincott, Philadelphia, 1983.
43) 日本看護科学学会看護学学術用語検討委員会:看護学学術用語, 1995.
44) 日本看護科学学会 第6期・7期看護学学術用語検討委員会編集:看護行為用語分類, 日本看護協会出版会, 東京, 2005.
45) 前掲32), p.11.
46) 東りえ, 千田美智子, 深井喜代子:癌性疼痛に対するマッサージ, 指圧または疼痛ケア組み合わせの効果, 臨床看護, 28(7), 1118-1126, 2002.
47) Field, T.: The healing powers of touch, Bottom Line Health, 22(9), 13-14, 2008.
48) Barnett, K.: A theoretical construct of the concept of touch as they relate to nursing, Nursing Research, 21(2), 102-110, 1972.
49) Estabrooks, C. A and Morse. J. M.: Toward a theory of touch: The Kouching Process and acquiring a tooching style, J. Adv. Nurs., 17: 448-456, 1992.
50) 池川清子:看護 生きられる世界の実践知, p.95, ゆみる出版, 東京, 1991.
51) Nelson, S.:実践の重要性:看護の歴史からの教訓, 和泉成子監訳, 早野真砂子訳:看護の危機「人間を守るための戦略」, p.49-55, ライフサポート社, 東京, 2008.
52) Adomat, R. and Killingworth, A.: Care of the critically ill patient: the impact of stress on the use of touch in intensive therapy units, J. Adv. Nurs., 19(5), 912-922, 1994.
53) 川島みどり:看護の技がもたらす効果 TE ARTE学序説, 看護実践の科学, 34(2), 38-42, 2009.
54) 井部俊子:マネジメントの探求, p.158, 日本看護協会出版会, 2007.

第11章 ケアと正義の基底にあるもの
——アリストテレスの友愛論から——

高橋隆雄

I. はじめに

　この数年，学会や研究会でケアと正義の関係について議論がなされるとき，しばしばアリストテレスの友愛 (philia, friendship) 論を参照すべきだという指摘があった。おそらくアリストテレス研究者は，ケアの倫理と正義の倫理をめぐる現代の論争の本質的部分は，すでにアリストテレスが論じてしまっていると考えているのかもしれない。このような指摘を受けながら，しかし，ケアについて論じる人々の側から，またアリストテレス研究者の側からも，それにかんする立ち入った回答は示されていない。本章では，それへのひとつの回答を試みた。すなわち，ケアと正義の関係をめぐる現代の議論はアリストテレスが述べたこと以上を論じていないのだろうか，それとも逆に，現代の議論はアリストテレスの論点を越えるものを有しているのだろうか。こうしたことは，アリストテレス研究者によるこれまでの膨大な蓄積を考えると，気の遠くなるような課題であり，本章ではほんの一部しか課題解決に貢献できないだろうが，あえてそれを試みたい。また，こうしたことを通じて，ケアの源泉，ひいては医療の源泉に迫ることができればと考えている。

II. ケアの倫理と正義の倫理

　ケアと正義の関係が本格的に問われるようになったのは，周知のように，アメリカの発達心理学者である C. ギリガンが，ベストセラーとなった書『もう一つの声』(*In a Different Voice*, 1982) において，「ケアの倫理」と

「正義の倫理」という2つの倫理的枠組みを提示して以来のことである。

この枠組みの提示の背景には，L.コールバーグによる，次のような道徳的思考の3つのレベル・6段階の説がある（カッコ内は段階を示している）。

1. 前慣習的レベル（権威に盲従。自己利益に基づく規則）。
2. 慣習的レベル（社会的役割の遂行を善とする。社会秩序の維持を善とする）。
3. 脱慣習的レベル（社会構成員の幸福を目的とする社会契約を倫理の根拠とする。普遍的に妥当する原理や一貫した良心を志向する）。

この中の第2レベルは第3レベルにいたる途中のものであるが，女性はこのレベルが多いため，コールバーグの発達段階説によれば，女性は男性よりも道徳的発達において劣っていることになるとギリガンは主張する。ギリガンはそのように規定される女性に特徴的とされる道徳的思考を，未完成の中間段階にあるのではなくそれ自身で独立した道徳的思考と捉えた。

そうした結論にいたる一つの筋道は，コールバーグが道徳意識の発達段階を調べるために設定したハインツのディレンマの設問を用いつつ，このディレンマへの回答が11歳の男女で大きく異なることにギリガンが注目したことにある[1]。回答の異なりは，男児に対して女児の道徳意識が劣っていることを示しているのではない。むしろ，異なる道徳的思考の存在を告げているとギリガンは主張する。

また，ギリガンは中絶と妊娠に関する調査を通じて，自分の生存のみをケアする（前慣習的レベル），他人をケアする社会的責任を遂行する（慣習的レベル），ケアされるべき無力な存在として自分と他人を等しくケアする（脱慣習的レベル）という，道徳性の発達モデルを提示することで，ケアの倫理においても脱慣習的レベルに対応するレベルが存在することを示そうとする。

このようにして，ギリガンは，社会契約や普遍妥当的な原理にもとづくのではない，独特の道徳的思考様式を抽出し，それを，従来の思考様式である正義の倫理（ethic of justice）あるいは権利の倫理（ethic of right）に対して，ケアの倫理（ethic of care）と呼んだ。

ギリガンの分析は厳密であるとはいえないが，その主張は，フェニミズム

の議論を惹起するとともに，倫理学者を大いに刺激することになった。というのは，近代の主流である倫理（義務論，功利主義，権利論，社会契約論等）は，ギリガンの立て分けでは正義の倫理として規定されるため，ケアの倫理の提唱は近代の主要な倫理への批判とみなされるからである。そのため，「ケア」をめぐる議論は，医療や福祉の領域を超えて，哲学，倫理学の研究者も巻き込むことになった。

ケアと正義論争で通常述べられる区別は，G.クレメントの叙述によれば三点ある[2]。①脈絡依存的意思決定 vs. 抽象的意思決定。②関係維持が優位 vs. 平等が優位。③関係的人間観 vs. 個人主義的人間観がそれである。①②は道徳的思考のあり方，③は人間観における区別であり，以下のようにまとめることができる。

(a) 道徳的思考
　　個別的脈絡を重視し関係維持を優先する道徳的思考（ケアの倫理）
　　　vs. 抽象的・普遍妥当的で平等を優先する道徳的思考（正義の倫理）
(b) 人間観
　　自他ともに傷つきやすく相互依存関係にある（ケアの倫理）
　　　vs. 権利をもつ独立した自由な個人としてある（正義の倫理）

ここからもわかるように，ケアと正義の論争における「ケア」とは，看護や介護，教育，育児等におけるケアの特徴を基盤にしているとはいえ，その枠内に収まるものではない。ここで問題となっているのは，道徳的思考や人間観を問うことであり，「正義の倫理」に対する「ケアの倫理」の主張なのである。

このような相違点をもつケアの倫理と正義の倫理の関係について，クレメントは自らの説を述べているが，その際に提示する見取り図は参考になる。以下では，前注で言及した著書の主として第6章を参照している。

第一の立場によれば，正義の倫理は最小限の道徳や権利にかかわっておりケアの倫理よりも基礎的であり，ケアの倫理の前提とされる。正義と異なり

ケアは義務ではないというのがこの立場の論拠としてある。ケアはむしろ「義務を超えた（supererogatory）」という特徴を有するとされる。

第二の立場は，それとは逆にケアの倫理が正義の倫理の基盤にあるとする。われわれは実際に相互依存的関係にあり，ケアなしには人の生も社会も存在しえず正義も存在しないと主張される。

一方の倫理が他方の前提ではないとする立場にもいくつかある。ひとつは両方の倫理は一つの包括的倫理に統合されるというものである。その場合，両者とも方法，存在論，道徳上の優先事項が同じであるとする強い立場と，そこまでは主張しないが，両者は同じ結論や両立可能な結論に至るという弱い立場がある。ギリガンが2つの倫理の収斂をいうとき，方法や存在論の合致ではなく，後者の立場をとっていると解される。前者の典型は，ケアの倫理が正義の倫理に同化される，あるいは翻訳されるというものである。たとえばケアの倫理は善行として正義の倫理の一項目に含まれるとされる。

包括的倫理への統合でない立場として，2つの倫理を反転図形のようにみなす立場がある。アヒル―ウサギ反転図形が，ある場合はアヒルに見え，ある場合にはウサギに見えるように，2つの倫理は独立した選択肢としてあるとされる。

2つの倫理を統合関係でも反転図形的関係でもない，つまり互いに異なりつつも連携して公共的また私的な道徳判断の基盤にあるものと捉えるのが，クレメントの立場に他ならない[3]。

それでは，そもそもケアと正義の関係はいかなるものだろうか。『ニコマコス倫理学』における「正義」と「友愛」の関係を参考にして考えてみよう。

III. アリストテレス友愛論の構造——分類（A），分類（B）——

アリストテレスの友愛論は，狭義の友人関係よりもはるかに広く，恋愛関係，親子関係，ビジネスでの関係等を含む人間関係一般について論じている。その点は，「ケアの倫理」がいわゆるケアという行為の倫理よりも広範な領域を扱っているのと同様である。友愛論は『エウデモス倫理学』や『ニコマコス倫理学』で展開されているが，本章では彼の主著である『ニコマコス倫

理学』での叙述に主として焦点を当ててみたい。友愛論は第8巻と9巻で展開されており，同書の2割ほどの分量を占めている。しかし，徳，快楽，無抑制，正義，幸福といった倫理学上の主要問題と比べると，これまでそれほど注目されてこなかった。また，友愛論は『ニコマコス倫理学』と『政治学』を媒介する章とみなされてもいる[4]。そこからもわかるように，この友愛論においては種々の分類や脈絡が交錯し，全体像をつかみにくくしている。理解を容易にするために，ここでその構造を抽出してみたい。

　まずは，2つの分類（A），（B）を導入してみる。

（1）　分類（A）：愛する理由による分類

　『ニコマコス倫理学』第8巻には，次のように3種類の友愛（philia）が説明されている。

>　「愛さるべきもの」とは，しかるに，善きものか，快適なものか，有用なものかのいずれかであろう。（Ⅷ.2, 68頁）

　その他の箇所での叙述も参考にすると，愛する理由として以下がいえる。
　①　善，　②　有用性，　③　快
　①善のための友愛とは，相手の徳を動機とする，卓越性に即した友愛であり，相手の善を相手のために願う。これは善い人の間で成り立つ本来的な友愛である。

>　究極的な性質の愛は，善きひとびと，つまり卓越性において類似したひとびとのあいだにおける愛である。けだし，かかるひとたちのいずれもひとしく願うところは「善きひとたるかぎりにおける相手かたにとっての善」なのであるが，相手のひとびとは彼ら自身に即しての善きひとびとなのである。（Ⅷ.3, 72-73頁）[5]

　これに対して，②有用性のための友愛とは，自己にとっての有用性が相手から得られるかぎりで愛する友愛である。③快のための友愛とは，自己にとっ

ての快が相手から得られるかぎりで愛する友愛である。

これらは友愛・愛の理由を述べているが，それと同時に，愛する人のあり方を述べてもいる。すなわち，相手の善を相手の善のために願うことは，善き人，徳のある人に特徴的なことなのである。

上述の3種の友愛はともに相互性あるいは互酬性（相互応酬性）(reciprocity) を含むといわれる。

> 相互応酬的な好意であってこそ愛なのである。或いはさらに，相互応酬的な好意というだけではなく，「相手かたにそれが知られている」という条件を加うべきでもあろうか。(Ⅷ.2, 69頁)

相互応酬性が必要なため，一方的な好意である片思いは，好意であるが友愛の範疇に入らない。友愛は「愛をもって愛に報いる」のである。相互性は，相手に好意が知られていることを含む。それゆえ，『葉隠』のような「忍ぶ恋」は友愛ではない。また，無生物との間に友愛は成立しないとされる。

相互性，あるいは相互応酬性には，通常，施善（贈与）と，それに対する交換・応報という契機がある。交換・応報には交換されるものが均等であるべきという均等化の原理がはたらく。「親しさは均しさ」(Ⅷ.5, 80頁) といわれるゆえんがそこにある。

ただし，親から赤子への愛のように，施善（贈与）への応報や均等化原理が相応しくない場合でも，相互性は成立しうると考えられる。なぜならば，ケアについての現代の知見では，ケアの成立には相手による受容を必要とするように，親から赤子への愛の場合でも，少なくとも施善を受容すること，承認することが相互性にとって必要だろうからである[6]。

相互性，相互応酬性が愛に必要であるとすれば，愛においては，当事者が同等なのか，それとも優劣関係にあるかが重要となる。分類 (A) では，愛の理由とともに愛する人のあり方が述べられたが，次の分類 (B) では，当事者どうしの関係が述べられる。

（2） 分類（B）：友愛の当事者どうしの関係による分類

友愛の当事者どうしの関係は次のように分類される。なお，下記の「同等」と「均等」は同じ語（isos, equality）に対応している。これは「等しさ」とも訳される。

（a） 同等（均等）
（b） 非同等（不均等。優劣関係）。

同等（均等）とは友愛の当事者が徳，名誉，地位，富，年齢等において優劣関係にないことである。(a)と(b)は，上述の①善，②有用性，③快による友愛とは独立の分類であり，組合わせとしては原理上，3の2倍，6種類の友愛が可能である。

（a）の例は，徳のある善き人どうしの同等の関係，交換や商取引をする人どうしの同等の関係，そして愛する者どうしの同等の関係である。これらの友愛においては，与えられたもの（愛，尊敬，快，品物）と同じとみなされるものが返されることで友愛関係は維持される。均等性は愛の関係の維持にとって必要なのである。

> いずれにしても，以上われわれが述べてきた諸種の愛は均等性というものの上に成立する。というのは，双方から同じものが得られるし，お互いに同じものを相手かたが得ることを願うというふうであるか，さもなくばお互いに異なるところのものを交換するわけなのだからである。(Ⅷ.6,83頁)

それでは，当事者間に明らかな優劣関係がある場合はどうであろうか。アリストテレスは次のように述べている。

> だがこれらとは種類の異なった愛が，すなわち，一方的な優越の上に立つ愛が存している。たとえば，父親の息子に対する，また総じて年長者の年少者に対する愛や，夫の妻に対する，またすべて支配者の被支配者に対する愛のごとき。(中略) いまもし，両親に対して子は自分の生みたるひとびとに当然尽くすべきところのものを尽くし，親はまた子に対してその尽くすべきを尽くすならば，このような両者の間における愛は，持続性もある立派な愛となるであろう。(中略) すなわち，ひとがその価値に応じて愛されるとき，そこ

に或る意味における均等性が成立する。こうした均等ということこそが，だから，やはり愛というものの特徴をなすと考えられる。(Ⅷ.7,84-85頁)

父親と息子，支配者と被支配者の間には非同等な関係，優劣関係が成立している。ただし，そこでも，与えられたものと同質のものを同量だけ返却するというのとは異なる均等化がありうる。それは，「価値に応じて」愛し愛されることであるが，たとえば，支配者からの金銭等の恩恵に対して，被支配者が金銭ではなく賞賛することで返礼するような場合がそれにあたる。その意味で，均等化原理は友愛の成立や維持にとって必要なものである。「価値に応じて」ということを含め，均等化を友愛の核心に置くことは，後述するように正義についての叙述に対応している。

そうなると，極端に非同等的な関係においては，もはや友愛は成立しないとさえいえる。

このこと[すなわち，愛では量的な均等が何よりもまず問題になること（引用者による挿入）]は，人間的な卓越性ないしは劣悪性や，裕福さやその他に関しての大きな距離が双方の間に存在する場合について見れば明らかであろう。かかる場合には，事実，ひとびとはもはや友とならないし，のみならず，友になれると思ってもいないのである。(中略)たとえば神のごとく距たりのはなはだしきにいたっては，そこにはもはや愛というものは成立しえないのである。(Ⅷ.7,85頁)

距たりがあまりに大きい場合はそもそも友愛関係が成立しないが，優劣関係がはなはだしくない場合は，はじめにあった身分や富貴，徳，年齢等における非同等性は，価値に応じた仕方での愛や利益の返礼によって同等化・均等化される。このように，均等化は愛にとってきわめて重要な原理である。

Ⅳ. アリストテレス友愛論の構造——3つの脈絡——

上述の分類(A)，(B)は『ニコマコス倫理学』から容易に読み解くことができる。それに加えて，さらに次の3つの脈絡が見て取れる。

(1) 正義との類比の脈絡

『ニコマコス倫理学』では，種々の倫理学的問題とともに，人間関係（人間間の交渉）の一般的構造の探究がなされている。その際，同等の市民の間での関係が典型とされる。そこには相互応酬的な関係が成立し，均等化原理が重要とされる。この脈絡においては，ひとびとを結びつける絆，社会の紐帯として，正義と同様に友愛が強調される。これを，「通常の人間関係やビジネスの脈絡」と呼ぶこともできる。この脈絡はアリストテレス友愛論の基調をなしている[7]。

ここでは，友愛と正義は同列に論じられる。その理由は，友愛と正義は同じことがらにかかわり，同じひとびとの関係を問題にするからである。つまり，両者とも共同体や社会における人間関係や秩序の維持・回復・円滑化にかかわっている。

> 愛は「正」のかかわると同じことがらにかかわり，「正」の見出されると同じひとびとのあいだにおいて見出されるように思われる。すなわち，いかなる共同体においても一定の「正」が存在するが，そこにはまた一定の「愛」が存在すると考えられる。（Ⅷ.9, 90頁）

また，「友愛は国に対する善の最大のものである」と『政治学』（1262b7-8）にはある。

ただし，社会にとって正義は友愛を必要とするが，正義なしの友愛は不可能ではないとアリストテレスは言う。

> また，愛というものは国内をむすぶ紐帯の役割をはたすもののごとくであり，立法者たちの関心も，正義によりもむしろこうした愛に存しているように思われる。すなわち，協和（ホモノイア）ということは愛に似た或るもののように思われるが，立法者たちの希求するところは何よりもこの協和であり，駆除しようとするところのものは何よりも協和の敵たる内部分裂にほかならない。事実，もしひとがお互いに親愛的でさえあれば何ら正義なるものを要しないのであるが，逆に，しかし，彼らが正しきひとびとであるとしても，そこにやはり，なお愛というものを必要とする。（Ⅷ.1, 66頁）

正義に友愛が不可欠な理由については，いくつかの解釈がある。

たとえばパンゲによれば，正義が不要となりうる愛とは，自分のものとあなたのものという区別が意味を成さないような徳（卓越性）に即した愛のことである。あるいは，友人同士が幸福であって，与えることと受けることに対して正義を気にしない場合も考えられる。このような場合には正義の介入する余地はない。しかし，これはごく限られた人々の間で成り立つことであろう。それがひとびとに普遍的に存在することはありえない。ほとんどの場合，正義に友愛が伴うように，友愛には正義が必要である[8]。

パカラクは次のように語る。なぜ正義だけでは不十分なのだろうか。正義は自分の利害に用心して損害から身を守るためのものであり，憤慨を育み復讐を求め，自らを悩めるものとみなす。愛と友愛が緩和しなければ，これらは時とともに増大する。またアリストテレスは「宜しさ」（equity）を強調する。あらゆる法と正義は所与の状況で立法府の意図を考慮しつつ理にかなった解釈を要求する。しかしそのために求められる良識と洗練は，我々が隣人の立場で物事を見ることを要求する。それゆえ，友愛なしに正義の徳だけでは人間の社会生活は実践できない[9]。

生を共にする，そして相手の善を共に願うような友愛関係が成立するような社会においてはじめて，他者への信頼が生じてくる。それゆえ，正義の土台に友愛があるということもできる。「正義は，当てのない他者への「信頼」なしには成立しない，そして信頼をはぐくむのは友愛である」[10]。

（2） 幸福の脈絡

第一の脈絡では，社会における人間関係一般を円滑に維持する条件が述べられているが，友愛とは賞賛に値するよき事柄であり幸福を実現するものでもある。これが第二の脈絡をなす。「幸福と第二の自己の脈絡」と呼んでもよいだろう。

幸福と友愛の関係が問題になるのは，ひとつは幸福な人が友人を必要とするかどうかという点である。アリストテレスのいうように，もっとも幸福な人とは観照的生活をする有徳な人であれば，単独での生活で十分ではないかという疑問が生ずる。これに関するアリストテレスの叙述はそれほど明解で

はない。「幸福なひとは友を要するか否か，ということについても判然としないところがある」(Ⅸ.9,135頁)。

しかし，次のように，友人が幸福な生の必要条件であるごとく述べてもいる。

何びとも，実際，たとえ他のあらゆる善きものを所有するひとであっても，親愛なひとびと（フィロイ）なくしては生きることを選ばないであろう。(Ⅷ.1,65頁)

何びとといえども独りぼっちであらゆる善を所有しているということは，これを選ばないに相違ない。人間はポリス的・社会的なもの（ポリティコン）であり，生を他と共にすることを本性としているからである。このことは，それゆえ幸福なひとの場合にも妥当する。（中略）また，卓越性の或る訓練は，テオグニスもいっているように，よきひとびとと生を共にしていることによって可能となる。（中略）してみれば，ひとは幸福であるためには，よき友たるひとびとを要するわけなのである。(Ⅸ.9,136-141頁)

自分だけで過ごすことがもたらす幸福と，友人を持つことによる幸福を調停するのは，真の友人とは第二の自己であるという主張である。

よきひとは自己と一緒に時を過ごすことを願う。それは，事実，快適なことがらなのである。（中略）よきひとにおいては，（中略）友をみること自分自身をみるごとくである（すなわち友は「第二の自己」である）（中略）。(Ⅸ.4,121頁)

愛の基盤は実は善きひとにおける自己への愛にあるとされる。というのは，「相手の善や存在や生存を相手のために願うこと」，「一緒に時を過ごすこと」，「相手と悩みや喜びをともにすること」といった愛の特徴はすべて，善きひとが自己に対して有する関係において見出されるからである。善きひととは，自分自身と志を同じくするひとであり，自分にとっての善き事柄を行うひとであり，自分自身と一緒にいることを願うひとなのである。ここから，真の

友とは第二の自己であるという主張が導かれる。これに反して，後悔に満ち，生や自分自身を回避し，自分自身と仲たがいし内部分裂している悪しきひとにおいては，自己との間にそのような友愛関係が成立しないのである[11]。

友が第二の自己であれば，利己と利他の区別が消えるといえるだろう。しかし，それでも疑問が残る。友が第二の自己であるとすれば，友愛・愛とは結局のところ自己の善を願うことであり，分類（A）での有用性や快のための友愛のように自己愛的なものなのだろうか。

これに対して，アリストテレスは「自愛」に二義あるとし，「財貨や名誉や肉体的快楽における過多を自己に配する」（Ⅸ.8, 132頁）のではなく，自己の内のもっとも優位的なものを愛し満足させる自愛こそが，本来の自愛であると述べる。そうでなければ，自己への利益が損なわれ，結局のところ自己のためにならないからである。自己の内のもっとも優位的なものとは知性であり，知性を愛する自愛的生とは「ことわりに即して生きる」ことにほかならず，自己にとって最善なものとともにある生である。なぜならば，「知性（ヌース）はすべて自己にとっての最善なものを選ぶのであるし，よきひとは知性の命ずるところに服するからである」（Ⅸ.8, 134頁）。

> 善きひとは自愛的でなくてはならぬ。なぜなら彼は，自愛的であることによって，もろもろのうるわしきことがらをなして自らも利益を享けるのみならず他のひとびとをも利するだろうからである。（Ⅸ.8, 134頁）

本来の自愛においては，このように自己も他者もともに利するのであり，利己と利他の区別がなくなるのである。

（3） 施善の優位性

よき人間関係を維持する均等性，友愛による幸福の実現という上の2つの脈絡のほかに，もう一つ別の脈絡がある。それは，愛されることに対する愛することの優位性や，善を施す人は善い人・有徳な人であると説かれる脈絡である。ここにおいては親から子への愛が典型とされており，均等化原理が成立するとはかぎらない。これを「施善，ケアの脈絡」と呼ぶこともでき

る。ただし、「もろもろの施善に報いるということは、概していえば、親友仲間に恩を施すよりも先にすべき」（Ⅸ.2, 113頁）とあるように、報恩としての施善はいわゆる初発の施善よりも優先される。

　まずは「施善の優位性」であるが、このことは次の文章に端的に示されている。

　愛というものは、愛されることによりも、むしろ愛することに存すると考えられる。愛するということをもって悦びとしている母親たちがまさしくその証左である。一部の母親たちは、（中略）子どもから愛をもって報いられるということは決して求めないのであって、ただ子供たちがしあわせにやっているのを見ればそれだけでもって母親にとっては充分である。（Ⅷ.8, 87頁）

　愛はむしろ愛するということに存するのであってみれば、そして「友を愛するひとびと」は賞賛されるのであってみれば、親愛なひとびとの卓越性なるものは、愛するということにあるように思われる。（Ⅷ.8, 88頁）

　愛されるという受動よりも愛するという能動、活動にこそ、愛の愛たるゆえんが存する。これは「徳の徳たる所以は、よくされることによりもむしろ他に対してよくすることに存し、また、醜悪な行為をしないことによりもむしろうるわしき行為をすることに存している」（Ⅳ.1, 130頁）という叙述に対応している。

　さて、分類（Ａ）での三種の友愛の中では、相手のために善を願う本来の友愛が施善の要素をもっとも強くもつが、その友愛も何らかの意味で均等な愛の応答なしには持続が困難であった。それに対して、施善の典型は、子に対する親の愛のような、報いを求めない愛である。それは、報いを求めないという点で均等化原理の枠をはみ出すと思われるが、このような愛はどう理解すべきだろうか。アリストテレスによれば、そのような愛は、詩人が自分の作った詩を愛するようなものである。

　あらゆる制作者は、すなわち、自己の作品を、その作品がもし生命を与えられたならば彼を愛するであろう以上に愛している。そしてこのことはおもう

に詩人において最もいちじるしい。詩人が自分自身の詩を愛することは非常なものであって，その慈しみかたはまるで自分の子供に対するがごとくである。施善者の場合もこれに類しているように思われる。すなわち，その施善した相手は彼らの作品にあたる。(中略) 作者としては「彼が現実的にそれであるところのもの」は，或る意味においては彼の作品にほかならない，だからして彼は，自己のあるということを慈しめばこそ，その作品を慈しむのである。(中略) 同時にまた，施善者にとっては，自己の行為のもたらすところはうるわしさの性質を帯びており，したがって彼は，このものの見出される場所に悦びを感ずる（IX.7,128-129頁）

このような愛は，善きひとびとの間の典型とされる友愛にきわめて近い。

「親愛なひと」「友なるひと」というものは，「もろもろの善ないしは善と見られるところのものを，相手かたのために願いかつ行うひと」だとされるのであるし，また，「相手かたの存在と生を，相手かたのために願うところのひと」であるとされる。こうした気持ちは母親が子どもに対して抱いているところなのであり（IX.4,119頁）

この種の愛と善きひとびとの間の愛との共通性のゆえに，(2)の「幸福の脈絡」で述べた，本来の友愛に特徴的な第二の自己への愛は，親から子への愛の規定においても用いられる。子どもは親にとっては第二の自己，あるいは自己の一部とみなされるのである。

親は子を自分の一部として可愛がる（中略）ちょうど歯・毛髪・等々はそれを有するひとのものであるごとく（中略）かくして，親は子を自分自身のごとくに愛するのであり（自分から生まれたものはいわば自分から離れ出て存在する「第二の自己」にほかならないのであるから）（VIII.12,97-98頁）

畜奴とか，一定の年齢に達して独立するまでのわが子はちょうど自己の一部分のごときものであり（V.6,193頁）[12]

また，上述の幸福の脈絡は別の仕方でも現れていて，施善者はじつは施善

によって自己実現している場合が多い。それについては以下の文章が語っている。

　彼［至福なひと］は「よきそうして自分自身の行為」を眺めることを好むものであるが，かような条件を満たしてくれるのが，友たる善きひとの行為なのである。(Ⅸ.9, 138頁)

　友愛や愛情関係はふつう情念から生ずるが，善きひとびとの間での本来の友愛は，情念に支配されておらず，徳と同様に自己の状態にもとづくとされる。

　彼ら［善きひとびと］がその愛する相手かたにとっての善を相手かたのために願望するということは，「情念」に即してではなく，自己のうちに定着した「状態」に即してでなくてはならない。のみならず，彼らは友を愛することによって彼ら自身にとっての善を愛している。(Ⅷ.5, 79-80頁)

　以上に述べてきた分類（A）の（1）「愛する理由としての相手への善」，分類（B）の（b）「当事者の非同等性」，脈絡（3）「愛することの優位性，施善としての善・徳」は，アリストテレス友愛論における「ケア」の契機とみなすことができる。正義との類比を基調とする友愛論ではあるが，それらを一括して抽出することで，アリストテレスの友愛論からケア論へ至りうると思われる。このようなケア論を再構成するのは，ケアの倫理と正義の倫理の関係の考察に役立ちうる知見をアリストテレスの中に見出すためでもある。
　それについて論じる前に，正義と友愛に共通する均等化原理について考察してみよう。

Ⅴ．正義と友愛の関係──均等化原理──

　正義と友愛の関係については，すでにⅣ.（1）「正義との類比の脈絡」である程度述べた。ここでは，アリストテレスの友愛論がいかに正義の議論の脈絡に引かれているかを見るために，正義と友愛に共通する均等性（ison, equality）に着目してみよう。均等化は正義や友愛を維持する原理であり，社会や人間関係の秩序を維持する原理である。

（1） 正義について[13]

『ニコマコス倫理学』第5巻によれば，「特殊的正義」には以下の3種類がある。

① 配分的正義：
「名誉とか財貨とかその他およそ国の公民の間に分たれるものの配分」（V.2,177頁）に関わる。簡単にいえば，法や政策にもとづいて財貨，権利，名誉，機会等の善なるものを配分することにかんする正義である。

当事者は価値において不均等（非同等）とされ，各自の価値に応じた配分の仕方で均等化が行われる。価値の大きい人には多くを配分するという仕方の均等化であり，これには誰も異論がないだろう。ただし，何をもって価値とするかは人によって意見が異なりうる。民主制論者であれば自由人は同じ価値をもつというだろうし，貴族制論者では各自の価値とは卓越性を意味するだろう。このような各人の価値に応じた均等化は「幾何学的比例」に従うといわれる。

② 矯正的正義：
「もろもろの随意的ならびに非随意的な人間交渉においてただしきを回復するための矯正的な」（V.4,181頁）ことに関わる。つまり，損害，損失，危害の回復をめざす民法や刑法の扱うことがらに関わる正義である。

法は当事者を価値において均等（同等）であるとみなし，損失・利得の量だけに着目し，それらの不均等を正すという仕方で均等化が行われる。たとえば，加害者から利得を奪うことによる罰という損失で均等化がはかられる。均等化は損失や利得の量に応じたものであり「算術的比例」に従うといわれる。

③ 交換的正義：
交易的な共同関係において楔となる正義であり，貨幣を介してお互いの間に応報が行われる場合の正義である。当事者は価値において均等（同等）とみなされ，交換における均等化が行われる。たとえば大工は靴工から靴を取得し，自分は家屋を給付するとする。1軒の家屋と1足の靴では不均等なの

で，均等化するように比例化（たとえば，1対1000）した上で，取引における応報が行われる。その際に共通尺度が必要であり，貨幣がそれをになう。ここでの均等化は取引される物の量の均等化であり「算術的比例」に従う。この③は②と同様に算術的比例に従うため，②と区別されない場合もある[14]。

（2） 友愛について

均等化は友愛を持続させる原理であるが，友愛論の叙述は上述の正義の叙述と均等化の形式において対応している。ここに正義と友愛の平行性が端的に見てとれる。

（ⅰ） 均等（同等）な人々間での友愛：

まず施善者から愛や善が与えられる。そして，その与えられた善や愛，好意と同等のものが相手から返されるという意味での，愛の均等化が行われる。友愛の動機が相手の善を相手のために思うという，友愛の典型・理想型では，同等に卓越した人どうしの間での愛が成立している。ただし，理想型以外の，有用性や快を理由とする友愛の場合も，通常考えられるのはこの種の同等なひとびと間での友愛である。ここでの均等化は，価値に応じた報いを考える必要がなく，上記②「矯正的正義」の均等化形式に対応する。

（ⅱ） 不均等（非同等）な人々間での友愛：

地位，富，名誉，徳等において同等でない人びとの間の友愛では，与えられたものと同じだけの善や愛，好意を返すことができず，その人の価値に応じて恩を返すという意味での均等化が行われる。Ⅲ.（2）で述べたように，支配者からの金銭等の恩恵に対して，被支配者は同等のもので応じることができないので，賞賛することで返礼するような場合がそれである。ここでの均等化の形式は，各人の価値に応じた均等化であり①「配分的正義」の均等化形式に対応する。

（ⅲ） 動機における非類似的当事者間での友愛：

一方は快を求めて愛するが，相手は有用性，利益を求めて友愛関係を続けるような場合がこれに当たる。ここでは，快と有用性の間での均等化が必要になる。貨幣のような共通尺度はなく不満が生じやすいが，品物と品物の交換における均等化と類似する。それゆえ均等の形式は③「交換的正義」の均

等化形式に対応する。

以上の点を補足してみよう。正義における均等化であるが、まず配分的正義は、「正しい分け前」としての均等化ということができる。矯正的正義は、自分が生じさせた害悪を返済することでの均等化であり、「正しさの回復」としての均等化であり、交換的正義は「正しい交換」としての均等化である。これら正義における均等化は総じて、特定の個人と個人が向きあうような関係ではない、つまり対面的でないという特徴を有している。国による正しい分け前の配分や刑法や民法による正しさの回復は、政策や法にもとづいて行われるし、交換比率は市場によって決まる。当事者がどのような人でどのような行為をしたかについての知識は不可欠であるが、それ以上に、当事者の行為の背景や隠された意図等を考慮する必要はない。

それに対して、友愛における均等化は、受けた愛に「報いること」、あるいは愛を受けた「負い目の返済」が基本にあるといえる。相手の善を相手のために望むような理想的友愛の場合でも、愛の均等化は友愛関係の持続のために必要である。友愛においては、自他の関係、相手の欲していること、悩んでいること、その他もろもろの個別の事情を慮ることが不可欠であるとともに、一般に、「相手かたにそれが知られている」(Ⅷ.2,69頁)ことを要する。すなわち、誰が誰に愛を与えたか当事者に知られていることが重要となってくる。正義の領域と異なり、ここには「対面性」という特徴が現れている。

Ⅵ. 親から子への愛の特異性

親から子への愛は、施善の優位性の現れる典型事例であるが、正義との平行性の方向へ向けられた『ニコマコス倫理学』においては友愛の中では特異な愛としてある。その特異性は、まず、愛の「返済しがたい不均等」に現れている。それについては次のように述べられる。

> 子の親に対する愛は——人間の神々に対する愛もそうであるが——善きもの・優越的なものに対する愛という意味をもっている。事実、親は最大の愛を施

第11章　ケアと正義の基底にあるもの　251

している。彼らは存在ということの，および養育の，やがてはまた教育の因を成しているのだからである。(Ⅷ.12,99頁)

　子はその存在，養育，教育において量的には返すことができない恩を親から受けている。ここでの不均等は，人間と神の関係に近いとさえいえるだろう。
　また，次の特徴として「動物との共通性」がある。動物と共通であるとは，子への愛は人間そして動物の生の実現にとって本性的なことがらであるということである。そうした本性に従うことは必ずしも容易ではないが，アリストテレスにとっては，倫理的なことであり，それゆえ，親が子を愛することは，自然的要素とともに倫理的要素を含むといえる。

　親の子に対する，また子の親に対する愛は，人間においてのみならず，鳥類やたいがいの動物においてもまた本性的に存在しているようであるし，(中略)特にこの傾向は人間の場合において著しい。だからわれわれはひとに親切なひとびとを賞賛するのである。(Ⅷ.1,66頁)

　上のⅣ.(3)「施善の優位性」の脈絡でも述べたように，常にではないにしても，子を親は報酬を求めずに自分自身のごとく愛することが多い。このような「無償性」に代表されるような施善の優位性に，親から子への愛の特徴が見出される。そのとき，子どもは親にとっては「第二の自己」，あるいは自己の一部，とみなされる。このような愛は，善きひとびととの間の典型とされる友愛にきわめて近い。また，それは芸術家が自分の「作品」を愛することとも類似する[15]。
　このように，親から子への愛は，「返済しがたい不均等」，「動物との共通性」，「施善の優位性」という特徴をもっている。
　上でも述べたように(分類(B)(b))，愛における返済しがたい不均等は，両親に対して子が「当然尽くすべきところのものを尽くし」たならば，持続性のある立派な愛になるとされる。子は親を自分の「価値に応じた」仕方で愛することで，一種の均等が成り立つ。つまり，親子の愛の不均等も最

終的には均等化原理の枠内で理解されている。ところが，子が親の愛や恩を価値に応じた仕方で返すといえるのは，子が成長し成人にそして壮年になる過程を通じてである。親からの幼子への愛と，それに応える子どもからの愛とには，かなりの時間差が存在しているのであり，赤子や幼子のときは価値に応じての均等化は成立しない。子どもが一人前になる前に親が死ぬこともあるだろうが，そのときでも親から子への愛は成立している。すると，アリストテレスの意図に反し，親から子への愛の持続は均等化原理なしでも可能なのである。

ときには無償性を伴う施善の優位性についてはどうだろうか。第三者への施善の場合，自己と他者を根源的に結びつけ自他を同一とさせるような超越的絶対者を前提しないかぎり，親と子に見られるようなある種の同一性は見出しがたい。そうなると，これは均等化原理をはみでる愛であり，自己愛的な愛とはいえないだろう。

こうした愛についてさらに考えてみよう。

友愛における均等化とは，実は，はじめにもたらされた愛（初発の愛）への返答による均等化であった。『ニコマコス倫理学』では，応酬，返答，負い目の返済としての均等化と友愛の持続について詳述されているが，初発の愛（いわば贈与）については簡単な叙述しかされていない。しかも，Ⅳ.(3)で引用したように，愛や友愛はふつうは情念から生じるが，善きひとびとの間での友愛は情念に支配されないものであった。ここには，感情的衝動的な愛を軽視しようとする意図がうかがえる。

ではなぜ，情念の愛の初発を重視しないのだろうか。有徳で平静な善き人はただしい贈与を行うが，本来それは情念に支配されるものではない。「寛厚（エレウテリオテース）」にかんして以下のように述べられる。

　　寛厚なひとも，それゆえ，うるわしさのために，そして，ただしき仕方において与えるひとでなくてはならない。すなわち彼は，然るべきひとびとに，およそ然るべきものを，然るべきときに，またその他およそただしき贈与ということに付随する一切の条件のもとに与えるであろう。しかも，快適に，ないしは無苦痛的に——。（Ⅳ.1,131頁）

ここでひとこと述べると、「然るべきことがらを、然るべき目的のために、また然るべき仕方で、然るべきときに耐えかつ恐れるひと、またこれに準じる仕方で平然たるひとが勇敢なひとにほかならない」(Ⅲ.7, 110頁) とあるように、「然るべき」云々は「中庸」の意味するところであり、卓越性(徳)に即した活動のあり方である[16]。

しかし、すでに言及したように、愛の本質は愛することにあるとアリストテレスは述べている。これは初発の愛の重要性を示しているだろう。ただし、愛することは、初発の愛とともに応答の愛にも妥当する。そして、何度もいうように、『ニコマコス倫理学』の友愛論の基調は正義との類比であり、愛の応答による均等化にあった。

すると無償の愛を含め、一般に助けを求める他者に対しての施善とはいかなる愛なのか。それは、たとえ情念に駆られての愛であったとしても、秩序ある状態に波紋を投げかけるような愛ではなく、逆に富、健康、世話等の欠乏状態という不均等に応答し、それを均等化する活動と捉えることができる。すなわちそれは、不均等・不均衡な事態を均等化し秩序を回復する愛であり施善であるといえるだろう。

親から子への愛は第二の自己論や親子同一性論で解釈もできるだろうが、このような施善の視点から捉えなおすことも可能である。すなわち、愛や世話の欠乏により不均等状態にある子どもに応答し、愛を与えることで不均等な状態を解消するのである。その場合、他人ではなく親子であるという関係は本質的なことがらではなく、そうした行為を強く促す契機と考えることができる[17]。さらに、不均等の均等化はよい関係をもたらす点で、愛の提供者にとっても望ましいものである。もちろん、愛の提供、施善はしばしば、提供者の側に人間的成長や充足感を生じさせるものでもある。ここには利他かつ自利という関係が成立しうるのである。

Ⅶ. アリストテレス友愛論からケア論へ

以上のようなアリストテレスの友愛論から、私の解釈をまじえつつ、現代において一般にケアの立場と考えられている特徴を抽出してみたい。

これまで述べてきたように、アリストテレスの友愛論は2つの分類と3つの脈絡で整理できる。多くの研究者は、その中の分類（A）-①「善のための友愛」、（B）-（a）「同等性」、脈絡（2）「幸福の脈絡」と第二の自己論に関心を寄せてきた。以下ではそれと異なる点に着目することで、アリストテレスの立場からのケア論の特徴を描いてみたい。着目するのは、主として、分類（A）-①「善のための友愛」、（B）-（b）「非同等性」、脈絡（3）「施善の優位性」、そして脈絡（Ⅰ）「正義との類比」である。このような作業は、現代のケア論を再検討する上でも有効と思われる。

① 相手の善を願っての施善

上記分類の（A）-①に当たる。ケアは、まずは助けを求めるあるいは助けの必要な相手のために善を行うことである。ただし、アリストテレスでは、一般に、相手の善を願っての愛であっても自己に善をもたらすものであり、愛においては完全な利他主義は想定されていない。これはケアにおいても同様であろう。

② 当事者間の非同等性（不均等性）

上記分類の（B）-（b）に該当する。ここでの非同等性は、市民以外の子どもや幼児も含むし、外国人も含むだろう。この点で、自由な市民を対象とする配分的正義における非同等性と異なっている。また、ケアするものの優位性は相対的、非永続的なものであり、君主と臣下のような関係ではない。なぜならば、ケアされるものと同様にケアするものも傷つきやすい存在だからである。親と赤子の関係を典型とするH.ヨナスの責任概念はこのような非同等性を本質とする。ケアも同様である。

③ 施善の優位性

これは、上記の脈絡（3）にほかならない。ケアとはなされた善への応答ではなく、善の必要な相手に善を願い与えることである。愛の本来のあり方は、愛されることよりも愛する行為のうちにある。そして、相手のために善を行う人は善い人であり、その行為は善い行為である。

④ 対面性

友愛関係にあることを友愛の当事者どうしが知っていること、そして、自他の関係や相手が欲すること、悩んでいることを個別的具体的状況の中で熟

慮することは友愛の一般的特徴である。ケアもこの特徴を共有する。これに対して，正義においてはそれは必要条件ではない。

⑤ 相互性・互酬性

アリストテレスは愛には相互性や互酬性が必要であるとするが，ケアにおいても当事者が相互に関与することによりケアにおける関係は深まっていく。相手が赤子のような場合は相互性が成り立たないように思えるかもしれないが，そのような場合でも，少なくとも与えられた善を被施善者が受容することが必要である。たとえば赤子が授乳を拒否すれば本来の愛の関係は成立しない。授乳を受け入れることで相互性が成立する。ケアへの要求の充足や当事者間の不均等の解消は，相互的関係を必要とするのである。愛についていえば，アリストテレスによれば，一方的な場合は「愛」ではなく「好意」が存在するとしかいえない。一般に，不可避的に生じた好意の感情は，好意の表明から相互的関係へと至ることで愛となるのである。また，①で触れたように，ケアは自己にも善をもたらす点で互酬的である。

⑥ 習慣・訓練による徳の形成

愛の多くは自然的情念にもとづくが，情念に左右されない愛もある。ただし，情念にもとづくいわゆる初発の愛も，徳にもとづく愛も，そうせざるをえない仕方で生じる。前者では情念の力が働くし，後者では「然るべきときに，然るべき仕方で」等の規範的な必然性が作用するからである。

同様に，ケアという行為もそうせざるをえない仕方で生じる[18]。そうした行為が持続し，応答すべき状況で応答できるためには，本来の友愛と同様に，習慣や訓練が必要であろう。そのような習慣・訓練をしばしば慣習的義務や職業倫理が支え，徳の形成に寄与することになる。

しかるべき仕方での施善とは，善の支援を必要とする人の振る舞いや要求へのしかるべき「応答」と捉えることができる。ただし，不均等な状態の認知だけではケア的応答は生じがたい。それが生じるには相応の脈絡（自分が生んだ子，慣習，職業，ケアする側の心的特性，負い目意識等）が必要であろう。すなわち，「不均等の認知プラス脈絡」が応答を生むといえる。

⑦ 普遍性の欠如

ケアの場合は，他の種類の友愛におけるような「均等化」の原理が機能し

がたい。受けた愛と同量，あるいは価値に応じた量の返済・返答という意味の均等化であれば，正義における均等化のように，しかるべく教育を受け修練を積んだ善きひとびとの判断が基準となりうるが，ケアの場合はそうはいかない。どれほど善を与えればよいかについての基準を設定しがたいのである。それゆえ，善きひとびとにより判定される普遍的「正」ではなく，より主観性を帯びた「関係のよさ」，「関係の適切さ」がここでは中心となる。

⑧ 秩序回復・維持機能

ケアが友愛の一種とすれば，他の友愛と同様にケアも共同性の基盤としてある。先に述べたように，他の種類の友愛が均等化原理によって友愛関係を維持するのとは異なる仕方ではあるが，ケアすることは秩序回復・維持の機能をもつと考えることができる。ケアの機能としてはまた，崩壊した中からの新たな関係の構築機能もある。そして，ケアの一種とみなせる「治療」，あるいはさらに広く，「医療」とは秩序回復・維持の活動であるといえるだろう。このように，上記の脈絡（1）「正義との類比」にもとづいて解釈することができる。

以上では，これまでの考察全体の鳥瞰のための図を掲げてみる。

以下の図にもとづいて，Ⅱで問題としたケアと正義の関係について述べてみたい。

まずは正義の規範と友愛の規範であるが，それらはともに社会や人間関係の秩序を維持する規範としてある。それらの基底にあるのは，共同性，人と人の結びつきの基盤を支える機能である。友愛の規範が完全に理想的に機能する場合を除いて，両者は社会にとって不可欠な規範である。ただし，両者の決定的な相違は，規範の適用される対象と規範の適用のされ方の普遍性と個別性の違いにある。対象が個別的であるとは，個々の脈絡や背景，また行為者の真の意図や動機の考慮が不可欠であるということである。規範の適用が個別的であるとは，問題の解決の仕方も十分にマニュアル化できず，状況に応じてさまざまに異なりうるということである。これにより正義の規範と友愛の規範の一方を他方に還元できず，両者は相互補完的に機能することに

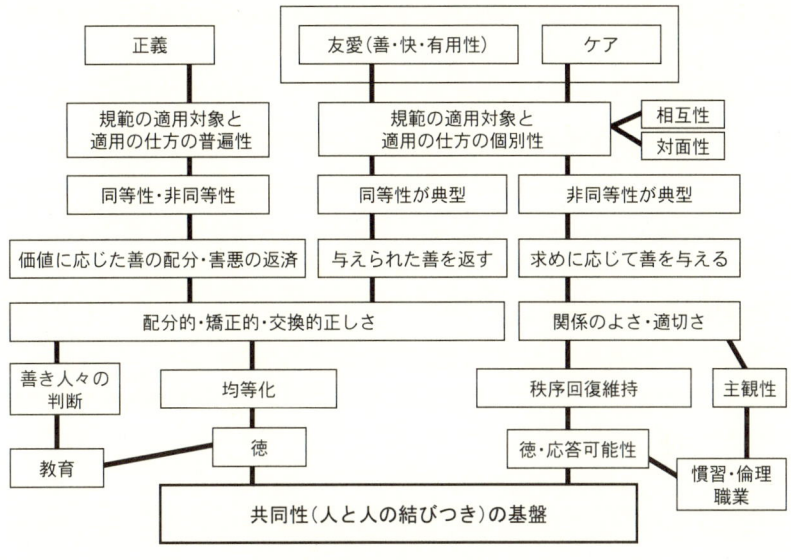

```
┌─────────┐      ┌──────────────────┐   ┌─────┐
│  正義   │      │友愛(善・快・有用性)│   │ ケア │
└────┬────┘      └────────┬─────────┘   └──┬──┘
     │                    │                 │    ┌──────┐
┌────┴────────┐   ┌───────┴────────┐       ├────┤相互性│
│規範の適用対象と│   │規範の適用対象と │       │    ├──────┤
│適用の仕方の普遍性│ │適用の仕方の個別性│      │    │対面性│
└────┬────────┘   └───────┬────────┘       │    └──────┘
     │                    │                 │
┌────┴────────┐   ┌───────┴──────┐   ┌─────┴──────┐
│同等性・非同等性│   │同等性が典型  │   │非同等性が典型│
└────┬────────┘   └───────┬──────┘   └─────┬──────┘
     │                    │                 │
┌────┴──────────┐ ┌───────┴──────┐   ┌─────┴──────┐
│価値に応じた善の │ │与えられた善を返す│ │求めに応じて善を与える│
│配分・害悪の返済 │ └───────┬──────┘   └─────┬──────┘
└────┬──────────┘         │                 │
     │         ┌──────────┴──────┐    ┌─────┴──────┐
     └─────────┤配分的・矯正的・ │    │関係のよさ・適切さ│
               │交換的正しさ     │    └─────┬──────┘
               └──────┬──────────┘          │
┌─────┐   ┌─────┐    │    ┌──────────┐   ┌─┴────┐
│善き人々│   │均等化│   │    │秩序回復維持│   │主観性│
│の判断 │   └──┬──┘   │    └─────┬────┘   └──┬───┘
└──┬──┘       │      │          │            │
┌──┴─┐      ┌─┴──┐  │    ┌─────┴──────┐  ┌──┴───┐
│教育 │      │ 徳 │  │    │徳・応答可能性│  │慣習・倫理│
└────┘      └─┬──┘  │    └─────┬──────┘  │  職業  │
              │     │          │         └──┬───┘
              └──┬──┴──────────┴────────────┘
           ┌─────┴────────────────────┐
           │共同性(人と人の結びつき)の基盤│
           └──────────────────────────┘
```

図 正義・友愛・ケア

なる。アリストテレスにおいては,正義と友愛には棲み分けが生じているといえる。

ケアは友愛の中に含まれており,対象の個別性,対面性や規範適用の個別性を共有するが,非同等性と施善を中心とする点で友愛論の叙述において特異な位置を占めている。しかし,ケアが究極的には善の不均等を均等化することと解釈されるのならば,ケアは正義と同様に秩序の維持をめざすものとしてある。また,正義と友愛の棲み分けは正義とケアにも及ぶといえる。

ケアの特徴としてさらに,「正しさ」よりも「適切さ」にかかわるということが挙げられる[19]。これにより,ケアでは「善きひとびと」の判断といった客観的基準を利用できないという問題を生むことになる。しかし,ケアにかんする慣習や職業倫理によって相応の基準が確保できるだろう。

Ⅷ. 正義の倫理とケアの倫理について

以上は,アリストテレス友愛論にもとづく正義とケアの関係についての議

論である。それでは,本章の冒頭で挙げた現代の「正義の倫理」と「ケアの倫理」の対立が提起した問題についてはどうであろうか。

何度も述べてきたように,アリストテレスの友愛論は,正義との並行性に主眼がありケアの根幹である初発の施善について多くを語らないが,その叙述からケアについての立場を抽象することもできる。また,それは友人関係,ビジネス,医療,教育等を含むきわめて広範な人間関係一般を対象としている。そして,道徳的思考や人間観の再検討を主張する現代の「ケアの倫理」は,求めに応じた初発の施善(ケア)を中核としつつも,アリストテレスの友愛論の対象となるような広範な人間関係一般を対象としている。「ケアの倫理」における「ケア」は,その意味で,広義の「ケア」に関わっており,アリストテレスの友愛論はケアの倫理とある程度重なっている,あるいはさらに,それを広義のケア論と考えることもできるだろう。

アリストテレスにおける正義についての叙述は,配分的正義,矯正的正義,交換的正義を対象にするだけでなく,適法としての一般的正義も対象とする。しかも,一般的正義としての「適法」が成文法だけでなく不文法や道徳も含むように(注13を参照),「正義の倫理」と同様の広範な領域を問題にしている。しかし,徳としての正義というアリストテレスの立場は,徳よりも原理・規則を中心とし,近代の多くの倫理的立場を包含する「正義の倫理」と相いれないものである。それゆえ,これまで考察してきた友愛と正義についての議論を,「ケアの倫理」と「正義の倫理」の関係をめぐる争点に直接適用することはできない。ただし,そうした争点に対して示唆を与えることはできるだろう。

そのことを踏まえるならば,ケアの倫理と正義の倫理の関係をめぐる争点について,友愛と正義の関係としてアリストテレスが述べたことからいくつかの論点が得られる。すなわち,正義の普遍性・抽象性と友愛の個別性・対面性の相違から,正義の倫理とケアの倫理では,考察対象あるいは規範適用の仕方や道徳的思考の仕方が,普遍的・抽象的と個別的・対面的というように基本的立場が異なるゆえに,一方を他方に還元することはできない。また,普遍的・抽象的規範適用の仕方や道徳的思考の仕方と個別的・対面的規範適用の仕方や道徳的思考の仕方は,ともに共同性や社会という紐帯の基盤とし

て不可欠であり相互補完的関係にある。

さらに，そうした相互補完的特徴は，基本的な人間観の異なりとは別のこととみなすことができる。人間の本性を社会的存在とするアリストテレスにおいても，正義の領域では人間は自己の利益をめざす存在として捉えられ，友愛の領域では相互に信頼関係をむすぶ存在として把握されている。このように，どのような人間観をとるにせよ，正義と友愛では，人間を捉える観点の相違が存在するといえるだろう。すなわち，自由自律を核とする近代的な人間観をとるにせよ，社会や共同体中心的人間観をとるにせよ，ケアと正義の規範はそれぞれの観点で人間を捉え，社会の存立に寄与している。

先にⅡにおいて，ケアと正義論争での争点として，（a）道徳的思考と（b）人間観を挙げた。アリストテレスの議論が示すケアと正義の区別は，（a）に関わるが（b）とではない。その意味で，普遍的・抽象的な道徳的思考と個別的・対面的な道徳的思考の相違は，いかなる人間観，いかなる社会にあっても残る基本的な相違であるといえる。さらにいえば，普遍性・抽象性と個別性・対面性という対比は，正義と友愛の領域の広さからも推測できるように，人間と人間の関係一般に妥当するものである。これに対して，「ケアの倫理」が「正義の倫理」との対比で主張した（b）人間観の相違は，正義と友愛・ケアの対比に本質的に伴うことではなく，近代的人間観が優位にある現代という時代を背景にしていると理解することができる。

ただし，基本的な人間観等が異なることで，正義の規範とケアの規範の比重が異なったり，それぞれの実践や規範の内容が違ったりすることはあるだろう。実践の仕方や規範の文化的相違はそのように理解することができる。このように，基礎的レベルでの相違は，規範レベルや具体的実践レベルの様相を変えるといえる。

ここでひとつ付言してみたい。それはアリストテレスにおいて正義の倫理の欠陥がどう捉えられていたかについてである。法を杓子定規に適用することに伴う欠陥の補完，「法的な『正』の補訂」（Ⅴ.10,208-209頁）として，アリストテレスが挙げるのは「宜しさ（エピエイケイア）」である。これについて岩田前掲書（321-324,332-333頁）には次のようにある。エピエイケイアは，正義と異なる類のものではないが法的正義よりもすぐれた正義，正義よ

りも善いものであり，法の杓子定規を補い，本質的に法的規定の及ばない人間のあり方を示すものである。そして「法的正義よりもすぐれた正義」とは愛の別名に他ならない。欲望的存在と欲望的存在の間の利害の平衡化をめざす原理としての法的正義に対して，エピエイケースとは自己を減殺・減価する人である。より多く取らないだけでなく，正当な取り分さえ取らない人，法が自分に有利であっても自分の権利を主張しない人，自分の権利を放棄し生命までも放棄し，代わりに美しさ（カロン）を求める人であり，他者に対しては，寛容な人，同情心に厚い人のことである。そして，「エピエイケアイア」の訳語として最適なのは「仁」，あるいは「慈しみ」であるとする。ここで「仁」とは，愛情を主とした自然な情感にもとづく徳で，「近きより遠きに及ぼす」。つまり肉親に対する真情を次第に社会に及ぼしてゆくのを原則としていた。

　エピエイケイアは，抽象的・普遍的適用をめざすあまり杓子定規になりがちな，正義の倫理の欠陥を補うものとされた。これは，状況や背景や当事者の個別性を重視するという「ケアの倫理」での道徳的思考のあり方に対応している。また，それを行う人（エピエイケース）は，「仁」，「慈しみ」で代表されるケア的精神の持ち主である。Ⅲ.（1）では，パカラクの主張をとりあげ，正義を補完する「宜しさ」には友愛の精神が必要であることを述べた。また，友愛はあてのない他者への「信頼」をはぐくむという高橋（久）の主張を引用したが，こうした点に，正義の倫理とケアの倫理の補完関係を見て取ることができる。

　つまり，このように言うことができるだろう。アリストテレスの友愛論は正義の脈絡に大きく影響されていることを，ここまで何度か述べてきた。このことは，初発の施善を軽視する傾向をもつが，見方を変えれば，友愛やケアが正義による補完を必要とすることを示している。そして，抽象的・普遍的適用をめざして杓子定規に陥りがちな正義の欠陥を，ケアや友愛の性質を含むエピエイケイアが補完することを考えると，『ニコマコス倫理学』の「正義」の章（第5巻）と「友愛」の章（第8・9巻）は，正義と友愛とが相互に補完する関係にあることを雄弁に語っている。

IX. おわりに──ケアと正義の基底──

　これまで述べてきたように，アリストテレスによれば，正義・友愛は共同性の基盤，社会の紐帯としてある。ケアは友愛の一種とされるかぎり，ケアと正義の基底にあるのは，共同性の基盤・社会の紐帯としての役割である。

　この場合，正義，友愛そしてケアは，それぞれの仕方で共同性の基盤・社会の紐帯を形成・維持・回復するといえる。

　「それぞれの仕方で」とは，図で示したように，「普遍性と個別性」，「当事者の同等性と非同等性」，「価値に応じた善の配分・害悪の返済と求めに応じての施善」，「正しい関係とよき（適切な）関係」，「均等化原理と秩序維持回復原理」，「徳と応答可能性」等の仕方のことである。

　友人関係，恋愛関係，親子関係，ビジネスの関係，教師と生徒の関係等，あらゆる人間関係に正義と友愛はそれぞれの仕方で関わっている。いわば，正義と友愛・ケアは，人間関係を織りなす縦糸と横糸のようなものであり，両者がないと人間関係は存立しがたい。ただし，織物の模様は一様ではなく，たとえばビジネスのような領域では縦糸が太く，親子関係のような領域では横糸が太いというように，正義と友愛・ケアの比重は領域ごとに異なっている。また，普遍的規範を重視する人と対面的関係を重視する人の違いを反映して，その比重は関係する人によっても異なるだろう。

　本章では現代の論争を手がかりに『ニコマコス倫理学』の叙述を考察してきたが，それによって，これまで必ずしも十分に焦点が当てられなかったケアの特徴としての互酬性・相互性や，秩序回復・維持機能に焦点を当てることができたと思われる。また，ケアと正義をめぐる現代の議論は，アリストテレスの友愛論に，従来とは異なる視点を提供できるだろう。とくに，親から子供への愛や助けを求めるものへの施善は，正義や均等化の脈絡と異なる，愛や施善自体についての脈絡を形成していると考えられる。

　ここまで，ケアと正義の基底に共同性の基盤を支える役割を見てきた。それはより具体的には「均等化」として現れる。ケアにおける不均等の均等化は，報恩・返礼によって解消されるべき「負い目」に似ているが，それより

も抽象的であり，さらに根底に存する概念であるといえる。それでは，さらに均等化の基底に自然学的なことや形而上学的なことを想定できるだろうか。これはアリストテレスにおける倫理学と自然学，形而上学の関係を問うものでもある。たとえば，人間の自然本性としての社会性，親から子への愛が動物にも共通であること，究極の目的としての幸福や，幸福をめざすものとしての行為，本来の目的に適うこととしての善や，エネルゲイアとしての幸福といったことは，倫理学の基盤にある自然学的なことや形而上学的なことを語っているように思われる。それでは，倫理学と自然学，形而上学との関係としてそれ以上のこと，たとえば均等化や秩序回復の基盤に「局部的なエントロピー減少」などを語ることができるだろうか。これはもはや，人間や社会のレベルのさらに奥にコスモロジカルなレベルを想定することである。

しかし，こうした探究は首尾よくいかないかもしれない。というのは，『ニコマコス倫理学』では，それらを超えて，友愛や愛についてのさらなる説明を採用しない方向をとるからである[20]。

注

1) 重い病気の妻を持つ夫のハインツは，妻の命を救う薬代の半分しか集められず，薬屋との交渉もうまくいかず，悩んだ挙句，薬を盗んでしまう。ここには，薬を盗んでも妻の命を救うべきか，それとも妻を死なせる結果になろうとも法を遵守すべきか悩むというディレンマがある。コールバーグは，ディレンマへの回答にうかがえる道徳性に年齢による規則的な発達傾向があることを示そうとした。(L. コールバーグ『道徳性の形成：認知発達的アプローチ』永野重史訳　新曜社 1987)。ギリガンによれば，他の面では同等の能力を持つ 11 歳の男女が示したハインツのディレンマへの回答は対照的だった。男児は，ディレンマを命と金銭的価値の比較を行い形式的に処理することで解決しようとする。それに対して女児は，抽象的にではなく，具体的な人間関係の中で思考するため明確な結論に至らなかった。
2) G. Clement, *Care, Autonomy, and Justice: Feminism and the Ethic of Care*, Westview Press, 1998. pp12-14.
3) 第一の立場に対してクレメントは，たとえば自己決定が可能になるためには，人間関係の中で意志決定の仕方を教えられることが必要であることからもわかるように，自律した自己も人間関係の中で成立するため，ケアの倫理も社会の存続と正義にとって不可欠な要件を規定するのであり，ある意味では義務にかかわると批判する。あるいは，ケアの倫理がかかわるのは，伝統的な義務ではなく責任という概念であると主張することもできる。この第一の立場は，正義とケアを公的領域と私的領域に割り振る立場とも両立するが，フェミニストであるクレメントはそのような

説の対極にある。(友愛についてのアリストテレスの立場も同様である)。第二の立場の主張はノディングスに代表されるが、これに対しては、クレメントは次のように批判する。この立場も行きすぎであり、ケアの倫理は、正義の倫理や平等概念によって補完されないかぎり、ケアの主観性や過多や過少といった欠点を抱えたままに留まる。また、人は相互依存的であると同時に独立的でもあり、いずれか一方が基礎的ということはできない。また、正義の倫理にケアの倫理を同化する立場に対しては、こうした同化は、人びと一般に向かう正義の倫理と、個々の状況下で個別の人に向かうという、いわゆる対面性を特徴とするケアの倫理の区別を無視するものであると、クレメントは批判する。さらに、クレメントは、反転図形の図柄の各々が無関係であるのとは異なり、二つの倫理は同じ状況に適用でき相互にチェック可能な関係、さらにいえば相互依存関係にあると主張する。

品川は、ケア、正義にかんする規範のいずれが基礎的であるか、あるいは両立可能であるかといった規範レベルでの対比と、いずれの倫理がより基礎的であるかという基礎づけレベルでの対比を区別すべきであると主張する。また、そもそも倫理とは何であるかというメタ倫理学的レベルでの対比も考えられるとする。このメタ倫理学レベルでは、「ケアの倫理は、個別の状況における特定の対象への、感情のこもったケアを行為の倫理性の不可欠な要素とみなす個別主義」をとるのに対して「正義の倫理は、普遍妥当的な基準を充たしていると理性によって判断できることを行為の倫理性の不可欠な要素とみなす公平主義」をとっている。その際、正義の倫理の規範の中にケアという規範を取り入れることや、その逆も可能であり、ケア、正義という規範レベルでの両立は可能であると品川は言う。しかし、基礎づけレベルでは、正義の倫理でケアの倫理を基礎づけること、またその逆も困難である。なぜならば、両者では人間観が基本的に異なるからである。また、規範の普遍性と状況依存性や、規範の適用される対象(人間)の普遍性・抽象性と個別性という点でも大きく異なっている。(品川哲彦『正義と境を接するもの』ナカニシヤ出版 2007. 第7章。)

なお、ここで一言述べておくと、ギリガンでの「ケア」とは本来はケア的思考や態度のことであり、ノディングスでは相互行為としてのケアをケアリングと呼んでいる。アリストテレスが友愛論で論じたのは相互行為としての友愛である。

4) たとえば J. O. Urmson, *Aristotle's Ethics*, Basil Blackwell, 1988, chapt. 9 では、アリストテレスにとって倫理学は政治学の一部門であり、『ニコマコス倫理学』第8巻・9巻は、倫理学と政治学の仲介をしていると述べられる。

5) 岩波文庫(高田三郎訳)の訳を用いた。引用に際しては、わかりやすいように巻・章・訳本の頁数の順に記した。ただし第7巻以降は訳書下巻、それ以前は上巻の頁数である。また、Loeb Classical Library, *Nicomachean Ethics* の英訳やアリストテレス全集(岩波書店)の加藤信朗訳も適宜参照した。

6) 施善と応報・返礼は贈与と返済と言い換えることもできる。そのとき、後述する友愛における均等化原理には、初発の贈与(愛、施善)という秩序破壊への対応としての返済(負い目の返済)という人類学的な解釈も可能となるだろう。この面からのユニークな教育論として、矢野智司『贈与と交換の教育学―漱石、賢治と純粋贈与のレッスン―』(東京大学出版会 2008)がある。なお、ケアの成立に受容が必

要な点はノディングスも述べているが、これについては、たとえば拙著『生命・環境・ケア―日本的生命倫理の可能性―』（九州大学出版会 2009）第1章を参照。
7)『ニコマコス倫理学』では、正義と友愛の平行性は均等化の原理以外の仕方でも語られる。たとえば、Ⅷ.11章では、君主制や貴族制、君主制等と、それに類比的な父息子関係、夫婦関係、親友間における正義のあり方と愛のあり方の平行性が述べられている。
8) L. S. Pange (*Aristotle and Philosophy of Friendship*, Cambridge U.P. 2003 Chap. 4
9) M. Pakaluk (*Aristotle's Nicomachean Ethics: An Introduction*, Cambridge U.P. 2005)
10) 高橋久一郎『アリストテレスの「エネルゲイア」論の行為の理論としての現代的意義の研究』（平成7年度科学研究費補助金一般研究（C）研究報告書，平成10年3月，66頁）。本章はこの報告書から多くのことを教わった。
11) 第二の自己論は友愛論の研究者が大いに着目するところであった。たとえば、Sir David Ross, *Aristotle*, Friendship の章（pp.230f.）では、アリストテレスの友愛論で最も面白い箇所は、よき人の自分自身への愛に友愛の基盤があるという点であると述べられる。よき人の利己主義は利他主義と同じ特徴を持つということで、利己主義と利他主義の区別がなくなる。友人を「他の自己」、「自分の一部」と呼ぶことで、自分の関心を拡張し、他者の福利が自分の福利のように、自分の関心対象となり、母親は、自分の身体の傷と同様に子どもの痛みを感じるのである。ただし、人間の有限的本性からすると、自分が幸福であることを自分では見ることができないのではないだろうか。こうした視点から、「友をみること自分自身をみるごとくである」こと、人間は社会的存在であること、幸福な人も友を必要とすることを結びつける解釈もある。渡辺邦夫「フィリア論序説――なぜ人は友を、また愛を必要とするのか？」（『文学史・文化史・思想史における愛』平成20年度茨城大学人文学部共同研究ユニット報告書 2009, pp.72-75）を参照。
12) ここでの奴隷と子供の類比はそれほど驚くべきことではない。アリストテレスは「奴隷は奴隷として見られたかぎり、これに対する愛というものはありえないのであって、ただ、人間として見られたかぎりにおいてはそうでない」（Ⅷ.11,96頁）と述べるように、奴隷を人間としてみる場合があると述べている。また、そもそも奴隷と子どもの類比が成り立つのは、古代ギリシャにおいて子どもの地位がそれほど低いからではなく、むしろ奴隷の地位が高いからである。たとえば、プラトン『国家』で述べられている民主制のもとでの大人が子どもの顔色を窺うような風潮の叙述は、子どもの地位がどのようであったかを示唆している。奴隷については、たとえばプルタルコス『モラリア1』（瀬口昌久訳 京都大学学術出版会 2008）12頁では、すぐれた奴隷が農園主や船長、仲買人、執事にされることが述べられている。
13) ここでの「正義」とは、「均等（平等）」ということに関わる「配分的正義」、「矯正的正義」、「交換的正義」のことであり、いわゆる「特殊的正義」と呼ばれている。それに対して、「適法」（成文法だけでなく、人間性の中に刻まれた不文の法も含む。岩田靖夫『アリストテレスの倫理思想』岩波書店 1985, 241頁）という意味での正義は「一般的正義」と呼ばれる。『ニコマコス倫理学』によれば、正義と徳は同じものであり、他人への関連において語るときは「正義」、状態（ヘクシス）として語るときは「徳」とされる（V.1,174頁）。

14) 3種類の正義どうしの関係は実はそれほど簡単ではない。たとえば，矯正的正義でも罰を決定するのは単なる損失等の量ではなく，誰が誰に対してどのような状況下で行ったかが問われるのであり，当事者の価値の相違に関わる配分的正義が根底にあるともいえる。また，交換的正義を配分的正義と同一視する解釈もあるが，交換的正義は他の2つと異なり，共同体の成立に先行し，他の2種の正義が活動する上での根底的基盤をなす。さらには，交換的正義の根底には「能力に応じて採るのが正義である」という配分的正義と通底する思想がある。ここでは，人間間の価値の相違は能力の相違として捉えられる。物財の生産や取得において機能する平等性としての正義とは，この根本的な不平等を超えることはできない（岩田前掲書 263-265頁）。

15) 岩田前掲書306頁以降では，愛の最も根源的形態は親子の愛，兄弟の愛，総じて血縁的な愛であり，そこには存在の根源にかんする同一性（血のつながりとしての同一性）があるのであって，愛とは人間と人間の一致という同一性の表現であり，愛とはその意味で根源的には自己愛であるとされる。

16) 情念による愛を軽視する第二の理由は，それが衝動的なものであり人びとの秩序を乱すからであろう。正義と友愛は均等化という点で対応関係をもつ。それを敷衍していえば，衝動的な初発の愛は当事者間に不均等（秩序の乱れ）を生じさせ，相手による愛の返済という仕方での均等化を引き起こすものであり，正義の議論において均等化を生じさせる原因である加害や危害に対応する。ある人がある人を害したことにより生じた秩序の不均衡を，損害賠償や刑罰という仕方で回復させるように，情念に駆られた愛によって乱された相手の心は，愛や善の応酬によって均等化される。また，応酬せずに無視するという仕方の対処もあるだろう。つまり，正義を主題とする『ニコマコス倫理学』第5巻が，加害よりも正義を重視するように，友愛を主題とする第8巻は，初発の愛よりも愛による均等化を重視しているのである。

17) M. M. Leininger はケアの秩序回復・維持機能に注目した。彼女は *Culture Care Diversity and Universality: A Theory of Nursing*, National League for Nursing Press, New York, 1991. において，ケアの人類学的アプローチを行う。ニューギニアのイースタンハイランドにある2つの Gadsup 族と1年間暮らし，彼らにおけるヒューマンケアの意味，表現，生活体験を探究し，「気にかけるというケア」，「保護するというケア」，「養育するというケア」によって共同体の秩序が支えられることを示す。ここでのケアは互酬的であり，献身的ケアやパターナリスティックなケアは典型ではない。また，ケアは先祖にも向けられる。逆に先祖も村人をケアするようになる。すなわち，ケアは共同体の秩序を支え，互酬的でもある。高橋隆雄「『患者』から『患者様』へ―ケアの論理―」（『先端倫理研究』第4号　2009, 1-11頁）を参照。なお，このような不均衡な状態とは，H.ヨナスが責任を論じるときの状況でもある。品川前掲書71頁には，ヨナスの責任にもとづく倫理について次のように述べられている。「責任は，交換による互恵的な関係における正義と違って，不均衡な力関係に由来する。ある存在が消滅の危機に瀕しており，それを存続させる力が私にあるとき，その存在にたいする責任が私にかかっている」。施善における均等化とは，このように，不均衡な力関係を前にして，それを解消する行為とも言えるのである。

18) 「そうせざるをえない仕方で生じる」ことは，たとえば，ケアしたい，ケアしようということが，感情（自然的感情と慣習や義務感によって引き起こされる感情の両者を含む）や義務感，責任感（慣習が生み出すもの，職業に伴うもの等がある）から生じることを指している。また，'care' という言葉には，もともと，自分や他者への心配，気がかりのように，余儀なくされている，そうせざるをえないということが含意されている。

19) 施善の「中庸」については『ニコマコス倫理学』第4巻である程度詳細に論じている。それによれば，寛厚（エレウテリオテース）は財貨についての中庸であり，財貨の贈与・取得，特に贈与において賞讃される。寛厚な人がそうである所以は，然るべきひとびとに与えることに存する。すなわち，然るべきひとびとに，およそ然るべきものを，然るべきときに，またおよそただしい贈与ということに付随する一切の条件のもとに，しかも快適に与えるひとである。ただし，ひとは一般に過度に与えがちとなる。その過超は「放漫」（自己の財産の破壊。一種の自己破壊），不足は「けち」である。けちは癒しえないものであり，放漫よりも人間の本性に根ざしている。また，豪華（メガロペレペイア）は消費の壮大さを特徴としており，ふさわしきところを観てとることができる識者・達人のようである。壮大な出費を調子のとれた仕方で果たすことのできる人であり，豪華な人はかかる出費をうるわしさのためになす。その不足は「こまかさ」，過超は「粗大」，「派手」である。

20) 第8巻67頁では，友愛の根拠としての，エウリピデス「土は乾いて雨を恋い，み空は雨を孕んで地に降らんことを恋う」や，ヘラクレイトス「対立するものが相手に役立つ」，また，エムペドクレスその他による「似たものが似たものを求める」といった説に言及した後に，アリストテレスは，倫理学が扱うのは人間的であり，もろもろの倫理的性状（エートス）や情念に関係をもつような諸問題であると述べる。

[付記] 本稿の元になったものは平成21年10月30日に第48回哲学会研究発表大会で行った発表である。会場であるいは懇親会の場で多くの方々から貴重なご意見をいただいた。論文にするに当たり，それらご意見を参考にさせていただいた。ここに記して感謝申し上げる。

第 IV 部
成熟・異常・エンハンスメント

第12章 人間の生の目的と成熟の概念

岡部 勉

I. はじめに

　以下では，個人としての人間について成熟ということがどのように考えられるかだけでなく，社会そのものの成熟ということがどのように考えられるかについて，成熟した社会における個人としての人間の生の目標とか人生設計がどのようなものとして考えられるかを考察することを通して，原理的・哲学的解明を試みる。もっとも，原理的・哲学的解明と言ったが，このような問題は原理的・哲学的に解明する以外にないとすれば，要するに問題自体が原理的・哲学的であるというだけのことかもしれない。

　もちろん，成熟した社会はそうでない社会とどのように異なるのか，また，社会の成熟の度合いをどのように測るのか，という大問題が，直ちに私たちの前に立ちはだかることになる。いきなり立ち往生することがないように，これを軽くかわすには，人間性という尺度を持ち出すのがよいのではないかと思われる。人間性と言われても抽象的すぎてよく分からないと言う人もいると思うが，具体的に何のことかはあとで考えることにしよう。まず，より人間的であるような社会がより成熟した社会である，そして，社会を構成する個人としての人間のできるだけ多く（可能であれば，全員）が，より豊かに人間性を実現できるような社会がより成熟した社会である，と言ってみることにしよう。別の考え方もあるとは思うが，これも一つの考え方ではあろう[1]。

　次に，典型的に非人間的であるとか反社会的であると言われるような存在はどのような存在であるかを，周りを見回しながら，想像してみることによっ

て，人間性とかその成熟ということがどのように考えられるかを探ってみよう。

II．非人間的・反社会的存在

特定の個人に関して，もし彼（彼女）が非人間的であるとすれば，同時に反社会的でもある，ということがあったとしても，少しも不思議ではないように思われる。もっとも，社会自体が（例えば，余りに未熟であるために）非人間的であるという場合には，構成員の誰か（あるいは，一部）が非人間的であったとしても，直ちに彼（彼女）は反社会的であるということにはならないかもしれない。しかし，そう極端に未熟とは言えない，普通の（いくらかは「成熟した」と言える）社会において，非人間的であると同時に反社会的でもあるとされる，やっかいな存在を想像することはそう難しくはないであろう[2]。

将来的な計画とか展望などというものはいっさい無視して，目先の利益（当面自分の利益になると思われるもの）を追求すること，あるいはひたすら目先の欲求を充足させることを最優先させる生き物のことを「ウォントン wanton」と呼ぶことにする。また，自分がたまたま思いついた目的や狙いが何であろうと，それを実現するためには，嘘でも真実でも見境なく何でも言うし，不正を犯すことでも何でも平気でする，そういう生き物のことを「ブルシッタ bullshitter」と呼ぶことにしよう。もちろん，同時にウォントンでもありブルシッタでもあるということは，大いにあり得る。このような生き物が集団の内部に増えることは，当然，その集団の存続を危うくすることになると思われる[3]。

ウォントンやブルシッタの振る舞いは，人間の振る舞いと呼べるようなものかどうかは別として，単にみにくいというだけでなく，著しく合理性を欠いたものとなるであろう。つまり，彼らが何をするのであれ，それは，そうする理由を合理的に説明することも正当化することもできないものとなるであろう。少なくとも，彼らの説明や正当化の試みを，大多数の人々は受け入れないであろう。社会的要求としての「合理性の要求」は，広く社会に認知

されている価値と目的を，ゆるやかな仕方で共有することを前提とするものであると言えよう。説明責任ということがある時期から強く言われるようになった背景として，欧米社会の考え方を受け入れただけのことであるというのではなくて，そういう価値と目的の共有ということが少しは意識されるようになったことがあると思われる。

ウォントンやブルシッタの振る舞いについて言われる不合理とか合理性の欠如というのは，推論能力に問題があるとか知性ないし知能の働きに問題があるというようなことではない。彼らは知能の点では，場合によってはひどくすぐれているということがあり得る。その点では，つまり，抜け目がない，他人を出し抜く，丸め込む，言い逃れをするといった能力に関しては，彼らはひどく成熟しているとも言える。

不合理とか合理性の欠如ということで本当に問題なのは，目的の実現を目指して，自分の考えに従って意図的に行為する実践的能力に関して，例えば目的の設定そのものに関して，あるいは手段の選択に関して，社会規範とか常識に照らしてかなり問題がある，著しく道理に反している，許容できる範囲を超えているというようなことである。彼らの振る舞いは，社会的に認められない，人間として許されないと言われよう。そういう意味で彼らは，反社会的であり，非人間的である。

言い換えれば，合理的かどうかというのは，自分が過去にしたこと，今していること，これからしようとしていることについて，適切な仕方で説明することや正当化することができるかどうかという問題である。人間が理性的存在 rational being であるというのは，ひとことで言えば，人間が理性 reason ないし合理性の能力 rationality を持つということであると思うが，それは要するに，目的の実現を目指して，理由 reasons に基づいて（妥当な仕方で）推論する，そういう推論能力 reasoning を持つと同時に，問題が生じない限りは，自分の考えに従ってその通りに実践する，しかし問題が生じた場合には，もちろんその場で中止する，そういう実践能力（行為能力）を持つことであろう[4]。

III. 成熟の概念

さて,「理性的」存在としての成熟ということが,本当に私たちの一つの目標であると言えるとしても,それが自分の生涯における目標(の一つ)であると,本気で思っている(意識している)人はほとんどいないであろう。しかし,それはただ単に過去の,歴史的遺産としての,社会規範の一つにすぎない,ということでもないと思われる。社会自体が少しは成熟すると,そういう「理性的」存在としての成熟ということを,社会が私たちに求めるようになる,あるいは,社会の成熟にともなって,私たちは目標とか目的の設定の仕方をある仕方で変えるように求められる,そういう意味で社会の成熟と私たちの成熟が連関するということがある,ということだと思われる。

しかし,そういう話になる前に,生物としての成長とか成熟ということをどう考えるのか,また,人間としての成長とか成熟をどう考えるのか,そのあたりを少しは明確にしておかなければならない。

まず,生物としての成長・成熟と,そのことに関連して目標とか目的ということを言い得る,次の三つを区別して考える必要があるように思われる。①可能性として成長とか成熟ということがあり得る生物の,実際に実現される成長・成熟。②生物の部分が持つ働きとか機能・能力に対する,その働きによって実現される実際の生命活動。③生命活動の維持・持続ないし連続[5]。

①は,基本的には,自然的存在(自然種)としての生物の成長とか成熟を言う。ほとんどの生物について成長とか成熟があると言えると思うが,それは,種に応じて,一定の段階を最終段階とする成長とか成熟の仕方があって,各個体は,その段階を目指して成長したり成熟したりする可能性がある,ということであろう。そういう意味で,それぞれの生物は,それぞれの仕方で成長とか成熟の最終段階を目指していると言えよう。

②は,個々の生物(個体)の全体としての生命活動(活動・行動・行為)が,その生物個体の部分(器官とか細胞とか四肢とか)の持つ機能とか能力に優位するという話,あるいは,生物個体の部分が持つ一つひとつの機能と

か能力は、個々の生物全体の活動（行動，行為）のためにあるという話である。単純に言えば、例えば、ある個体が敵から逃れるという行動をするために、その生物の持つ感覚能力とか運動能力はあるということである。そういう意味で、個々の生物全体の活動（行動，行為）が目的であって、その生物が持つ一つひとつの能力は手段であると言えよう。

　③は、②に言うように機能とか能力に対して活動が目的なのだが、各個体の個々の生命活動が、単独で目的ではないという意味である。生物の個々の生命活動は個体の持続性と種の連続性を前提にしている。言い換えれば、生き延びること、あるいは、次世代に生命活動を受け渡すことが、目的・目標であると言えるということである。少なくとも、ある仕方ではそう言えるであろう。しかし、ただ長く続くこと、長生きすることではなくて、何らかすぐれた仕方で持続すること、連続することが、目的・目標であると、恐らくは言えるように思われる。いずれにしても、生物個体の成長・成熟も、生物個々の生命活動も、生命活動の持続とか連続の実現ということを何らか前提にしている、あるいは、何らか目的・目標にしている、と言えるように思われる。

　ところで、生物の成長・成熟に関して、まずは、自然的存在（自然種）としての生物の成長・成熟を言うと言ったが、私たち人間の成長・成熟が、そのような意味での成長・成熟という話だけで終わるのかどうかが問題であろう。私は終わらないと思うが、そうだとしたら、それとは別に、あるいは、それに加えて、どんな話があると言えばよいのか。

　どんな話であれ、それは要するに、私たちは何であるのか、自然種ホモ・サピエンス・サピエンス（ヒト）であるというだけなのかどうかという話であろう。自然的存在としての成熟と人間としての成熟とを区別した方がよい、私たちの間では、自然的存在として成熟したとしても人間的に未熟であるというようなことは、特に珍しいことではない、そう私は言いたいと思う。私たちの可能性は、単に自然的存在であるヒトとしての（成長・成熟ないし持続・連続の）可能性だけを意味するものではないであろう。私たち人間の可能性は、個体（個人）における成長・成熟の実現、個々の生命活動の実現、生命活動の持続と連続の実現、そのどれに関しても、ただ単に自然的に設定

された自然的目的を追求する自然的制約のもとにある,自然的存在としての可能性に限られているものではないと思われる。私たち人間の生命活動そのものとしての行為は,少なくとも可能性としては,自由な,価値と目的の追求としてあると言えよう。

Ⅳ. 人間性の起源

ところで,もし本当に本能的な行動と感情的な行動だけがあるとすると,何をするにしても,これからすることについて「理由を説明する」というような面倒なことをする必要はないということになる。過去にしたことについても,事情とか理由をくどくどと述べて「正当化する」というようなことをする必要はない。必要がないというよりは,そうする余地がないと言うべきであろう。それというのも,この場合には,考えることによって別の可能性(本能とか感情によって導かれる行動とは別の行動をする可能性)が開かれる余地が,はじめからないからである。

これに対して,人間が理性的な能力を持つようになったと言えるのは,自分が立てた目的を持つと同時に,その目的を実現するために,どうするのがよいか考えて,その自分の考えに従って,意図的に行為する能力を持つ,そういう存在になったときであろう。

何か目的とか目論見というものがあって,それを手順を踏んで実現しようとする,そういう「計画的に行動する能力」というものは,人類の歴史上,比較的最近になって備わるようになった,総合的な能力だと思われる。それは,当然のこととして,理由とか証拠に基づいて推論する能力というものを含む。また,いくらか遠い未来を想像する能力だけでなくて,過去の経験を一般化する能力を含むものでもあると思われる。

過去の経験を一般化する能力がない場合には,規則を発見するとか正しいやり方を見出すということができなくなるであろう。正しいやり方(正しい木の切り方とか正しい火のおこし方)という意味での「正しさの概念」は,実は相当に早い段階で登場した可能性がある。しかし,目的の実現を目指し

て計画的に行動する能力が十分発達しない段階では，そのような概念が実質的な意味を持つことはなかったであろう。計画的に行動する能力を持つようになるというのは，単に未来時制を使いこなせるようになるというようなことではなくて，目的・目標あるいは狙いを定める，目的・目標を達成するための手段とか手順を選択して決める，予想される結果とか成果と，それを獲得するために冒す危険の大きさとを，何らか秤にかける，そういったことができるようになることであろう。そして，当然のこととして，その「選択する」とか「秤にかける」ということができるようになるために，「正しい」とか「よい」というような，最も基礎的な評価的表現が使えるようになるということでもあろう。恐らくは，「よい」に対応する（対象を選ばず，何にでも使えるという意味で）万能の評価的表現が使えるようになるということが，決定的であったのではないかと思う。選択肢を比較検討して，どちらがよいか，どうするのがよいか，そういうことを決めることが，結局は問題であったと考えられるからである。そういう意味では，この種の評価的表現が使えるようになることは，理性的と言われるような存在になるための，必要条件の一つであると言えよう。

ところで，私たちは感情と理性を対立させるような考え方を，今日，普通にするようになっているが，感情的な行動を制御することがはじめから理性的な能力の役割であったとか，理性的な能力というものはそのために作られたものであるというようなことではないと私は思う。ある場合には，感情的な行動を中止するとか控えることが必要であるということは確かだと思うが，そういう仕組みを作ることと，計画的に行動する仕組みを作ることは，基本的には別のことであって，感情的な行動を制御する仕組みを作ることから，計画的に行動する能力というようなものが生じてきたということはないと思う。別の言い方をすれば，理性的・合理的な能力というものは，特に感情をどうこうするために登場してきたものではなくて，基本的には，私たちの今後の行動計画あるいは私たちの未来を処理するために登場してきたものであり，そういうものとして発達してきたものである，そう考えるべきであろう。感情の仕組みそのものは，結果として，そのような未来を処理する能力に組み込まれることになったのだと考えられる[6]。

V. 理性的能力の成熟

　さて，私たちがどのようにして理性的存在になるかを考える際には，次のような事実を計算に入れなければならないであろう。すなわち，私たちは，一方では，誰もが等しく理性的であると言われ得るにしても，他方では，誰もが等しく理性的であるなどということはあり得ないという事実である。Aについてはいくらか理性的と言える，しかし，Bについてはとても理性的とは言えない，Bはそういう高等な生き物ではまったくない，そういうことが，私たちについては確かにあると思われる。しかしながら，一体どう考えればそういうことがあり得るということになるのか。最も簡単な解決法は，次のようなものだと思われる。

　まず，自然的推論能力は，はじめから除外することにしよう。自然的推論能力は誰もが生まれつき持つものだと思うが，誰もが等しく持つということはない。自然的能力というものは，人間の場合には特に，ある個体はすぐれているが，別の個体はそれほどではないということを許すものであろう。そして，自然的推論能力は，例えば嘘をつけるようになるためには，どうしても必要な能力だと思うが，嘘を上手につけるかどうかというのは，理性的かどうかというよりは，知能が高いかどうかという問題であろう。子どもは四歳前後になると立派に嘘をつけるようになると言われるが，一般に，知能が高い子どもほど上手に嘘をつくと考えられている。

　次に，ある特定の能力を獲得しさえすれば，その能力を獲得した人は誰でも等しく理性的であると言われ得る，そういう能力があると仮定してみよう。なぜ「獲得」と言うのかというと，理性的能力は生まれつきのものだと，私は考えないからである。後天的に獲得するものだとすると，何が候補になり得るか。他にもあり得るかもしれないが，言語能力は最有力候補であろう。言語能力は，特別なものではない。普通に人が，特に難しいと感じることもなく，幼児期に身につけることができるものである。言語能力は，教え手の能力がどの程度のものであろうと，幼児期の早い段階で，誰もが（母語として，普通に日本語とか英語が話せるようになるという意味で）等しく獲得す

るものであると考えられる。ここでは，言語能力ということで，基礎的な語彙と少数の基本的な接続詞が使えるというような，最低限の能力を考えることにする。そういう最低限の言語能力を獲得することによって，私たちは等しく理性的であるということになる，そう考えてみよう[7]。

そうすると，そういう最低限の言語能力を身につけることができさえすれば，誰もが等しく理性的存在になることができるのだが，他方で，私たちの社会においては，判断能力や責任能力に関して，大人と子どもの間には差がある，区別を設ける必要があると考えられている。同じような区別は，子どもではないが，ある種の条件を満たしていないと判断される大人と，一応満たしていると判断される大人の間にも設ける必要があると考えられている。これは要するに，判断能力や責任能力に関して，何らか「成熟」とか「完成」ということがあると，私たちは考えているということである。理性的能力に関して，果たして「完成」ということがあるかどうかは別として，先に「人間としての成熟」ということを言ったが，その「人間としての成熟」の，恐らくは中心となる部分に，「理性的能力の成熟」ということはあると考えることができる。そうすると，理性的能力に関して「成熟の度合い」が人によって違うということも，当然，同じように考えられよう。そして，誰もが等しく理性的であることはないというのは，そういう理性的能力の「成熟の度合いの違い」のことだと考えることができよう[8]。

VI. 人間的な世界とはどのような世界か

それにしても，目的とか目標とか，意味とか価値とか，規則とか規範とか，そういったものは何もかも，私たち人間が自分で作ったものではないか。要するに，私たちは，自分で作った作り物の世界に生きているというだけのことではないか。そう言われるかもしれない。確かに，人間の世界は，作り物の世界かもしれない。しかし，それが私たちの，実在する，現実の世界である。私たちはその世界のただ中にあって，見ることも触れることもできない意味とか価値を求めて，あるいはそうした意味とか価値に促されて，多くの場合，自分たちが作った規則とか規範に従って，しかし場合によっては，規

則とか規範に反して,たいていはそうしている意味も分からずに,生きているのである。

　この作り物の世界には,その壮大な仕組みそのものが実はそれによって成り立っているとも言える,ある絶妙な仕掛けが存在するように思われる。私たちはそのような仕掛けの存在に半ば気づいてはいるのだが,人によっては,無視したり,忘れてしまったり,当たり前のように思ったり,あるいは不可解に思ったりと,さまざまである。

　それがどのような仕掛けかについて,まず,次のような例えを用いて,簡単な説明を試みてみよう。

　サッカーのオフサイド・ルールが理解できて,それに従うことができる,そういう存在になるためには,最低限イマジネーションの能力が必要になるであろう。たぶん,どれほど訓練しても,人間以外の動物には不可能だと思われる。架空の線などというものは,彼らにとっては,はじめから存在し得ないであろう。私たちにとっては,架空の線とはいっても,それはほとんど実在する線に等しい。オフサイド・ラインに限らず,締め切りのデッドラインだとか合格の最低ラインだとか,いったん設定されると,本当に実在する「もの」であるかのようになってしまう。

　私たちは,そうした架空の線が,いわば縦横に引かれているような世界に生きていると考えられるのであるが,それだけではない。

　オフサイド・ルールが理解できて,それに従うことができる,そういう存在になるためには,イマジネーションの能力だけでは足りなくて,もっとはるかに特殊と言いたくなるような能力が必要である。すなわち,自分自身と相手ディフェンス選手の動きを,線審がそうしているように,文字通り第三者的に,審判者的に,あるいは超越者的に見る目・視点が必要である。

　問題になっているのは,相手ディフェンス選手が自分をどう見ているか,その心の内を読み取るというような,心理学者が言う「心の理論」を持つことが必要とされる一対一の関係ではなくて,自分自身と相手選手とを同時に見て,ラインを越えているのかどうかを判定するというような第三者的な目・視点である[9]。

次に，そのような「第三者的・超越者的視点」が存在することについて，もしかすると明確なイメージを与えるという点で，分かりやすくすることに少しは貢献することになるかもしれない，一つの例を用いて説明したい。

日本各地に無人の野菜売り場とか果物売り場がある。どこで，何年前にはじまったものか，正確なところは知らないが，無人の野菜売り場が30年以上前からあることは，どうやら確かなことのようである。一般化したのは，それほど前ではないかもしれない。最近は，商売を強く意識していると思われる「店構え」をしているようなものもたまに見受けられるが，以前はそういうことはなかった。この「無人の売り場」という一種の（形式的には商業上の）慣習は，善意と信頼（人のよさ）を前提にして成り立つと思われるが，私たちはそこに，特に言われなくても，暗黙の「規則」が存在することを了解している。その「規則」はどこにも明文化されていないが，万人に了解可能である。しかし，善意と信頼という前提が崩れてしまえば，無人の売り場というやり方そのものが成り立たないということになると思われる。もちろん，人間以外の，野生の世界に生きる動物には，このやり方は通じない。このやり方を見て驚嘆する，海外からの留学生や旅行者が言うように，異文化を生きる大多数の人間にも通じないと言われるかもしれない。それは，しかし，異文化においては人のよさを前提にすることに問題があるというだけのことであろう。世界中どこにおいても，大多数の人々は，実はこのような暗黙の「規則」に従って生きていると言えるように思われる。

ところで，私たちの大多数が「規則」に従うのは，誰かが見ているかもしれないからというのではない。あたりに誰も見ている者はなくて，見ているのは自分自身だけであっても，私たちの大多数は，特定の個体間に生じる一対一の関係を超えて，売る者と買う者という，特定の個人を超えたところに成立する，一般的・社会的・三人称的な関係に自分が置かれていることを，直ちに理解できるからである。

これに対して，誰も見ていないから盗むというのは，野生のサルとほとんど同じ視点に立つことを意味するであろう。そして，監視カメラを設置して見張るというのは，暗黙の「規則」を完全に無視する（このやり方が通じな

い）野生のサルを見張るのと、まったく同じというのではないのだが、ほとんどそれと同じことになるのかもしれない。私たちはカメラの存在に気づくと、何か奇妙に腹立たしくなったりもする。それは、二人称的には野生のサルと同様の扱い、あるいはもっと悪いことに泥棒扱いされている（お前は泥棒ではないのかと言われている）ように感じるからなのかもしれない。

　人間の世界と野生動物の自然的世界は、隣り合わせているというよりは、ほとんど同居していると言えるようなものであろう。言い方を換えれば、私たち人間は二面性を持つとも言える。一方では、社会を重んじ、規則や規範を尊重する。しかし、他方では、知能の高い類人猿と同じやり方で、あるいはもっと野蛮なやり方で、平気で他人を裏切り、欺き、出し抜き、自分の都合で規則や規範をないがしろにして不正を犯し、野卑で野蛮な欲求を満たそうとする。

　ニホンザルやその仲間の段階ではまだ、相手の立場に立って自分を見ることができる、だから鏡に写る自分を自分だと認識できる能力、それを用いて嘘をつくことができるようになる能力、そういう「心の理論」を持つことはないが、チンパンジーやその仲間の段階になるとそういう能力を持つようになるとされる。しかし、その類人猿であっても、第三者的・審判者的・超越者的視点に立って、誰も見ていないのに、自らに正しく振る舞うことを求めたり、自発的に規則に従ったりするというようなことはしない。第三者的・超越者的視点に立つことができるようになるためには、類人猿段階の「心の理論」を持つだけでは不十分なのである。

　人間が作った作り物の世界がこれからも存在し続けることができるためには、その世界の唯一の構成員である私たちが、ゆるやかな仕方で価値と目的を共有するということを、実際に実現できるのでなければならない。それ以外に条件はないと思われる。そして、第三者的・超越者的視点というものが私たちにとって存在する（しかし、野生動物にとっては存在しない）理由は、特定の相手に対する一対一の関係を超えて、社会全体レベルで価値と目的を共有するということが、私たちにとっては、このような作り物の世界を作ってやっていくやり方をはじめたそのときからずっと問題であったし、今もそ

れは問題であり続けるからである。私たちは価値と目的を，自然的世界に生き続ける野生動物と共有することはない。私たちの世界は，既存の自然的世界に，後から価値や目的が重ね書きされてできた，形而上学的世界である[10]。そして，その作り物の形而上学的世界において価値と目的を共有するように私たちを導くものは，恐らくは，教育と文化というようなものでしかないであろう。教育と文化に「投資する」意味は，それ以外に人間的世界の存続を保証するものは何もないからである。

Ⅶ. 人間的な生の設計

ところで，私たちの日常生活における目的とか目標は，何らかの意味で複合的・集合的なものであって，仮に最終目的とか究極目的というようなものが何かあるとしても，それが単独で一つだけあって，他には何もない，ということは考えにくい。以下のような想定をしてみると，そのことははっきりするかもしれない[11]。

たまたま乗り合わせたフェリーが嵐にあって沈んでしまって，命からがら無人島にたどり着いた不運な（あるいは，ひどく幸運な）人について，次のように考えてみよう。

その人は大学病院の看護師で，以前から哲学に関心があったが，本格的に勉強する機会は，大学を卒業してから一度もなかった。偶然，同じ船に乗り合わせた知り合いがいて，その人は同じ大学の哲学の先生であった。難破する前に，彼はその人から本を1冊借りていた。今，彼の手元にあるのはその本1冊だけであった。その本は『アリストテレスの目的論』という題の，かなり専門的ではあるが，わりと分かりやすく書かれた本であった。島にいる間，彼はその本を何度も読み返して，目的とか善とか幸福について思索を重ねた。（上の例で，島にいる間に彼がすることを，哲学的思索ではなくて，人によってはもっとすぐれた活動と考えるかもしれない「干潟の生物に関する生態学的研究」とか「チェスの終盤戦に関する理論的研究」としてもよい。）

島での彼の生活は，アリストテレスの言う「観想生活」そのものであった

と言えるかもしれない[12]。彼自身，その生活にある種の充実感を覚えるということすら，あったかもしれない。しかし，何年か後（何日か後でもよい）に救い出されてしばらくすると，彼はその本のことを完全に忘れてしまうかもしれない。また，島にいたときに考えたことも，全部忘れてしまうかもしれない。あるいは，逆に，職も家族も全部捨てて，周囲からすれば無謀としか言いようがない，学究生活に入ろうとするかもしれない。あるいは，単純に何もかも打ち捨てて思索の旅に出ると言い出すかもしれない。

　彼の生活全体と調和がとれない（あるいは，調整がつかない）ような目的というのは，それがどれほどすぐれたものであっても，廃棄されることになるか，あるいは逆に，それまで築き上げてきたすべての生活を破壊することになるか，そのどちらかであろう。あるいは，実際にはそのどちらでもなくて，中間的などっちつかずの，不調和な危うさを内に秘めた生活を，現実の日常生活として彼は送ることになるのかもしれない。

　それに対して，抜きん出たとは言えないまでも，それなりの学究生活を送ってきた，定年間近の老教授が，管理職の仕事と学生の指導の合間を縫うようにして何年も続けてきた研究会の席で，いささか情けなさそうな顔をしながら，ふと「こうしている時間が，一番幸せなのかもしれない」とつぶやく場面を想像してみよう。

　彼が言いたいのは，毎年行くのを楽しみにしている避暑地の高級レストランで，良質の赤ワインを飲みながら過ごす至福のときと比べて，研究会を開いているときの方がもっと充実しているとかかけがえのない時間であるというようなことではないであろう。また，好きな選手が出ているサッカーのテレビ中継を，ビールを飲みながら見ているときとか，仕事を離れて，好きなジャズを聴きながら，夫婦でのんびりドライブしているときとか，そういうときと比べて，もっと好ましいとか楽しみであると言っているのでも，恐らくはないであろう。

　私たちの日常生活は，そう長くはないある時期を切り取って，その期間だけをながめた場合には，単調に見えることもあるかもしれないが，長期的に見れば，他人の目には何をしているのかさっぱり分からないほど込み入って

いるとか複雑であるということが，十分あり得る。私たちが実現を目指すものとか目標とするもの，手に入れようとするものは，場合によっては，ひどく複雑で，奇妙な組み合わせになったりすることがあり得るからである。現代を代表する形而上学者が，クリケットの名手であると同時に，チェスの達人であり，無類のワイン好きであり，愛妻家であり，そして冗談好きであるというようなことがあったとしても，特に珍しいことでもないであろう。

　しかし，そうした複雑な組み合わせを作ることになった目的とか目標のどれもが，同じ程度の重みとか望ましさを持つということはないであろう。その人にとっては，そのどれ一つとして欠くことができない，というようなことはあり得るかもしれないが，重みとか望ましさの度合いがどれも同じであるということは，恐らくはないであろう。問題なのは，いくつもの予定とか計画を，短期・長期の違いはいろいろあっても，結局は同時進行的に実行していく手順とか行程を，時間の配分を含めて，どう調整できるか，不均衡や無理が生じないように，どうやりくりできるかであろう。もちろん，常にうまくいくということはないと思うが，常にうまくいかないとかしばしばうまくいかないという場合には，目的とか目標のどれか（あるいは，そのいくつか）を放棄するとか，どれか（あるいは，そのいくつか）に変更を加えるとかしなければならないであろう。

　通常は，そうした目的の変更とか放棄とかが，日常的に繰り返し行われるということはないと思うが，誰であれ，自分はこれまでそういうことを一度も経験したことがない，ということはないであろう。私たちはそういった類のことを，これまでに何度か（あるいは何度も）経験しているはずである。それは，ある仕方で言えば，欲求とか願いとか望みといったものを何らかの意味で調整して，その結果，全体としてある程度バランスがとれていて，まとまりを持った，実現可能な「体系」とするような，すぐれて人間的，いやそれどころか，形而上学的なものであり得る反面，場合によっては，状況依存的・場当たり的で，一貫性を欠いたものでもあり得る「試み」であろう。

　このような「体系」ないし「試み」を，統一的な仕方で，何らか「総合的に」評価することは可能であろうか。もしかすると，上で言った「人間的」とか「形而上学的」ということの実質的な意味を，何らか明らかにすること

によって，それは可能になるかもしれない。アリストテレスが「人間のエルゴン（仕事，働き）を明らかにすることによって，人間にとっての善を明らかにできるかもしれない」と言ったのも，同じことを言おうとしてのことかもしれない[13]。しかしながら，私はここで，上で言った「人間的」にせよ「形而上学的」にせよ，その実質的な意味を明らかにできたとは思わないが，直感的には，この話がアリストテレスの言う「観想生活」という話に直ちに結びつくとは，とうてい思えない。しかし，もし人間の理性的活動は，実践的なものであれ理論的なものであれ，たとえそれがどのようなレベルにあるとしても，既に「形而上学的」であると言えるとしたら，もしかすると，アリストテレスの言うことにも一理ある，ということになるのかもしれない。それはともかく，成熟した社会においては，ここで言うような「何らか統一的で総合的な評価」が可能になっていると考えてもよいかもしれない。もし，はじめに言ったように，「社会を構成する個人としての人間のできるだけ多くが，より豊かに人間性を実現できるような社会がより成熟した社会である」と言えるとすれば。

注

1) このような考え方は，アリストテレス『政治学』（例えば第7巻第1章）に示されている考え方と，そう大きくは違わないものであろう。
2) 第Ⅱ節の以下の部分及び第Ⅵ節では，拙論（岡部由紀子と共著）「企業メセナを哲学する――企業メセナと社会」（菅家正瑞他編『企業メセナの理論と実践』，水曜社，2010，82-106）で使用した材料を用いている。また，第Ⅲ～Ⅴ節では，拙著『合理的とはどういうことか』，講談社，2007で使用した材料を用いている。
3) 「ウォントン」については，Harry G. Frankfurt, Freedom of the Will and the Concept of a Person, *Journal of Philosophy* 68, 1971, 5-28参照。「ブルシッタ」については，Frankfurt, *On Bullshit*, Princeton: Princeton University Press, 2005参照。
4) 人間が持つとされる「理性」ないし「合理性の能力」をどう理解するかに関して詳しくは，拙著『合理的とはどういうことか』，講談社，2007参照。
5) この点については，Paul Grice, *The Conception of Value*, Oxford: Oxford University Press, 1991, 72-74参照。
6) 感情をどう位置づけるかに関しては，戸田正直『感情――人を動かしている適応プログラム』，東京大学出版会，1992及びアントニオ・ダマシオ『生存する脳――心と脳と身体の神秘』（田中三彦訳），講談社，2000が示唆的である。

7）論理学者は，基礎的な推論規則を習得するには，基本的な接続詞（and, or, if then）の他に，否定詞（not）等の用法を学習する必要があると言うであろう。
8）合理性の能力を，基礎的・不変的な能力としてのそれと規範的・可変的な能力としてのそれとに分けることに関しては，Grice, *Aspects of Reason*, Oxford: Oxford University Press, 2001, 28-36 参照。
9）このような視点の違いをめぐる問題については，西田正規・北村光二他編『人間性の起源と進化』，昭和堂，2003 が示唆的である。特に，その第1章（北村光二，「家族起源論」の再構築——レヴィ＝ストロース理論との対話）参照。
10）ここで言う「形而上学的 metaphysical」とは，アリストテレス的な意味で，人間の自然本性を含むあらゆる自然を対象とする「自然学 *physica*」の範囲を超えている，ということを言うものである。
11）以下の議論は，Grice, *Aspects of Reason*, 2001 の最終章第5章における「包括的目的 inclusive end」をめぐる議論から着想を得ている。「包括的目的」とは，複数の下位の目的から構成される上位の目的のことである。この第5章については，拙訳「目的と幸福に関する考察」（『文学部論叢』100, 2009, 195-206）及び「目的と幸福に関する考察（後編）」（『文学部論叢』101, 2010, 165-176）がある。
12）アリストテレスの言う「観想生活」は，実践的・世俗的な政治家の生活に対する，理論的・学究的な愛知者（哲学者）の生活。アリストテレス『ニコマコス倫理学』第1巻第5章，第7章，第10巻第7章，『政治学』第7巻第1章～第3章参照。
13）これについては，周知の『ニコマコス倫理学』第1巻第7章参照。

第13章　精神に疾患は存在するか

北村俊則

I. はじめに

（1）　操作的診断基準と疾患概念

各種精神疾患の取り決めをしているのが操作的診断基準である。その代表が1980年に発表されたアメリカ精神医学会のDiagnostic and Statistical Manual of Mental Disorders 3rd ed. (DSM-III) である。しかし，そもそもそのように取り決められた状態がひとつの疾患であるという保障については根拠が薄い。器質性精神疾患 organic mental diseases については生きている間のさまざまな検査所見や死後の病理所見から，診断基準によって規定された臨床状態が疾患であるとすることの妥当性が保障される。しかし，機能性精神疾患 functional mental diseases についてはこうした妥当性を保障する外的基準が存在しないのである。こうした機能性精神疾患を有する者が，例えば自殺などで死亡したとしても，病理解剖で原因たる異常は発見されない（もし原因と同定できる組織学的異常が見出せればそれは機能性精神疾患ではなく，器質性精神疾患になる）。

そもそも人間のある状態を疾患と呼ぶにはどのような条件が必要であろうか。本章では，精神疾患に病理性があるのかという疑義について検討を加える。

（2）　心理状態の連続性と疾患概念

DSM-III に代表される操作的診断基準はひとつの共通したフォーマットを持っている。それぞれの疾患概念（診断範疇）の操作的診断基準には①必

要な症状の数，②規定された持続時間，③他疾患からの除外規定，が備えられている。たとえば大うつ病性エピソードと診断されるには9つの症状項目のうち5つ以上が存在し，それが2週間以上持続していなければならない。また，その状態が身体疾患で説明され得ないことも求められる。本章で検討したいのは，症状数と持続時間という2つの診断条件である。大うつ病エピソードの9個の症状項目のうち4つしか存在しない事例は大うつ病エピソードと診断されない。また5個以上あればその項目数の多寡にかかわらず同一の診断名が与えられる。4個と5個の間に区分点を設定することに対する疑義はこれまでも呈され，議論されてきた (Maier, Gänsicke, & Weiffenbach, 1997; Maier, Lichterman, Minges, Eun, & Hallmayer, 1992; Pincus, Davis, & McQueen, 1999)。持続期間にしても同様である。抑うつ状態が発生して13日しか経過しなければ大うつ病でなく，その翌日には大うつ病になるというのは納得のいくものではない。「あり」か「なし」か，といった二者選択に合う結果が出るようになっている診断基準では，程度の強弱は必然的に切り捨てられることになる。

　操作的診断基準がこうした性質を有しているのは歴史的背景がある。医療の目的は不調を訴えてきた，あるいは連れてこられた人（「患者」）に治療という処置を行うことである。処置を開始するか放置する（「様子を見る」）か，を判断することに始まる。従って，医療現場では「あり」か「なし」か，という範疇的評価が常に求められる。処置を開始する場合，何をするのかが問題になる。胃の表面が掘れていても，それが悪性のもの（胃癌）か良性のもの（胃潰瘍）かの区別は患者・医師両者の重要事項である。このため操作的診断基準の多くは「あり」か「なし」か，といった二者選択に合う結果が出せるようになっているのである。

　しかし，生命現象がこのように範疇的事象であることはむしろ稀である。本態性高血圧症の定義はあっても，それは加療対象とするかしないかの区分をするための便宜的取り決めでしかない。血圧そのものは連続量的変化を示すものである。収縮期血圧が140 mmHgを超えれば本態性高血圧とするのは便宜的なものであり，138 mmHgと142 mmHgの間に隔絶された質的変異が発生していると考えるのは無理がある。身体領域について見ても，多くの

結果は連続量的数値で表される。操作的診断基準の内包する矛盾のひとつがここに存在する。

そこでまず，症状数が多ければ，そして持続時間が長ければ疾患であるという是非について次に論じよう。

II．連続量的分布傾向を示す生命現象は病理的か？

（1） 連続量を示す症状における疾患の妥当性

ある生命現象が連続量を示すのであればそれは生理的な変動であると考えるのがこれまでの医学の伝統であった。たとえば体温は常に一定の値を示すものではない。運動をした後に体温が上昇し，外気温が下がれば体温もある程度，低下する。こうした体温の増減は連続量を示す。こうした生理的変動は通常一定のパターンを示す。その一例が知能指数である。

知能検査を用いて出た値が知能指数である。知能指数は通常，正規分布を示す（図1）。こうした分布を示す現象は多く多遺伝子 polygene で規定されている。こうした生命現象は遺伝と環境の双方の影響を受け，遺伝は単一の遺伝子によって規定されるのではなく，多くの遺伝子が関与している。同様なものは身長・体重などがある。

ここで確認しておかなければいけない点がある。それは器質的精神疾患と機能的精神疾患の差である。脳実質に何らかの病理的変化（変性，炎症，外傷など）があるために心理的・行動的症状（せん妄などの意識障害，認知症に見られる知能の障害，脳実質の感染にみられる幻覚，頭部外傷後に見られるパーソナリティの変化など）があるのが器質的精神疾患である。一方，こうした病理的所見がない心理的・行動的症状を前景に持つ疾患が機能性精神疾患である。器質性精神疾患は脳という身体 body の疾患であり，機能性精神疾患は脳の機能の一部であるこころ mind の疾患であるといえよう。つまり行動や心理状態に「異常」が現れたとしても，それは機能的なものであるかもしれないし，器質的なものであるかもしれない。こうした思考方法は医学全般で伝統的に用いられてきた（そして今も用いられている）ものである。「器質的 organic」を「病理的 pathological」に置きかえ，「機能的 functional」

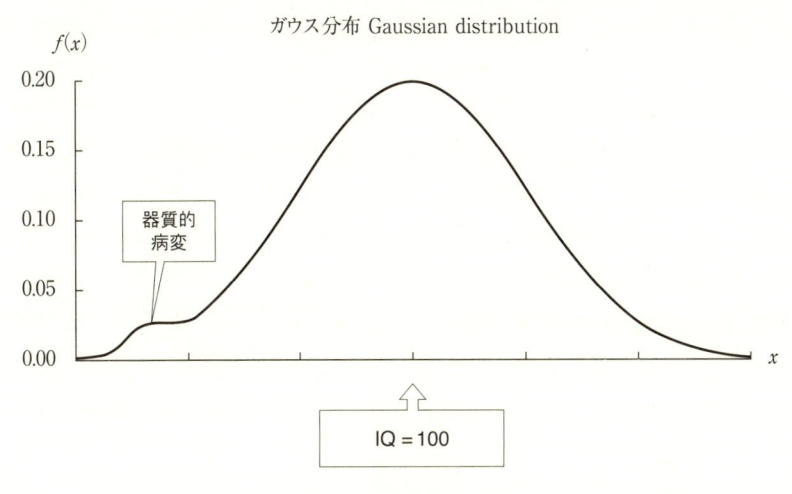

第13章 精神に疾患は存在するか 289

ガウス分布 Gaussian distribution

[器質的病変]

IQ = 100

図1 知能指数の分布

を「生理的 physiological」という用語に置きかえることもできる。同じ発熱という生命現象（症状）でも，スポーツ後の体温上昇であれば生理的，つまり健康なものと考え，感染症による発熱は病理的なもの，つまり疾患の表れであると考えるのである。器質性精神疾患は病理的であり，身体疾患と考え，精神疾患から除外されてきたのも精神医学の歴史が物語っている。たとえば，進行麻痺 general palsy は多彩な精神症状を呈し，精神科医療の重要な疾患であった。しかし，その原因がスピロヘータの脳実質感染であることがわかってから，精神医学の表舞台から消えることとなった。

　知能指数に話を戻そう。知能指数が70を下回ると知的障害と定義される。つまり，自然界の現象としては多遺伝子で規定され，正規分布を示す事象を，社会生活の不具合などの理由から便宜的にある一点で区分けをした結果が知的障害なのである。

　ところで，知能指数の分布を仔細に眺めてみると，その低値（図の左側）の「裾」の部分にわずかな盛り上がりが認められる。こうした盛り上がりは知能指数の分布図の高値（図の右側）には認められない。知能指数の低い部分の盛り上がりは，なんらかの器質的原因（たとえば，代謝異常，脳の変性疾患など）による知能の低下状態である。つまり，知能が低い状態には2種

類あることがわかる。ひとつは多遺伝子で規定される正常分布の一方の極に位置する知能の低い状態であり，もうひとつは明らかな脳の疾患の結果（症状）としての知能の低い状態である。知能指数が低いという外に現れた現象（phenotype）のみを見れば同じであるが，その発生が生理的なものと病理的なものが混在している。精神現象の異常・正常あるいは疾患・健康を議論する際，こうした「機能疾患」と「器質疾患」が見た目は同じ現象として現れることを認識していなければならない。

また，先にあげたスポーツ後の体温上昇（生理的発熱）も感染症による発熱（病理的発熱）も，体温計で測る限り，同様の高熱であり，熱のみを見る限り，生理的なものか病理的なものかの区別はつかない。

（2） 精神症状数の分布

正規分布と同様に天然自然の変動を示す曲線のもうひとつは指数関数曲線 exponential curve である。自然界の現象には，通常は全く見られず，あったとしても軽度であり，程度が重くなるほどその出現率が極端に低くなるものがある。こうした頻度分布図は指数関数に合致した曲線を示す(図2)。例えば，一日に吸うタバコの本数の頻度分布がこれに相当する。

日常的に見られる不安障害や気分障害は common mental disease と呼ばれている。この common mental disease の症状数の分布は指数関数の分布を示す。もし，病理的特長を持った状態が存在するのであればそれは図の右側の裾野のどこかに盛り上がりとして観察されるはずである。もし，これが否定されれば，いくら症状数が多くとも，それは病理的なものではなく，むしろ生理的な変動の範囲内のものであるといえよう。ただしこれを検証するには膨大な数の被検者が必要である。

こうした仮説のもとに，Melzer, Tom, Brugha, Fryers, & Meltzer (2002)は1993年に施行したOffice of Population Census and Surveyの9,500人のデータをもとにこの課題を検討した。この調査ではRevised Clinical Interview Schedule (CIS-R) という精神科疫学研究用の構造化面接を用い，抑うつ感，不安，恐怖など14個の精神症状がそれぞれの個人に存在するか否かを確認し，症状数をプロットした。ここに含まれる精神疾患はDSM-IVでは気分

図2

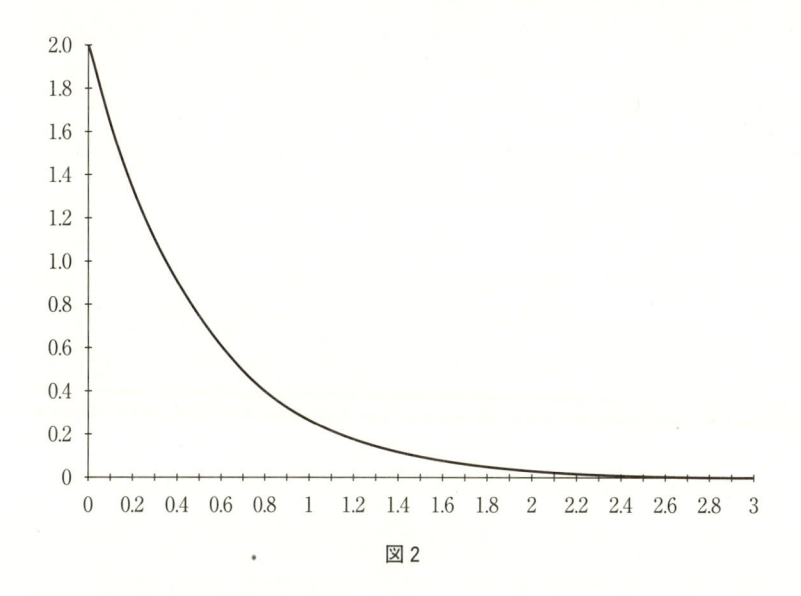

障害，不安障害，身体表現性障害である。結果は，症状数のカーブは指数関数のカーブに一致し，仮定した盛り上がりは見られなかった。つまり，common mental disorder は病理的なものでなく，生理的変動の範囲内であったのである。

　現在，機能性精神疾患といわれているさまざまな疾患も，現在は機能性と考えられていてもやがてはその病理的原因が同定されるという期待を持って，多くの研究者が生物学的研究を行っている。しかし，もし機能性精神疾患に病理的原因が存在しないのであれば，むしろそうした症状は生理的なもの，つまりスポーツのあとの体温上昇（発熱）に倣って，正常なものと考えるべきではないだろうか。多少増えても減っても疾患ではない。こうした正常の変動から質的に逸脱した場合に限って疾患は考えられる。この場合に限って医療者や医学者は病理性の存在に確信がもてるのである。これまで機能性精神疾患といわれてきた疾患は病理性が存在するのであろうか。本章の議論の立脚点のひとつは，病理性がなければ正常と考えるべきであり，多くの精神疾患はむしろ生理的なものである，というものである。

III. 精神疾患は社会的に不適応か

(1) 精神疾患と社会的不適応

では，生理的現象（正規分布や指数関数分布を示す）がすべて正常＝健康といえるであろうか。疾患の定義の一部は，その状態の結果，健康被害が発生することであろう。虫歯（う歯）があれば（無治療の結果）やがて歯を失い，咀嚼力が低下し，栄養バランスが悪くなり，そのため長期的に見れば，さまざまな疾患になったりする。心室の壁に穴があれば心臓への負担が経常的に続き，結果としていずれかの時点で心不全を起こすであろう。無治療のガンは進行の結果，平均より早い時期に死亡する。こうした健康被害があれば，たとえその頻度分布が生理的それが示すような分布を示したとしても，疾患と呼ぶべきであるという主張は合目的性のあるものである。

もし，精神疾患が健康被害を引き起こすのであれば，生理的なものであっても疾患と呼ぶべきものかもしれない。次に，一般人口でよく見られる精神疾患についてその健康被害について考えてみよう。

(2) 悲哀反応とうつ病

不幸な出来事，望ましくない出来事のあとで，気分が滅入り，食欲や意欲が低下し，夜も寝られず，家事や仕事も集中できず，自分を卑下して考えてしまう状態がうつ病である。うつ病を引き起こす不幸な出来事の多くは，何らかの喪失体験であることが知られている。ところで，喪失体験のなかでもストレスの強いものは愛する人との死別である。愛する人と死に別れたあとの抑うつ状態を悲哀反応あるいは死別反応と呼ぶ（Strobe, Hansson, Strobe, & Schut, 2001）。場合によっては何も手につかず寝込んだり，また何年も悲しみを持ち続ける場合もある。本来できていた社会生活が送れない状態が年余にわたり持続する状態は異常といってよいであろう。死別反応，ことに症状数が多く，長期持続する死別反応は異常と考えられる。その一方，症状が軽いほど，症状数が少ないほど，健康に近づき，症状が皆無であれば完璧な健康であるはずである。しかし，悲哀反応の場合，そのことは該当するので

あろうか。

ある男性は仕事最優先の有能なサラリーマンで，社内でも同期で最初に課長に就いた。将来の重役候補といわれていた。ある日，妻が突然死したが，通夜と葬儀の日は仕事を休んだものの，葬儀の翌日から出勤し，平常どおり残業もこなし，仕事の能率も落ちなかった。彼と同期の友人が集まって慰める会を催しても，涙ひとつ見せなかった。悲しみを外に出さないように我慢しているのだろうと思い，ある友人が彼の両親や兄弟と話しても，我慢しているようなところはなかった。では，死別反応の症状をひとつも呈さず，機能の障害も皆無のこの男性サラリーマンこそ精神的に最も健康な人間であろうか。こうした男性を「どこか変だ」と感じる者も多いはずである。愛する人を亡くした後に，悲しむことのほうがよほど人間的で健康的である。流した涙の数は，亡くした人への愛情に比例するのではないだろうか。

(3) 不安とその後の死亡率

Lee, Wadsworth, & Hotopf (2006) は 4,000 人の一般人口を対象にして 13 歳，15 歳，16 歳で不安傾向を評価し，高不安群と低不安群に分け，それ以降の死亡を追跡調査した。すると，25 歳までの事故による死亡率が高不安群に比べ低不安群で有意に高い（13 歳児の低不安群で 5.9 倍，15 歳の低不安群で 1.8 倍，16 歳の低不安群で 2.8 倍）ことを見出した。一方，25 歳までの病死については高不安群と低不安群の間に差はなかった。また 25 歳以降 50 歳までの期間に同様の比較を行うと，今度は事故死率は両群間で差がない一方で，病死については高不安群に比べ低不安群で有意に低い（13 歳児の低不安群で 0.6 倍，15 歳の低不安群で 0.7 倍，16 歳の低不安群で 0.7 倍）ことが明らかになった。この研究では事故死の内訳について言及していないが，25 歳以前の事故死の多くは交通事故死であろう。この報告からわかることは，児童思春期の不安は，成人前期においては良好な生命予後の指標であり，一方それ以降については不良な生命予後の指標であることである。

不安障害は気分障害と並んで有病率の高い精神疾患である。不安障害にはいくつかの下位分類があるが，いずれも不安状態が一定以上になったものを疾患であると定義している。強い不安を呈する児童ほど事故死（おそらくは

交通事故死）に遭わないことは理解のできることである。不安がゆえに屋外での歩行，横断歩道での道の横断，あるいは運転中の左右の確認など，行動が慎重になり，その結果，大数で見れば死に至らずに済んでいるのであろう。一方，成人前期を越えてからの病死の増加についてはいくつかの仮説が考えられる。不安に関連する行動（飲酒，喫煙など）が身体疾患の可能性を上げているのかもしれない。不安が強いことで免疫能が低下することも考えられる。

　死亡は重大な健康被害であり，死亡率は粗いがしかし確実な健康指標である。疾患の定義のひとつである価値のなかで，「生きている」ことは（例外的状況を除けば）多くの賛成を得られる健康価値である。もし，不安障害を不安の程度の強い状態であると規定するのであれば，高不安群のほうが25歳までの死亡率が低いことは疾患の定義（生命価値）に反することになる。では，不安が低いことをもって疾患を定義したほうが良いのであろうか（「低不安性障害」）。一方，25歳以降の病死率が上昇することを考えれば，児童思春期の不安は身体疾患の前駆症状と考えるべきなのであろうか。

　類似のデータはノルウェーからも報告されている。Mykletun et al. (2009) は20歳以上の6万人の人口を3〜6年間追跡し，不安の程度と死亡率の関係を調査した。性別，年齢，抑うつ，身体疾患で統制した上で，不安の程度が正常なものを1.0にすると，死亡率のオッズ比は，不安軽度で0.83，不安中等度で0.84，不安が重度で0.96とU字のカーブを示すことが示された。不安がないものや不安が重度のものに比較すると，中程度の不安は低い死亡率に関連していたのである。

(4) 恐怖性障害

　恐怖性障害は，個人が平均以上にある対象物や状況に対する強度の恐怖感を持ち，そのためそうした対象物や状況を避ける行動をとるものである。そのため，社会生活上適応が困難になる。ところで恐怖性障害のうち，特定の恐怖性障害では特定の対象物や状況を普通以上に怖がり，回避するのである。ここに含まれる対象物や状況には，雷，高所，閉所，ある種の動物（犬，蛇など），血や傷，先のとがった物などがある。こうした特徴を持たない人々

は現代においても，たとえば橋の欄干の上を怖がりもせず歩き，結果として川に落ちて溺死してしまうであろう。

　たとえば現代人にとっては10階の屋上から下を見ることは，バルコニーにガラスが張ってあるから転落の危険性もなく怖がる意味のないことである。しかし，そうした建築上の技術発展もない古代では，そうした高い崖の上から下を見ることは，場合によっては転落する可能性もある。雷，閉所，ある種の動物（犬，蛇など），血や傷，先のとがった物などすべて，一定の危険性を伴うものであり，それを避けたいという感情はむしろ生命を安全に保つ機能を持っていた。一方，現代人が危険に曝される危険性の高い対象物のひとつである自動車について，強度の恐怖感を持つ人は（交通事故経験者のなかでも）少ない。

　行動療法の考え方に従えば，ある脅威となる状況とセットになった刺激に暴露された個人のなかで，その刺激と恐怖感が心理内界で結合した場合に恐怖症が発生する。たとえば，無害な玩具を赤ん坊の前に提示し，同時に赤ん坊の背後で大きな音を立てることを繰り返すと，やがてその赤ん坊は（本来無害な）玩具を見ただけで強度の恐怖感を感ずるようになる。従って，（本来無害な）刺激と恐怖感の結合を解き放すことが治療の目標となる。そうであれば交通事故の恐怖を体験すれば多くの人が自動車恐怖症になっても不思議はない。そうでないのは，おそらく人類の歴史上，蛇に対する恐怖感を持つ方が持たないよりも毒蛇にかまれる危険性が少ないからであり，自動車という危険物は，人類の歴史上，非常に新しいものであるからかもしれない。

（5）　妄想性障害

　周囲の人が自分を見張っている，自分に危害を加えようとしているなどと，現実にはない信念を抱くことを妄想と呼び，これが持続して社会適応に不都合が生じる状態を妄想性障害と呼んでいる。現在の日本で「だれかが私の命を狙っているかもしれない」という猜疑心を常に持っていれば，不適応を起こし，妄想性障害などの診断名がつくであろう。しかし，アパルトヘイト時代の南アフリカでは，こうした猜疑心を持つことの方が適応的であった。猜疑心の薄い人は当時の南アフリカでは殺される危険性があったのである。

現在の日本においても，ある程度の猜疑心を周囲の人に持つことによって，詐欺や置き引きなどの被害から身を守ることができる。

(6) 統合失調症

幻覚・妄想などの陽性症状や引きこもり・感情鈍麻のような陰性症状を呈し，比較的長期の経過を辿るのが統合失調症である。全世界で見られる疾患であるが，その長期予後は工業化国で悪く，発展途上国でむしろ良好であると言われている (Leff, Sartorius, Jablensky, Korten, & Ernberg, 1992)。同一の疾患ではあるが工業化国のストレスフルな環境でないほうがむしろ適応が良好なのである。社会環境の変化が疾患をして生命価値を低くするものにしているのであれば，障害と呼ぶべきは社会であって疾患ではない。

また，統合失調症の遺伝子は（もしあるなら）何らかの適応的要素があるはずで，それは痛みに対する閾値の高さであると Huxley, Mayr, Osmond, & Hoffer (1964) は主張している。

(7) 創造性と精神疾患

作家，詩人，音楽家，美術家など，創造的作業で顕著な功績を挙げている人々の多くに精神疾患の病歴があることは，病蹟学においていわれてきた。アイオワ大学の作家ワークショップに参加した者30名，対照群30名について，診断用構造化面接で診断をつけたところ，気分障害の生涯有病率が前者で80％，後者で30％であった (Andreasen, 1987)。これは下位分類では双極性障害で明らかであった。さらに研究の対象となった作家の第1度親族をみると，親族内に創造的経歴を有するものが有意に多く，また気分障害も有意に多かった。

女性の作家59人と同数の対照群女性を比較した Ludwig (1994) は，作家群の生涯有病率が気分障害のみならず物質乱用，パニック発作，全般性不安なども有意に高いと報告している。気分障害や不安障害の危険要因として知られている neuroticism というパーソナリティ傾向が強いほど創造性が高いとの報告もある (Strong et al., 2007)。

だとすると，各種精神疾患と創造性は何らかの関連があり，人類が創造性

を手にいれることと引き換えに，精神疾患を得たのかもしれない。あるいは，精神疾患に罹患するあるいは罹患する脆弱性が存在することが，創造的であることの基礎を作っているのかもしれない。

(8) 精神症状と社会的不適応

さて，不安，抑うつ感など，多くの人が体験する精神症状を眺めてみるとひとつの共通点があることに気がつく。それは，人間の生活・人生にとって不可欠の心理現象である点である。心的能力といってもよいであろう。抑うつ感情があるから，われわれは人を思いやることができる。不安感があるから，われわれは不測の事態に慎重な準備をすることができる。学生は試験に落ちるかもしれないという不安があるから，試験勉強をし，合格という結果を得ることができる。不安が皆無の学生は試験勉強をせず，結局，落第という結果を得る。恐怖感があるから，われわれは危険な崖の道を避けることができる。潔癖癖があるから，われわれは外出から帰宅すると丁寧に手を洗い，うがいをする。潔癖癖の皆無の人は悪性のインフルエンザが大流行していてもうがいをせず，感染して死んでしまうこともある。身体へのこだわりがあるから，われわれは健康に留意できる。猜疑心があるから，われわれは悪徳商法から身を守ることができる。つまり，こうした心的能力がないとむしろ人間は機能不全に陥るのである。

この考察は，最初に述べた操作的診断基準における精神疾患の概念規定，つまり症状数が多く，持続期間が長いほど疾患性が強いという概念と真逆の関係になっている。旧来の精神病理学者や診断学者は，疾患の状態というのは，こうした症状が平均より多いあるいは長期続いているので社会機能に障害を発生しているものだと主張している。この主張は一方的なものである。症状といわれる心的機能は本来，人間が社会的機能を維持するには不可欠のものであり，これが欠けていると重大な欠陥を呈し，一方，それらの心的機能が強くなりすぎるとそれはそれで重大な欠陥を呈するのである。機能と症状の程度の間に逆U字型の関係が見られるのである。

身体疾患の代表としてガンを考えてみよう。ガンは古典的病理現象といえる。病理学者は細胞を顕微鏡で見て，その悪性度を5段階で評価する。最

高の5がつくのが明らかなガン細胞である。最低の1がついた細胞はまったくの正常細胞である。ここには逆U字型の関係はない。病理所見と疾病性の間には直線関係が存在するのである。

　特定の心理状態の程度が強くなって社会的不適応が生じたものが精神疾患である, と通常は考えられている。しかし, 不適応か適応かの区分点はまさに個人が生活している社会が規定しているのではないか。DSM-IV-TRはその大部分を個別の診断の操作的定義に充てているが, 序において精神疾患の定義について僅かに触れている。すなわち,「どんな定義によっても"精神疾患"の概念に正確な境界線を引くことができないことも認めなければならない」のである。しかし, あえて精神疾患の定義をすれば,「もとの原因が何であろうと, ……その個人に行動的, 心理的または生物学的機能不全が現れている」ものであって,「個人と社会の間に存在する偏った行動（例：政治的, 宗教的, または性的）あるいは葛藤も, その偏りや葛藤が上に述べたように個人の機能不全の一症状でなければ精神疾患ではない」と加えている。しかし, 機能不全が具体的にいかなるものかの明文の定義はなく, 各診断カテゴリーに「社会的, 職業的, または他の重要な領域における機能の障害」という1行が必ず付加されている。

　こうした定義は臨床上, 役に立つ。機能の障害が非常に強ければ入院など集中した治療が必要になるし, 非常に軽ければ疾患と呼ぶ必要もなくなる。しかし, この定義は同時に, DSM-IV-TRによる精神疾患は個体の属性のみではその有無の定義ができず, その個体が生活する環境との相互作用が期待される範囲か否かという情報があって初めて定義できることを示している。ある社会では疾患になり, 別の社会では疾患ではなくなるような心理状態が存在するのである。

IV. 結　論

　連続量として評価できる多くの心理状態を臨床上の実務的必要性から, あたかも質的に異なるものであるかのように「あり」か「なし」で評価することから, 精神現象に疾患の存在を推定するようになった。疾患の本質をなす

さまざまな心理状態は本来の機能を有している。それが，置かれた心理社会的環境との相互作用のなかで機能不全を呈し，そこから疾患であると考えられるようになったのである。

精神には器質的意味での疾患は存在しないことを再確認することの社会的意味については稿を改めて論述したい。

参考文献

American Psychiatric Association (2000). Diagnostic and Statistical Manual of Mental Disorders (4th edition) Text Revision. Washington D.C.: Author. 高橋三郎，大野裕，染谷利幸（訳）(2002). DSM-IV-TR 精神疾患の診断・統計マニュアル. 医学書院.

Andreasen, N. C. (1987). Creativity and mental illness: Prevalence rates in writers and their first-degree relatives. *American Journal of Psychiatry, 144,* 1288-1292.

Huxley, J., Mayr, E., Osmond, H., & Hoffer, A. (1964). Schizophrenia as a genetic morphism. *Nature, 204,* 220-221.

Kurihara, T., Kato, M., Sakamoto, S., Reverger, R., & Kitamura, T. (2000). Public attitudes towards the mentally ill: A cross-cultural study between Bali and Tokyo. *Psychiatry and Clinical Neurosciences, 54,* 547-552.

Lee, W. E., Wadsworth, M. E. J., & Hotopf, M. (2006). The protective role of trait anxiety: A longitudinal cohort study. *Psychological Medicine, 36,* 345-351.

Leff, J., Sartorius, N., Jablensky, A., Korten, A., & Ernberg, G. (1992). The international pilot study of schizophrenia: Five-year follow-up findings. *Psychological Medicine, 22,* 131-145.

Ludwig, A. M. (1994). Mental illness and creative activity in female writers. *American Journal of Psychiatry, 151,* 1650-1656.

Maier, W., Lichterman, D., Minges, J., Eun, R., & Hallmayer, J. (1992). The risk of minor depression in families of probands with major depression: Sex differences and familiality. *European Archives of Psychiatry and Clinical Neurosciences. 242,* 89-92.

Melzer, D., Tom, B. D. M., Brugha, T. S., Fryers, T., & Meltzer, H. (2002). Common mental disorder symptom counts in populations: Are there distinct case groups above epidemiologic cut-offs? *Psychological Medicine, 32,* 1195-1201.

Mykletun, A., Bjerkeset, O., Øverland, S., Prince, M., Dewey, M., & Stewart, R. (2009). Levels of anxiety and depression as predictors of mortality: The HUNT study. *British Journal of Psychiatry, 195,* 118-125.

Pincus, H. A., Davis, W. W., & McQueen, L. E. (1999). 'Subthreshold' mental disorders. *British Journal of Psychiatry, 174,* 288-296.

Strobe, M. S., Hansson, R. O., Strobe, W., & Schut, H. (2001). *Handbook of Bereavement*

Research: Consequences, Coping, and Care. Washington D.C.: American Psychological Association.

Strong, C. M., Nowakowska, C., Santosa, C. M., Wang, P. W., Kraemer, H. C., & Ketter, T. A. (2007). Temperament-creativity relationships in mood disorder patients, healthy controls and highky creative individuals. *Journal of Affective Disorders, 100,* 41-48.

第14章 パーソナリティ障害とパーソナリティの成熟

木島伸彦

I. パーソナリティとは

　そもそもパーソナリティとは，どのようなものだろうか。最も頻繁に引用されるパーソナリティの定義は，Allport (1937) のもので,「パーソナリティとは，個人内の機能的組織体であり，その心理・生理的なシステムは，環境へのその個人独自の適応を規定する」というものである。他にも多くの研究者がパーソナリティを様々に定義しているが，ほぼ共通している点は，①環境への適応機能に関する全体的な特徴，②感情の要素も含む，③通状況的一貫性，④継時的安定性，である。

　また，この「パーソナリティ」に対するアプローチも様々なものがある。19世紀後半からは，精神医学や臨床心理学の分野で，臨床場面におけるクライエントとの関わりから，精神分析を中心とする理論が構築されてきた。また，20世紀に入ってからは，コンピューターの発展とともに，パーソナリティ特性語の分類研究（語彙アプローチ）として因子分析を主とする統計を用いて，パーソナリティの記述に関する研究が盛んになった。さらに20世紀の後半からは，Eysenck (Eysenck, 1963; Eysenck, 1967)，Gray (Gray, 1970; Gray, 1981)，Cloninger (Cloninger, 1987; Cloninger, et al., 1993) を代表とする生理学を基礎としたパーソナリティ研究が盛んになっている。このように大きく分けると，①臨床アプローチ，②統計アプローチ，③生理学アプローチの3つのアプローチがあると考えられる。

　一般には，「性格」と呼ばれる人の個性を表すパーソナリティには，様々な理論があるが，本章では，クロニンジャーのパーソナリティ理論に依拠し

ていくこととする。その理由として，①本章が扱うパーソナリティ障害と密接な関係があること，②生理学的な基盤があること，③パーソナリティの成長を理論化していること，が挙げられる。

II．クロニンジャーのパーソナリティ理論

クロニンジャーは，パーソナリティを「環境に対する独特な適応の仕方を決定する心理生理的なシステムをもつ個人内の動的な組織」と定義づけ(Cloninger, et al., 1993)，パーソナリティの構成概念を気質（temperament）と性格（character）とに大別し，気質4次元と性格3次元を各下位次元として想定している。

クロニンジャーの理論における気質は，主として幼児期に顕われ，認知記憶や習慣形成の際に前概念的バイアスを伴うものであり，無意識の自動的反応と見なされている。気質の4次元は，①行動の触発（Novelty Seeking, NS:「新奇性探究」），②抑制（Harm Avoidance, HA:「損害回避」），③維持（Reward Dependence, RD:「報酬依存」），④固着（Persistence, P:「固執」），である。これらのうち，新奇性探究（NS），損害回避（HA），報酬依存（RD）は，それぞれ，中枢神経内の「ドパミン（dopamine）」，「セロトニン（serotonin）」，「ノルエピネフリン（norepinephrine）」の神経伝達物質の分泌と代謝に依存しているものと想定されている（Cloninger, Svrakic, & Przybeck, 1993）。さらに，新奇性探究傾向が高い個人は，衝動性や攻撃性が高くなる，損害回避傾向が高い個人は，うつや不安を経験しやすくなる，報酬依存傾向が低い個人は，対人関係が希薄になるか，対人関係調整機能がうまく働かなくなる，というそれぞれの傾向がある。

これに対して，クロニンジャーの理論における性格とは，意識下の自覚した計画の意識であり，気質が無意識の自動的反応であるのと異なる。また，性格は自己概念について洞察学習することによって成人期に成熟し，自己あるいは社会の有効性に影響するものであると想定されている。ここにおいて，自己洞察は，知覚の認知的組織化を伴い，関係性を理解することとも定義でき，人は経験を概念的に再組織化し，新しい適応的な反応を学習することに

よって成長する，とも考えられる。それゆえ，性格とは，自己の異なる概念に関連する反応バイアスによって記述できる。人の行動を自動的に触発・抑制・維持・固着する反応は，発達初期には気質によって決定されるが，これらの反応は，自己のアイデンティティの概念の変化によって調節されると考えられる。

III. パーソナリティ障害とは

　パーソナリティ障害は，アメリカ精神医学会の Diagnostic and statistical manual of mental disorders 4th edition（DSM-IV; American Psychiatric Association, 1994）の中における II 軸の精神疾患として，想定されている。多面的な診断ができることを志向している DSM において，II 軸とは，パーソナリティや知的障害など，比較的変動しにくい個人の特徴を扱っている。DSM におけるパーソナリティ障害の診断基準のうち，本章において重要な点は最初の3点である。

　まず，表1にあるように，対象となる個人が所属する文化によって期待される行動パターンから逸脱している，すなわち，「変わっている人」ということになる。日本ではサラリーマンが，午後10時過ぎまで会社で働いていても，変わっているとは言われないが，日本以外の多くの国では，変わっているとみなされるだけではなく，大丈夫なのかと心配までされるだろう。変わっているのか変わっていないのかは，個々人の所属する文化によって異なるのである。

　次の基準は，その変わっている行動パターンが，特定の場面だけではなく，例えば，大学でも変わっているし，サークルの中でも変わっているし，バイト先でも，家族の中でも，変わっている，ということである。大学でもバイト先でも家族の中でも普通なのに，サークルの中でだけ変わっているのなら，サークルが変わっている，ということになる。

　第3の基準は，その変わっている行動パターンのために，機能障害があるということである。機能障害とは，簡単に言うと，自分が困っているか，周りの人が困っていると言うことである。例えば，宗教家は，一般人の行動

表1 DSM-IV によるパーソナリティ障害の基準

A．内的体験および文化の期待するところから著しく逸脱した行動の持続的パターン。このパターンは以下のうち2つ以上の領域で認められる。 　(1) 認知（自己，他者，出来事を知覚，解釈する仕方） 　(2) 感情（情緒的な反応の広がり，強度，不安定さ，適切さ） 　(3) 対人機能 　(4) 衝動コントロール
B．持続的パターンは柔軟性がなく，広範な個人的社会的領域に浸透している。
C．持続的パターンは社会的，職業上の，他の重要な領域の機能における臨床的に優位な苦痛または障害にいたる。
D．持続的パターンは安定しており，長期にわたり，その起始は少なくとも青年期または早期成人期にさかのぼることができる。
E．持続的パターンは他の精神症状の帰結としてはうまく説明できない。
F．持続的パターンは物質（例：濫用薬物，投薬）や一般身体状態（例：頭部の外傷）の直接的な生理的効果によるものではない。

パターンから比べると変わっていると言えるが，本人も周りの人も困っていない場合が多いであろう。そのような場合は，パーソナリティ障害とは程遠い。要するに，変わっていて，かつ，本人あるいは，周りが困っているということである。

IV. パーソナリティ障害とクロニンジャー理論

　図1にみられるように，クロニンジャー理論の3つの気質の組合せによって，7つの代表的なパーソナリティ障害が説明でき，関連性が実証されている (Svrakic, et al., 1993)。例えば，最も臨床の上で重要視され，著しい衝動性と，不安定な自己意識と対人関係で知られる境界性パーソナリティ障害は，図1の右の上の手前にある。これは，上にあるから，新奇性探究傾向が高く，手前にあるから，損害回避傾向が高く，右にあるから報酬依存傾向が低い，という気質の組合せである。従って，衝動性や攻撃性が高くなり，不安やうつを感じやすく，対人関係がうまくいかなくなると考えられるのである。
　図1のうち，左下の奥（生真面目性）だけは，パーソナリティ障害との

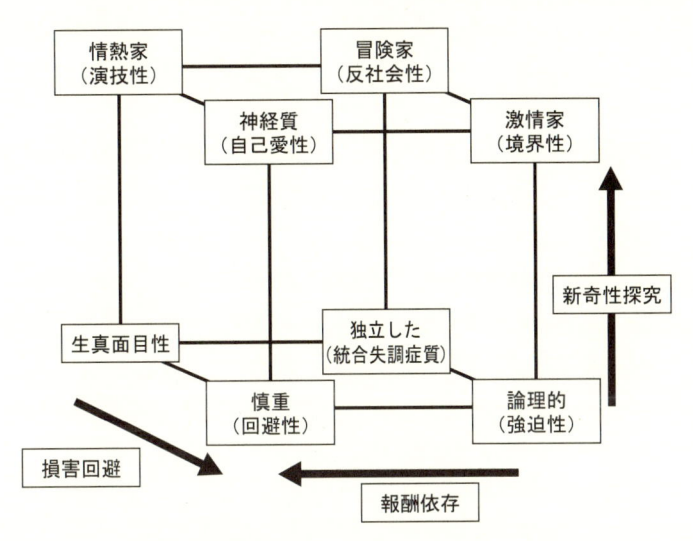

図1　気質の組合せによるパーソナリティ障害

関連性がなく，いわゆる生真面目な傾向になりやすい。それ以外の6つの気質の組み合わせパターンは，それぞれ，反社会性パーソナリティ障害，演技性パーソナリティ障害，自己愛性パーソナリティ障害，統合失調症質パーソナリティ障害，回避性パーソナリティ障害，強迫性パーソナリティ障害，となる。

このように，パーソナリティ障害とクロニンジャー理論の気質には密接な関連性があり，当初は，気質の組合せだけで，パーソナリティ障害を説明できると考えられていた（Cloninger, 1987）。しかし，実際には，気質の組合せだけではパーソナリティ障害を説明できず，性格の概念を新たに理論に加えたのである（Cloninger, et al., 1993）。

特にパーソナリティ障害と関連性がある性格は，自己志向性と協調性である。基本的に，自己志向性と協調性が未熟である場合，パーソナリティ障害になりやすい。そして，どのようなパーソナリティ障害になりやすいかは，気質の組合せによるのである。仮に，3つの気質が特徴的であったとしても，自己志向性と協調性の傾向が高ければ，パーソナリティ障害にはなりにくいのである。

V. パーソナリティ障害の治療

　パーソナリティ障害の「治療」には，薬物療法と精神療法の併用が望ましいとされている（Cloninger & Svrakic, 2006）。まず，気質に対する対応として，薬物療法が考えられる。それぞれの気質と感情の関係について次のように想定している。①新奇性探究：攻撃性・衝動性，②損害回避：不安・抑うつ，③報酬依存：アタッチメント。そして，投薬治療を考える場合には，各個人の気質特徴を考慮に入れ，以下のような投薬治療が推奨されている。①新奇性探究が高いパーソナリティ障害；感情的攻撃性：lithium, SSRIs 等，捕食性攻撃性：非定型抗精神病薬，器質性攻撃性：imipramine 等，発作性攻撃性：carbamazepine 等，②損害回避が高いパーソナリティ障害；慢性認知不安：SSRIs, MAOIs, benzodiazepine 等，慢性身体不安：MAOIs, SNRIs, TCAs 等，急性不安：低量の抗精神病薬，古典的うつ：SSRIs, SNRIs 等，非定型うつ・ディスフォリア：MAOIs, SSRI 等，感情不安定：lithium, lamotrigine 等，③報酬依存が低いパーソナリティ障害；社会的調整不全：非定型抗精神病薬。

　このように，パーソナリティ障害においても，各個人の気質特徴に応じて，投薬治療で症状あるいはその症状があることによる生きにくさを一時的に緩和することができるが，パーソナリティ障害の根本的な治療においては，パーソナリティのドラスティックな変化が必要であると考えられている。

　性格に対する対応としては，特に，自己志向性と協調性を高める精神療法が勧められる。この場合，認知行動療法による精神療法が一般的である。クロニンジャーは，この認知行動療法に加えて，スピリチュアルな側面をも高めるウェル・ビーイング療法をさらに改良して，コヒーレンス療法を提唱している。

　まず，"ウェル・ビーイング（Well-being）"とは，一般的に心理学では，「心理的安寧」あるいは「心理的幸福感」などと訳されることが多い。また，この概念は，「人生に対する主観的満足」，「ポジティブな情緒」，「高潔な生活」，「包括的パーソナリティ」などと説明されることもあるが（Cloninger,

2006a），クロニンジャー理論におけるウェル・ビーイングの概念は，これらの説明を全て含有していながら，より深い意味合いを有している。まず，ウェル・ビーイングは2つの単語が結びついて造られた言葉であるが，クロニンジャーがここで意味する"being"とは，"Human being"のことであり，日本語に翻訳すれば，「人」ということになる。そして，クロニンジャーは，人を3つの要素からなると想定している。3つの要素とは，身体（Body），心（Mind），魂（Soul）である。一般的に人を対象とした科学では，この身体，心，魂をそれぞれ個別に扱うことが多いが，クロニンジャーは，この3つの要素が全体として"Well"，つまり，「良い」状態であることを指して，ウェル・ビーイングという用語を用いているのである。

クロニンジャーのコヒーレンス療法（Coherence Therapy）では，これまで精神医学や精神療法では，人の3つの要素が別個に扱われることが多かったことに異を唱え，これらの3つの要素が互いに首尾一貫して調和している状態を指向している。ここでコヒーレンスという用語を用いているのは，量子力学に由来する。量子力学においては，量子系における複数の状態ベクトルが重ね合わせられている状態で，各々の状態ベクトルの相対的な位相関係が良く揃っている状態をコヒーレンスと捉えているが，クロニンジャーのコヒーレンス療法においては，人の3つの要素が統合されて，人のあらゆる側面における機能が統一していることを指しているのである。

このコヒーレンス療法を用いて，性格を成長させる，つまりはパーソナリティを成熟させることを通して，パーソナリティ障害の治療へとつなげるのである。

VI. パーソナリティの成熟

一般的に，西洋のメンタルヘルスに関する理論では，自己志向性や協調性ばかりを強調し，自己超越的なスピリチュアルな側面に対する気づきの重要な役割を無視している。これに対して，精神疾患の患者の多くは，その人自身のスピリチュアルな信念やニーズについて，精神科医やカウンセラーに気づいてもらいたいと考えている。なぜなら，人生を楽しんだり，難局を乗り

表2 Well-beingへの道における自覚の段階

段階	記述	心理的特徴	自我状態
0	未自覚	未熟で、目の前の喜びを求める。	子ども
1	平均的成人	目的はあるが、自己中心的な認知。喜びを後回しにすることができるが、しばしば、ネガティブな感情（不安、怒り、嫌気）を持つ。	大人
2	メタ認知	成熟していて、他者中心的。自分の潜在意識について自覚している。落ち着いていて、忍耐強い。葛藤や人間関係を管理できる。	親
3	観照	たやすく落ち着ける。公平な自覚、賢明、創造的、誠実。以前は無意識にあったことを必要に応じて、意識することがたやすくできる。	ウェル・ビーイング

越えたりするのに、スピリチュアルな側面は本質的な役割を果たすからである（Cloninger, 2006b）。

　スピリチュアルな側面を育成することは、パーソナリティの成熟という意味において極めて重要である。そして、それは例えば、認知行動療法においても、自己受容や人生の意味などの実存の問題を扱うモジュールを加えることで可能になる。このモジュールを加えた認知行動療法では、認知行動療法単独よりも、ポジティブな情緒や人生の満足度を高めることに効果的で、精神疾患の再発率を低め、生活するうえでの機能の回復に役立ったという報告がある（D'Souza & Rodrigo, 2004）。

　スピリチュアルな側面を高めることに重要なのは、自覚を高めることである。つまり、「自分とは何なのか」、「何が、人生に意味と満足をもたらすのか」といったことに対する自覚である。そして、この自覚を高めることで、より高次のウェル・ビーイングに至ることができるのである。

　クロニンジャーによると、ウェル・ビーイングへの道には、自覚の3つの主要な段階がある（表2）。重いパーソナリティ障害のある人は、自覚がないことが多い。自覚がないと、目の前にある自分の好きなことや嫌いなことに応じて、行動してしまうことになる。これは、未熟で、「子ども」の自我

状態であると記述できる。

　自覚の第1段階は，ほとんどの成人が多くの状況で有している典型的な自覚状態である。平均的な成人は，目の前の楽しみを，自分の目的のために後回しにすることができるが，それでも自己中心的で防衛的である。平均的成人の認知は，自分の執着や欲求が妨げられるとストレスを感じてしまう。このように，平均的な人は，良い状況下ではうまく適応できるが，ストレス状況下では，しばしば問題を経験する。そして，たいていの人は，防衛的になっているので，自分が正しく他人が間違っていると自分を正当化しようと，しばしば自分自身とあるいは他人と戦ってしまう。しかしながら，この第1段階にあっても，リラックスできるように行動を選択し，ネガティブな感情を開放することで，より高い段階へと自覚を高めることができる。

　自覚の第2段階は，人が「良い親」であろうとするときに典型的にみられる自覚状態である。「良い親」であることは，他者中心の見方を持ち，子どもや他者の見方やニーズを考えることで自分自身が落ち着くことができ，自分自身の満足と他者との調和へとバランスを保つことができる。この状態は，人が潜在意識を観察することができるようになるとき，つまり，自分自身の考えを観察するときと同様に，他者の思考プロセスを考慮するときに，経験するものである。そこで，この第2段階を，「メタ認知」と記述することができる。自分自身の考えを観察することができると，より柔軟に行動することができ，「やるのかやらないのか」，というような二者択一的考え方を減らすことができる。この第2段階にあっては，他者の考えを，判断したり非難したりすることなく，観察することができるが，この第2段階にあっても，二元論的考え方から来る感情をしばしば経験することがある。そして，自分の感情をコントロールできるように懸命に努力しなければならない。しかし，そうした努力は大変で，時々しかうまくいかない。メタ認知ができて，マインドフルであるということは，ウェル・ビーイングに近づくためには十分ではないのである。

　自覚の第3段階は，観照と呼ばれる。なぜなら，それは自分の根源的な見方を直接知覚するからである。根源的な見方とは，前言語的な世界観あるいはスキーマのことであり，これが，我々の注意の方向を定め，我々の予想

や態度や出来事の解釈を系統だてる概念枠組みを与えるのである。この根源的な見方を自覚していることで，以前，無意識だったことを意識できるようになる。そして，「あの人がこうしてくれるといいな」というような願望的思考から解放されたり，「私は愛される価値がない」というような仮説や，「信心は幻想だ」というような信念を疑うことからも解放されたりするのである。

また，この第3段階は，「ソウルフル」と呼ぶこともできる。なぜなら，この第3段階では，希望，同情，畏敬のような統合的な見方から自発的に起こってくる深い前言語的感情に気づくことができるようなソウルフルな状態になるからである。ネガティブな感情を減らすためにも，ソウルフルの状態は，不完全なマインドフルな状態よりもパーソナリティを変容させる力がある。しかしながら，現代のように唯物論やスピリチュアルを認めない考え方に富んでいる現代においては，この第3段階まで至る人はほとんどいないのである。

そこで，クロニンジャーは，誰でもが第3段階にまで至ることをより容易にするために，コヒーレンス療法を提唱しているのである。現在，その実際の方法は，DVD化されている（"Know yourself"というタイトルで，現在パート3まである。日本語版は未発表）。このプログラムは，人が実際に自覚を高めていく道筋と同様の順序になっている。このプログラムに収録されている自覚を高め，スピリチュアルな側面を育成する技法は，既に臨床研究で確かめられており（Cloninger & Svrakic, 1997），その一部はランダム化比較試験（RCT：Randomized Controlled Trial）でも確認されている（D'Souza & Rodrigo, 2002）。セット全体での検証は現在計画中である。

本章で紹介したクロニンジャーによるウェル・ビーイングとコヒーレンス療法は，あまりにも唯物論的で，プラグマティックになっている現代において，物質的には豊かになったものの，精神的には貧弱になってきている我々現代人の生活を改めて見直すことを勧め，我々ひとりひとりの精神的幸福が，魂やスピリチュアルな側面を無視しては十分に得られないことを示唆している。

Ⅶ. パーソナリティ障害とエンハンスメント

　まず,パーソナリティ障害の治療がエンハンスメントにあたるのかどうか,ごく簡単にエンハンスメントの概念について,筆者なりの考えをまとめてみたい。

　エンハンスメントとは,「先端生命科学技術を,疾病の治療という目的を超えて,「より望ましい子ども,優れたパフォーマンス,不死の身体,幸せな魂といったものに対する深くてなじみある人間的欲望」を満たすために用いること(Presidential Council 2003=2005)であり,また「健康の回復と維持という目的を超えて,能力や性質の「改善」を目指して人間の心身に医学的に介入すること」(松田,2006)」(土屋,2008)であるという定義が与えられる。さらに,土屋(2008)によると,「エンハンスメントとは,平均的な「正常性」の範囲内に人々の能力,気質,身体能力などを「回復」させることを目的とするのではなく,その「正常性(正常値)」の範囲を積極的に飛び越えて,より優れた能力獲得のために,人間の組織に対する医学的介入を加えることを意味する(傍点は,引用先文献のまま)」とさらなる注釈が加えられている。また,土屋(2008)も認めているように,肝心の「疾病」(あるいは「疾患」)と「正常」の境界,あるいは,「正常」と「正常以上に優れた能力」との境界が曖昧ではある。ここで,筆者なりに,エンハンスメントとみなされる条件として,本論に関係がある次の2点を挙げておきたい。①正常以上にすること:前述のように,正常の定義が曖昧であるが,本論では,介入がない場合に考えられる最高の状態を超える状態を正常以上にする,と考え,個人内での比較対象とし,人類全体の平均は比較対象としない。②医学的な介入であること:コミュニケーションを介する精神療法は,本論ではエンハンスメントとはみなさない。

　次に,パーソナリティ障害という独特の概念について,一般の疾患とは異なる点について触れておきたい。

　パーソナリティ障害は,DSMでは,Personality Disorderであり,Disorderは直訳すると「不調」であり,「疾患」ではないとも言える。また,

本書第13章の北村論文によると，精神疾患においては，「病理性がなければ正常と考えるべきであり，多くの精神疾患はむしろ生理的なものである」，そして，「連続量を示す症状は病理的現象ではなく生理的な現象である」と論じている。パーソナリティ障害も，精神疾患のひとつと考えられているが，果たして，連続量を示していると言えるであろうか。この点については，前述のように，クロニンジャーの理論を採用すれば，個々の気質は連続量であるので，パーソナリティ障害も連続量を示すと考えられる。また，同じく北村によると，精神疾患は，「置かれた心理社会的環境との相互作用のなかで機能不全を呈し，そこから疾患であると考えられるようになった」と結論づけられている。従って，パーソナリティ障害とは，一般に考えられる疾患とは異なり，正常と異常の境界が極めて曖昧である。そこで，本論では，エンハンスメントを論じるために，個人間の相対的比較を行わずに，あくまで，個人内の比較に基づき，「正常以上」という，エンハンスメントとしてみなされる第一の条件を考えたのである。

　さて，では，パーソナリティ障害の実際の様々な治療がエンハンスメントとしてみなされるかどうかを検討する。

　薬物療法は対処療法であって，生理的な不調を正常な状態に近付けているだけである。従って，この治療方法は，①正常以上にすること，という条件を満たさないので，エンハンスメントにはあたらない。

　性格を成長させる方向性での精神療法は，より根本的な治療法であるが，エンハンスメントにあたらない。なぜなら，性格が成長するのは，精神療法だけではなく，通常の人間関係の中で十分ありうるからである。精神療法で，性格を成長させるのは，効率的に性格が成長するのを支援することであって，前述のコヒーレンス療法のような体系的な治療方法でも，②医学的な介入であること，という条件を満たさないので，やはり，エンハンスメントにはあたらない。

　こう考えてくると，パーソナリティ障害の治療には，エンハンスメントにはあたらない治療法しかない，ということになる。しかし，現在では，まだ実際に用いられていないが，将来的な実用に向けて，研究されている治療法では，エンハンスメントとみなされうる治療法がある。それは，遺伝子の改

変や，脳の手術による治療方法である。これらは，①正常以上にすること，②医学的な介入であること，という2つのエンハンスメントとする条件に合致する。

では，パーソナリティ障害の治療において，エンハンスメントであると言える，これらの治療方法が望ましいものであるかどうかについて，私見を述べたい。

まずは，過去の歴史の実例からみてみよう。ロボトミーという，今では悪名高い治療方法がかつては行われていた。ロボトミーとは，かつて，攻撃性が高い精神疾患を有する患者に行われていた治療であり，当時は最先端の治療法として，この治療方法の開発者はノーベル賞まで受賞している。ロボトミーは，その名称から，術後にロボット状態になるというような印象を日本人には与えるが，実は，ロボ（脳の葉）を切除する（トミー）という用語に由来する。実際には，額部の頭蓋骨に穴をあけ，そこから，メスを脳内に入れ，前頭葉を適当に切除する，というものである。額部の正確な位置や，切除の適切な方法については，臨床医の間にコンセンサスがなく，今から考えると，かなり適当な手術であったと考えられる。しかし，そのような適当な手術法にもかかわらず，得られる結果はかなり安定して，同様の結果が得られたようである。手術を受けた患者は，主体的な行動が全く取れない状態にはなるが，攻撃性は皆無になり，患者の乱暴な行動に悩んでいた世界中の精神科病院で歓迎され，日本でも行われていた。しかし，その後，ロボトミーは，根本的な治療ではなく，単に，脳の機能を破壊し，主体的な行動をすべてなくしてしまうものに過ぎず，また，一度，この手術をしてしまうと，二度と元に戻れない状態になってしまうことから，あまりに非人道的であるとみなされて，現在では行われていない。

ロボトミーの例は，治療法とさえ呼べず，エンハンスメントとは，むしろ逆の効果を結局はもたらす介入方法である。しかし，遺伝子の改変や脳の手術という，まだ，現在の我々にとって未知なる治療方法においては，とても示唆に富む実例であると考えられる。

エンハンスメントそのものが，望ましいかどうかという議論はさておき，パーソナリティ障害の治療におけるエンハンスメントが，望ましいかどうか

という点について筆者の見解を述べていきたい。逆説的にはなるが，次の4点の条件が，その治療法が望ましいとされるための必要条件である。

①治療方法が適切であるかどうか：本当にその治療方法が適切であるかどうかを示す実証データが必要である。先の，ロボトミーのように，当時としては，最先端の画期的な治療方法であると考えられていたものであっても，さらなる研究や実践によって，後から，本当に効果的ではなかった，と言えることが起こりうる。そうならないためにも，遺伝子治療のような先端的な治療方法では，十分なデータが揃うまで，実践に移すべきではない。

②可逆的であるかどうか：治療方法が未熟であったことが分かった場合，その治療前の状態に戻すことができるかどうかも重要である。十分なデータが揃ったと考え，実践に移した後に，想定外の結果となることもありうる。この場合，治療前の状態に戻せることが必要である。ロボトミーのように，治療前の状態に戻せないのは問題である。

③個人の尊厳を損なわないか：ロボトミーでは，術後には，患者の意志がなくなり，患者個人の尊厳が著しく損なわれていたと考えられる。そのような治療は，もはや治療とは言えないが，仮に，先端的な治療であっても，患者本人の尊厳が損なわれることがあってはならない。

④社会にとって有益であるか：以上の3点が満たされていても，社会にとって有益であるかどうかが，もうひとつのメルクマールとなりうる。ロボトミーの場合は，上記3点の条件が満たされていなかったが，精神科病院という狭い範囲での社会にとっては，非常に有益であったために，非人道的ではあっても，しばらくの間は，精神科病院内での有益性のために実行され続けていたのである。

これら4つの条件が，エンハンスメントが認められる最低の必要条件であると考える。しかし，逆に，エンハンスメントにあたる治療を行い，治療法が適切で，可逆的であり，個人の尊厳を損なわないものなら，何でもいいのか，となると必ずしも，そうはならないと考えられる。特に，パーソナリティ障害の場合は，誰であっても，パーソナリティには多少の偏りがあり，改善すべき余地がある程度はあると考えられる。それが，一部の人間にのみ独占されて用いられた場合，以前の社会では正常なパーソナリティであったのに，

正常とはみなされない状態になってしまう可能性もある。また，社会にとって有益であるかどうか，つまり，公益性が保たれるかどうかは，社会集団や時代背景によっても異なる。戦時中では，攻撃性が高く，人を殺めることを何とも思わない，反社会性パーソナリティ障害の傾向がある個人が重宝がられて，英雄扱いされることさえあり得るであろう。

また，さらに，エンハンスメントそのものが，神の領域に触れ，人間に許容されている範囲を超えるものだから，倫理的に許されない，と考える論者もいるであろう。

結局は，エンハンスメントそのものの是非の議論は残るが，パーソナリティ障害の治療に関しては，現状では，エンハンスメントの論争が入る段階にないと考える。しかし，近い将来，遺伝子治療などの，エンハンスメントとみなせる治療方法が，生み出されてくれば，パーソナリティ障害の治療においても，エンハンスメントの議論がさらに重要なものとなってくると考えられる。

参考文献

American Psychiatric Association (2000). Diagnostic and Statistical Manual of Mental Disorders (4th edition) Text Revision. Washington D.C.: 高橋三郎，大野裕，染谷利幸 (訳) (2002). DSM-IV-TR 精神疾患の診断・統計マニュアル. 医学書院.

Cloninger CR (1987). A systematic method for clinical description and classification of personality variants. A proposal. Archives of General Psychiatry, 44(6), 573-588.

Cloninger CR, Svrakic DM, Przybeck TR (1993). A psychobiological model of temperament and character. Archives of General Psychiatry, 50: 975-990.

Svrakic DM, Whitehead C, Przybeck TR, & Cloninger CR (1993). Differential diagnosis of personality disorders by the seven-factor model of temperament and character. Archives of General Psychiatry, 50: 991-999.

Cloninger CR (2004). Feeling good: the science of well being. New York: Oxford University Press.

Cloninger CR (2006a). The science of well-being: an integrated approach to mental health and its disorders, World Psychiatry, 5: 71-76.

Cloninger CR (2006b). Fostering spirituality and well-being in clinical practice. Psychiatric Annals, 36: 1-6.

D'Souza RF, Rodrigo A (2004). Spiritually augmented cognitive behavioral therapy. Australasian Psychiatry; 12: 148-152.

土屋敦 (2008). エンハンスメント論争をめぐる見取り図. エンハンスメント論争. 上田昌文・渡部麻衣子編. 社会評論社.

第15章 エンハンスメントから願望実現医療へ
――病気治療という医学の本義との関係――

松田　純

I. はじめに

　いま医療に大きな変化が生じている。病気治療という従来の医療の枠にはまらない形で、「医療的」手段の利用がさまざまな領域で進行しているからだ。

（1）各界に拡がるドーピング汚染

　プロスポーツ界でのドーピングは昔も今も大きな問題だが、近年では、フィットネスクラブなど余暇を利用した趣味のスポーツ（大衆スポーツ）にもドーピング汚染が拡がっている。先進国ではどこでもフィットネスクラブは大繁盛だが、ドイツでも近年フィットネスクラブが急増し、現在では、クラブ数は6千を超え、会員数は約6百万人いるという。ドイツフィットネスクラブ協会によれば、このうちおよそ70万人がドーピング薬に手を出していて、年齢は13歳から始まっているという。ドイツ連邦議会スポーツ委員会はこうした事態を憂慮して、2009年5月27日、専門家を招いて公聴会を開いた。この席でジーモン教授（マインツ大学）はドーピング利用者の三分の一は医師の指導のもとで行っていると証言している[1]。

　アーチストの世界にも、アブサン、コカイン、LSDなどの覚醒剤汚染が拡がっている。学者の世界も例外ではない。Natureが2008年1月に60ヵ国の1,400人の読者にアンケートを行った結果、興奮作用のある薬などを、集中力を高めるために使用したことがあると回答した者が5人に1人いた[2]。ドイツにおけるあるアンケートでは、例えば奨学金や研究補助金やインパク

トファクターのために，リタリンやモダフィニルなどの薬物を 12％が「常用」，20％が「ときどき使用」と回答している。この調査を紹介しているエーババッハは，「精神スポーツ選手」の労働条件は，トップアスリートへのプレッシャーに劣らない，先進国の指導的エリートはますます薬物依存となっていく，と分析している[3]。こうしたマインドドーピングは「気分明朗剤 (Stimmungsaufheller: Aufheller は漂白剤の意味もある)」とも呼ばれる。米国のある調査では，米国人の 10％，2800 万人が SSRI（抗鬱薬，米国での商品名は主にプロザック）を常用している。米国の大学生の 4〜7％が試験準備のために一度はリタリンを服薬したことがあり，しばしばインターネットを通じてアジアから購入していると答えている[4]。ドイツでも健康人のための抗鬱薬が 2006 年だけで 480 万パック販売された。ライフスタイルドラッグ（生活改善薬）など日常のドーピング薬は 2 兆円の世界市場（2002 年）だという[5]。

（2） 人間関係の評価基軸としての美

美容ビジネスとアンチエイジングも盛んになっている。政治がショー化し，テレビ抜きの政治が考えられないテレビ時代，社会の指導層はますます見た目に価値を置くようになった。外見重視は 1986 年には 6％だったが，2003 年には 27％にも増えたという[6]。テキサス大学の調査[7]によれば，美しい人は平均より 10％収入が多く，魅力がない人は平均より 5〜10％収入が少ないという。"美のプレミアム"現象である。エーババッハは，美が人間関係の評価における基軸通貨になった，と分析している[8]。

見た目社会のプレッシャーは強力で，見かけの良し悪しを気にかけて不安を感じる傾向は強まるばかりである[9]。いまや美容ビジネスは世界で年 7％増の成長産業で，美容整形だけでも 200 億ドル（2 兆円）産業である[10]。現代は歴史上，最もルックスが重要視される時代と言える。美容外科とは，容姿以外の点では健康上問題がない「患者」の魅力を増強するために行う選択的手術である。何が美しいかを美容外科医に教えてもらう世の中になった。理想的な美は作られるものである。化粧品会社や美容外科医の宣伝が不必要な製品やサービスを売りつけようとすることから「美」が生まれる。強欲が

美を生む。人体は物理的に操ることのできる対象，アクセサリーのようなものとなった[10]。

（3） 医療のマクドナルド化

医療の本質が本質的に変化していく可能性は，医薬品の世界を大きく変えた「バイアグラ現象」のなかにも見てとれる。バイアグラは1998年米国で発売されるや，医薬品として史上最高の売れ行きを記録し，発売初年度に，いきなり10億ドルの収益をあげた。1999年1月には，日本でも性的不能治療薬として承認された。申請からわずか5ヵ月という異例のスピードだった（ただし保険適用外）。バイアグラは画期的な医療的発明であるとともに，米国の，そして世界の性文化を変える文化現象ともなった。

それまでは「性機能障害」は心因性が90％，器質性が10％とされ，夫婦間のコミュニケーションなどを改善するための心理療法の方が重視されていた。ところが，バイアグラ以降は圧倒的に器質性障害と捉えられるようになった。「インポはもはや心や妻の問題ではなく，器質性のED（Erectile Dysfunction）であり，治療可能」という新しい福音的な神話とともに，バイアグラは登場した。「バイアグラ」というブランドは，まさにEDという病気のブランド（商標）化とセットで販売された。製薬企業と専門医師たちによって構築された病気ED。バイアグラはこうした器質モデルへのパラダイムチェンジを構築しながら登場した[11]。

バイアグラはインターネット販売された初めての医療用医薬品である。また，薬の広告が米国で解禁された初めての薬でもある。医師や心理療法士などのカウンセリングを受けて夫婦間のコミュニケーションギャップを克服する作業などは手間がかかる。煩わしい仲介者なしに，ネット注文ですぐに入手し，手っ取り早い解決（結果）を得ることができる。バイアグラは，まさに医療の「マクドナルド化」[12]を象徴する存在でもある。それは「要求にいつでも応じられるきわめて効率的なセクシュアリティ」という性のマクドナルド化にも適合していた。苦痛・不快・不都合などを即座に解消してくれる「一時しのぎの即効薬文化」。まさに現代という時代を象徴している[13]。

宣伝は商品を宣伝するだけではなく，価値観をも伝達するメディアである。

Viagra は vigor（精力）＋Niagara（ナイアガラ，激しく降りかかるもの，ほとばしり）の合成語であり，「力強く，生気に溢れた，強大な」イメージを喚起する。バイアグラの宣伝は「男らしさ」「若々しさ」という米国的価値観を伝達する。フェミニストはこれを「家父長制の直立（erect the patriarchy）」・強化（reinforce）と皮肉る[14]。

　ファイザー製薬は2001年に「EDは米国男性3千万人がある程度患っている」とし，"男としての基準"を示そうとする。ビッグファーマが「正常」「正常な男」「正常な女」「正常な性」「男らしさ」「女らしさ」というアイデンティティを定義した。それによって「自分は男／女の基準に達しているか？」と不安をかき立てられる。新薬を生み出すことは，このようにして，適応患者集団を生み出すことである。これは典型的な医療化（medicalization）である。医療化とは，本来健康な人に自分は病気だと思いこませたり[15]，軽い病気の人に病状が重いと思いこませたりすることである。製薬会社のこうした販売戦略によって，治療と治療以上との境界はかぎりなく不明確になる。

　こうした医療手段の活用の傾向をここでは「願望実現医療（wunscherfüllende Medizin）」という概念で捉え，医療の変貌を考察する。まず，医療の本質についての伝統的な基本了解（治療型医療の規範）を確認し（Ⅱ），それに対して，願望実現医療がどのような特徴と問題をもつか，両者を対比して考察する（Ⅲ）。願望実現医療は現象的にはエンハンスメントと重なるが，「願望実現医療」と捉えることにいかなるメリットがあるかを検討し（Ⅳ），最後に，願望実現医療をどう評価するか，それとどう向き合うかについて考える（Ⅴ）。

Ⅱ．伝統的医療の本質と規範——病める者の救済

　言うまでもなく，医療は本来，病気の治療を目的とする。治療を目的とする「治療型医療（kurative Medizin）」の本義と規範を考える際，「治療」概念に注目する必要があるが，そのためには，病気概念の検討が必要になる。
　病気概念には次の3つの局面がある[16]。

1）客観的な面：ボースの生物統計学的定義によれば，心身の正常（normal）機能が障碍されている状態
2）主観的な面：本人が自らの良好な状態（well-being, Wohlbefinden）が妨げられていると感じるような状態
3）関係的な面：社会的適応論や行為論の視点から，病気によって就労，勉学など社会的適応が妨げられている状態

病気は単に生物学的機能の障碍ではなく，社会的・文化的構築物，複雑な意味論的構築物で，規範を含んだ概念である。「病気」とは，当の患者が自らの良好な状態（well-being）が妨げられていると感じるような状態を指し，しかもその人が医療者に助力と治療を，あるいは少なくとも苦痛の緩和を求めるよう促すような状態を表す[17]。

病気が医療者側に治療行為を促す規範的性格をもつということが，医療倫理規範のなかに現れている。「ヒポクラテスの誓い」では，「私の治療術を」，「私の能力および判断のおよぶかぎり，患者の利益になるように用いる」と書かれている。患者の救命と健康の回復と維持のために尽くすという医の精神は，西洋の医の倫理に限定されず，他の文化圏にもしばしば見られる。例えば，アーユルヴェーダの医書『チャラカ・サンヒター』，中国伝統医学の医書，『備急千金要方』（著者は孫思邈 Sūn Simiāo, 581-682）などにも共通して見られる。孫思邈は『備急千金要方』の冒頭で医師の基本的な道徳を次のように論じている。

およそ大医の病を治すや，必ずまさに神（こころ）を安んじ志を定め，欲することなく求めることなく，まず大慈惻隠の心を発し，含霊〔生あるもの，衆生〕の苦しみを普く救わんことを誓願すべし。

もし疾厄にして来たりて救いを求むる者あらば，その貴賎，貧富，長幼，妍蚩〔美醜〕，怨親，善友，華夷〔中国人と外国人〕，愚智を問うを得ず。普同一等にして〔あまねくひとしく〕皆な至親の想いの如くす。また前を見て後を顧み，自ら吉凶を慮り，身命を護り惜しむを得ず。彼の苦悩を見て，己の之れ有るが如くし，心に深く凄愴す。険巇，昼夜，寒暑，飢渇，疲労を避けること勿れ。心を一つにして，救いに赴き，功夫，形跡の心〔利益や外聞を気にする心〕を為す無かれ。此の如くんば，蒼生〔人民〕の大医たる可し，

此れに反すれば，すなわちこれ含霊の巨賊〔万民の大敵〕なり[18]。

「大慈」とは，仏・菩薩が民衆を慈しんで苦悩から救済する大いなる慈悲であり，「惻隠の心」とは病いに苦しむ人をいたわしく思う心である（『孟子』巻三　公孫丑章句上）。これが，医療者が患者に向かう心構えだという。

わが国最古の医書『医心方』（丹波康頼（912-995）が984年に撰述）にも『備急千金要方』の上記箇所が引用されている。欲得を忘れ，「ただ苦を救うの心をなせ」が日本の医療倫理の基本となり，「大慈惻隠の心」が日本の医療界の標語となった。

貝原益軒（1630-1714）は『養生訓』（1712年）のなかで「医は仁術である。仁愛の心を本とし，人を救うことを第一の志とすべきである。自分の利益を中心に考えてはいけない」と述べている[19]。またこうも言う。「医は病気を救うための術であるから，病家の貴賤，貧富の区別なく，誠実さをもって病気の治療をしなければならない。病家から呼ばれたら」，ぐずぐずせずに「貴賤の別なく直ちに」往診しなければならない。人命はきわめて重い。病者をおろそかにしてはならない。これは医師としての職分であり，義務である，と。ここにも『備急千金要方』の思想がはっきりと見てとれる。

治療行為（医療実践）が人間愛（humanitas）や慈悲や仁愛の実践であるという倫理は，古今東西の医療倫理に関する著作に繰り返し見られる。西洋医学は分析的であるのに対して，インドや中国の伝統医学は全体論的である。両者は生命観・人間観，病気・健康観について，捉え方が著しく異なる。それにもかかわらず，医療者の倫理的諸義務は，驚くほど類似している。それは次のような共通性をもつ[20]。医療者は**病に苦しむ人を助け，救うという献身的精神**，とくに貧しい人々からは，治療に対する対価を求めず，治療に専心するという奉仕の精神が多くの文化圏で，しばしば見られる。文化も異なり，医学体系の基本原理を異にするにもかかわらず，医の倫理に共通性がみられることは，**治療行為の強い規範性**を示唆している[21]。

III. 願望実現医療の隆盛

医学のこうした伝統的な自己了解はいま揺らぎ始めている。冒頭で述べたような新しいタイプの医療がさまざまな分野に登場し，拡大しているからだ。医療の伝統的な目的を超えるこうした傾向を願望実現医療（wunscherfüllende Medizin），または欲望に駆り立てられる医療（desire-driven medicine）と呼ぶ[22]。ドイツの応用倫理学者マティアス・ケトナー（Matthias Kettner, 1955- ）が2006年に提唱した概念である[23]。ケトナーの定義によれば，願望実現医療は，**医学の知と力を病苦から逃れるために用いるのではなく，自分が生きたいと望む生の方へ自身の身体構成をできるだけ近づけ合わせようとするために用いることを意味する**[24]。これが伝統的な治療型医療（kurative Medizin, curative medicine）[25] と対比される。治療型医療は，IIで述べた病気治療を本義とする医療の基本了解のなかにとどまる。医学部で学ぶ医学（Schulmedizin）の基本はこれである。願望実現医療は，この基本了解から多かれ少なかれ逸れていく医療である。

（1） 願望実現医療を促すもの

伝統的な医学の基本了解を揺るがし願望実現医療をいざなう動向として，ケトナーは次の4つをあげている。①生活と人生を最善な状態にする努力（Vitaloptimierung）と人生設計（Lebensplanung），②新しい医学ユートピア，③代替医療，④公的医療保険によらない自由診療。以下，この4つの動向を敷衍してみる。

①人生設計によって生活と人生を最善な状態にする努力：例えばピル，不妊手術，人工妊娠中絶によって出産を回避する。不妊治療・生殖補助医療によって子を得る。これらは本来の治療ではなく，医薬品や医療技術を用いて出産をコントロールしようとする営みである。いつ，どういうタイミングで子を産むか，産まないか。性別も含めて，どんな子を産むか，産まないか（性選択，出生前診断，デザイナーベイビー）など，人生設計（ライフプラン）に合わせて最も好都合な状態をつくろうとする（最適化，Optimierung）。アンチエイジン

グやライフスタイルドラッグ（生活改善薬）の利用もこれにあたる。

②新しい医学ユートピア：ゲノム科学・分子遺伝学的革命による医療の細胞工学化（再生医工学，幹細胞治療，ファーマコゲノミクスと個の医療等々），長寿遺伝子の発見や，ニューロテクノロジーの発展などが新たなユートピアを提示し，われわれを挑発している。こうした先端医療技術によってこれまで治療不可能だった多くの病気が治癒可能となる。それと同時に，これら新技術を治療を超える身体強化や老化遅延，寿命延長などにも利用する道も開かれる。先端医療技術のこうした活用について，1990年代後半より，米国や欧州で，「エンハンスメント（Enhancement）」や「改良（Verbesserung）」あるいは「人体改造技術（Anthropotechnik）」という概念で議論されてきた（Ⅲ(3)で詳述）。

③代替医療：最新医療だけではなく，古来からの民間療法的なものも含めて，代替医療も願望実現医療に関わってきた。近年，従来の西洋医学を「治療医学」と名づけ，代替医療を「予防医学」としてこれに対置する論が盛んである。感染症が病気の主役だった時代，治療医学はその威力を大いに見せつけた。いま生活習慣病と言われる治りにくい慢性疾患が主な病気となり，治療医学の限界が見えてきた。こうしたなかで予防医学・代替医療が注目されている。予防医学は，狭義には，「病気にならないように未然に防ぐ医学」とされ，食生活や生活習慣などの改善を通じて，「病気にならない身体を作る」という言説がネット上にもあふれている。西洋医学と東洋医学との統合医療も注目されている。サプリメントやセルフメディケーションのブームなども美容や健康長寿の夢をかき立てている。ヨーロッパでも代替医療は根強い人気があり，ドイツではすでに4万人の医師が代替医療分野の追加称号をもっているという。スイスでは，特定の資格条件を満たす治療者を探せる代替医療オンラインサイトも近年開設された[26]。代替医療は疾病中心の西洋医学の狭い視点を全人的な統合的視点へと転換する上で積極的な意味をもつが，同時に，願望実現医療を推進する動因の一つでもある。

④公的医療保険によらない自由診療：保険を使わない診療は，わが国では「保険外診療」，「非保険診療」，「自費診療」などとも呼ばれる。自然分娩での出産や美容整形などは保険がきかず，全額が患者の自己負担になる。その

料金は医療機関が自由に決めてよいことになっている。自由診療の「自由」は，自由主義を基盤として，社会保険制度による規制に縛られないという意味である。保険制度による経済的な制約を受けず，考えられる限りの最良・最善の包括的な医療を追求することができる。ドイツでは，「個人契約の保健医療給付 (individualverträgliche Gesundheitsleistungen: IGeL)」というカテゴリーがあり，法的規制もあるが，わが国には自由診療に特化した規制はない。

現在日本では，保険診療と保険外診療を組み合わせた「混合診療」が一部の例外を除いて禁止されているため，自由診療を一部とり入れると，診療全体が保険不適用になり全額患者負担となる。日本経済新聞は2010年3月，危機的な日本の医療制度に対する「医療介護改革」を提言したが，そのなかで，混合診療を解禁して，自由診療部分で収入増を図ることを提案している[27]。提案のようになると，病気の治療は治療型医療のなかで保険診療として行われ，願望実現的あるいはエンハンスメント的診療は保険外診療（自費診療）として行われる。日本では医療機関に対して「営利を目的として」はならないという規制（医療法7条5項）があるが，自由診療部門からすでに，健康に関わる業務がビジネスとして商業化されてきている。

（2） 願望実現医療の特徴

上記4動向によって願望実現医療はますます隆盛をきわめて行くであろう。

表1[28]　治療型医療と願望実現医療の特徴

		治療型医療	願望実現医療
①	医療を促すもの	病気	要望(Bedüfnis)
②	めざすもの	健康(Gesundheit)の回復	**健康(GESUNDHEIT)の増進**
③	理論	病因論(Pathogenese)	健康論(Salutogenese)
④	医療を必要とする理由	医学的適応	医学的適応を欠く
⑤	医療の受け手	病人役割	顧客役割（クライアント）
⑥	規範	絶対必要と命令される （命令法 Imperativ）	願望にそって選択される （願望法 Optativ）
⑦	規制の原則	患者の自律	規制緩和
⑧	医学の種類	大学医学	代替医療 (alternative medicine)

そのなかで，この医療はどんな特徴をもつであろうか？　治療型医療との対比のなかで見ていく。ケトナーは両者の特徴を表1のような対照として捉えている。

表の各項目についてコメントする。

① 治療型医療は，患者の病気を治療するということから始まる。これに対して，願望実現医療は，顧客(クライアント)の要望から出発する。

② 治療型医療は「標準的な」健康回復をめざす。治療すべき病気がない状態を健康と捉え，病気が癒えたら医師が治療の終結を宣言するように，この意味での健康への配慮は原則的に，限定されたプロセスである。これに対して，願望実現医療は健康の維持増進，大文字の「**健康**」をめざす。その健康は，積極的・肯定的な質，社会的・生物学的・生理学的質をもち，複合的なものと考えられる。その質はますます高められ改良されうる。「もっと健康で，ずっと健康である」ことをめざし，原則的に終わることがない。それは"底なし樽"である[29]。

③ 病気治療を本義とする治療型医療は，なぜひとは病気になるのかを説明する病因論（pathogenesis, Pathogenese）をその理論的基礎としている。これは西洋近代医学の基本枠組みである。これに対して，願望実現医療は，どうしたら健康でいられるのかを説明する健康生成論（salutogenesis, Salutogenese）を基礎としている。両者はそれぞれ以下のような特徴をもつ。

　西洋近代医学は病気と健康とを截然と分けようとする。しかし「完全な健康状態」というのは考えにくい。病気と健康との間には広大な中間地帯があると考えた方がよい。じつは西洋の古代から中世までの医学は，〈健康でも病気でもない中間地帯（neutralitas）〉をはっきりと見据えていた。近代医学によってこの中間地帯が排除された[30]。イスラエルの医療社会学者アーロン・アントノフスキー（Antonovsky, 1923-1994）は，近代医学のなかで見失われたものを再び取り戻そうとする。アントノフスキーは健康と病気とを峻別するのではなく，ひとは「健康と健康破綻を両極とする連続体（health ease / dis-ease continuum）」[31]の上にいると捉える。彼は，現代の医学が疾病に研究の主眼を置き，なぜひとは病

気になるのかを説明する病因論を理論的基礎としているのに対して，健康と健康破綻の連続体上で，健康という望ましい極へと移動させるものは何かを探究すべしとして，「健康生成論」を提唱した。彼はこれを，西洋医学の狭い疾患モデルから生物・心理社会的モデルへのパラダイム転換[32]と意味づけた。これはその後の健康増進論の理論的基礎となった。WHO が 1986 年に開催した第 1 回ヘルスプロモーション国際会議で「健 康 促 進(ヘルスプロモーション)に関するオタワ憲章」が採択されたが，このなかにも健康生成論が流れ込んでいる。

「健康促進とは，人々が自身の健康を管理改善できることの過程である。身体的，精神的，社会的に健全な状態に到達するには，個々人や集団が，望み (aspirations) を明確にし，それを実現し，ニーズを満たし，環境を変え，それにうまく対処していくことができなければならない。……健康とは，身体的な能力とともに社会的個人的な源 (social and personal resources) を強調する積極的な概念である。したがって健康促進は，単に健康部門の責任だけではなく，健康な人生スタイルを超えて，よい生活状態に至るものである (goes beyond healthy life-styles to well-being)」[33]。

健康生成論は人間を「健康と健康破綻を両極とする連続体」において見るため，その対象を疾病と病者に限定せず，健康人をも含む。健康生成論では，病気と健康の線引きの意義が薄れるので，治療とエンハンスメントとの線引きも困難となる。患者以外をも対象とする願望実現医療を促すことになり，そうした医療の理論的基礎ともなる。

④ 医療を必要とする理由は，治療型医療の場合は医学的適応 (Indikation) であり，願望実現医療の場合は，そうした適応を欠く。

⑤ 治療型医療では，患者は「病める者」という役割を果たす。願望実現医療では，受け手は病人というよりも，むしろ心身の改造サービスを求める顧 客(クライアント)という役割を果たす。

⑥ 治療型医療では，病状をふまえて「絶対に必要と命令される」医療措置がなされるのに対して，願望実現医療では，クライアントの願望にそって医療措置が選択される。

⑦ 治療型医療では，患者の自律尊重が規範原則として重視される。自律（autonomy）は自ら（autos）律すること（nomos）であって，無規制・無規律（anomia）ではない。今日，自己決定権の一面的な強調が目立つが，願望実現医療では，自律（autonomy）尊重を超えて，さらに，クライアントの要望にできるだけ応えるような規制緩和（de-regulate）が求められる。

⑧ 投入される医学は，治療型医療では，西洋近現代医学が主流をなす医学部で学ぶ医学（Schulmedizin）であり，願望実現医療では，それに限定せず，東洋医学や民間医療（folk medicine）など多彩な代替医療（alternative medicine）をも含む。さらには「相補代替医療（Complementary and Alternative Medicine: CAM）」[34]，セルフメディケーション，健康ブームなどが願望実現医療を盛り上げていく。日本の相補代替医療のコストは 2002 年において 3.5 兆円と見積もられている[35]。非常に広い領域で，夢の実現が有望なビジネスになり，健康が世界中で消費財になった[36]。ただし，⑧は鋭い対立ではない。治療型，願望実現，両医療とも，全体としては，大学の医学と代替医療の両方を用いるからである。

（3） エンハンスメント論との対比における願望実現医療論のメリット

　願望実現医療は，従来「エンハンスメント Enhancement」という概念で捉えられてきた現象と重なる。Enhancement は enhauncer（アングロフランス語：高める，機能強化）→enhauncen（中期英語）に由来する言葉であることから，〈病気の治療を超えて，身体能力や知力の向上や，性格の矯正などを目的として医学やバイオテクノロジーを用いること〉を言う。直接的な意味は「増進的介入」「増強的介入」という意味である。エンハンスメント自体が新しい概念であり，生命倫理学の最新のテーマのひとつであるが，願望実現医療という概念はエンハンスメント論とどう違うのだろうか？　この概念で現象を把握することに，どんな利点があるのだろうか？　以下の利点が考えられる。

① 願望実現医療論はエンハンスメント論と広い範囲で重なることはたしかであるが，エンハンスメント論で漏れがちな多くの介入手段をも対象にで

きるという利点がある。「エンハンスメント（増強）」という概念を用いた議論では，主に，医学部で学ぶ医学（西洋近現代医学）のなかで医薬品や医療技術（広義のバイオテクノロジー），とりわけ先端医療技術を，心身の正常機能を回復する治療以上に用いることが対象となる。願望実現医療論は，そうした使用をももちろん含むが，大学の医学とは初めから別の領域である代替医療や民間医療の方法，化粧を含む美容，健康食品，ピアス等々をも含む。エンハンスメント論では見落とされがちな，こうした広大な領域を初めから正面に見据える議論を導きうる。

②「エンハンスメント（増強）」という議論では，主に，医薬品や医療技術を，心身の正常機能を回復する治療以上に用いることが問題となり，治療／正常機能以上の増強的介入（エンハンスメント）という枠組みのなかで，個別の医療的介入の正当性とその限界（医学的適応の限界）をめぐって論争となる。例えば，遺伝子治療技術を，治療を超えた増強（遺伝子ドーピングや人間の設計，デザイナーベイビーなど）のために用いてよいか，といった議論である。そこでは，主に，個別診療科ごとに，治療とエンハンスメントとの線引きをめぐる議論に目が向きがちである。

③ エンハンスメント論には，「増強」というイメージには合致しない企ても含まれていた。例えば，アメリカでは，帝王切開の率が近年高まっており，産婦の3人に1人が帝王切開で出産しているという。帝王切開手術は異常妊娠に対して適応が認められるが，この手術率の高さは，そのような医学的適応がないのに，たんに出産の苦しみを避けるため，妊婦や医療機関のスケジュールに合わせるためなどを目的としたものが相当数含まれていることを窺わせる。こうした傾向を，医学的適応を欠く願望実現医療として扱うことができるが，帝王切開を「増強」という意味でのエンハンスメントと捉えることには違和感がある。また，『治療を超えて』には，つらい体験をした人に対して，恐怖の記憶を消す記憶鈍磨薬（β遮断薬など）を服用させてPTSDを予防するという例があげられている[37]。記憶鈍磨は認知力の増強などの認知的エンハンスメント（cognitive enhancement）とは正反対であり，「増進，増強（エンハンスメント）」という概念に合致しない。しかし，願望実現医療という概念には違和感なく適合する。

④ エンハンスメント論においても，生命・医療倫理を超える発展した形の議論もなされている。例えば，エンハンスメントが隆盛となった社会を想定し，生物医学的近道（biomedical shortcut）による心身機能の強化が「人生ゲームにおける不公正なドーピング」となり，社会のあり様に大きな影響を及ぼすのではないか，といった類の人生論的・人間学的・文明論的視野からのより発展的なテーマである。それらは生命倫理学という枠組みを超えるより大きなテーマとして位置づけられる。エンハンスメント論を，個別診療科ごとの医学的適応をめぐる議論を超えて，全般的傾向を論じると，願望実現医療論とかなり重なってくる。願望実現医療論はこうした発展形のテーマを最初から主題化し，エンハンスメント論から漏れる（例えば民間療法的な）心身への介入をも含め，願望実現のために医療的手段を用いる現象全体を文化論的コンテクストのなかで統一的に理解することを可能にする。ケトナーは「願望実現医療」という概念を，これら諸傾向を一つの文化的連関へともたらし議論するために「新たに哲学的に構築された観察ツール（ein neues, philosophisch konstruiertes Beobachtungsinstrument）」[38] だと意味づけている。エンハンスメント論を個別診療科ごとに医学的適応をめぐって議論するのは医療倫理学的議論と言える。これに対して，個別診療ごとにとどまらず，全般的傾向を論じると，必然的に願望実現医療論へ至る。

願望実現医療は今後，医療技術の発展と欲望肥大化との相乗効果によって一層加速されていくであろう。技術発展が可能性を拡大し，それが新たな欲望を刺戟し，かき立てる。欲望がさらに技術発展を促す。願望実現医療をめぐる問題は単に生命倫理学の問題ではない。それは医療文化論という広い枠組みのなかで考究すべき課題である。治療型医療として数千年にわたって持続してきた医療がいま本質的に変容しようとしている。それにもかかわらず，この構造的変化の意味について包括的な理論的・学問的検討はまだほとんどなされていない[39]。「願望実現医療」という新たな構想のもとでの考究が求められる。

IV. 新しい傾向とどう向き合うか？

　ここまで治療型医療と願望実現医療とを区別して論じてきた。しかし考えてみれば，治療型医療も，「病気を治したい」という強い願望によってつき動かされている。この願望に応えるところに治療の規範性も成り立っている。病気治癒への願望が治療に及ぼす深い関係を物語るものに「プラセボ効果 (placebo effect)」がある。プラセボは薬理学的に不活性な錠剤のことを言い，「偽薬」「囮薬」などと訳されるが，本物の薬と同じ治療効果や副作用が現れることもある。これが珍しい奇跡ではないからこそ，治験において，新薬候補投与群とプラセボ投与群とに分けて，その結果を比較する手法（ランダム化比較試験，二重盲検法）が採用される。

　実験室においてなら，純粋な薬理効果を確認できるかも知れないが，臨床での治療は，生身の患者と医師・医療スタッフ，さらに家族などとの人間関係のなかで進行する。さらに，自然環境や患者自身の精神状態も含めて，それらの関係が治療にさまざまな影響を及ぼす。薬効は薬理効果そのものではない。病気は最終的には内的な治癒力によって癒える。この治癒力が高まれば，治療効果も高い。患者を温かく包みこむような雰囲気があり，それが治癒力を活性化させてくれれば，薬効の成績が高まる場合もあろう。医師の診察を受け，丁寧な説明を受けただけで安心して具合が良くなったかのような気になることはよくある。これも一種の「プラセボ効果」である。プラセボはラテン語で「私は喜ばすだろう (I shall please)」という意味である。日本ではプラセボは「偽薬」と訳されるが，中国語では「安慰剤」という素晴らしい訳語が用いられている[40]。医療には本質的にプラセボ効果が含まれている。プラセボ効果の源は，「治りたい」という治癒への願望である。治療はこの願望をとおして働く[41]。願望は医療に不可欠な要素であり，医療における願望の威力は，プラセボ効果とともに，医学の本質的なテーマである。しかし，まだ科学的に十分解明されていない[42]。治療型医療は「治りたい」という患者の**正当な願望**に応える医療であると捉えることができる。

　願望実現医療においては，さまざまな願望が渦巻くなかで，正当化可能な

願望と,「まちがって乱用され自己を鈍磨させる問題ある願望」とについて内省することが必要であろう。正当な願望と正当ではない願望,両者を見極める基準となるものとして,首尾一貫性感覚(sense of coherence: SOC)について考えてみる。アントノフスキーは,健康と健康破綻を両極とする連続体上で,健康という望ましい極へ移動させる主要な決定要因として,「首尾一貫性感覚」をあげている。それは,その人に浸みわたったダイナミックで持続可能な確信の感覚である。その確信には,人生で遭遇するさまざまなストレッサーに対して,事態を的確に把握し,その刺戟を自身の統御のもとで,有意義に処理できるという感覚である。把握可能感,処理可能感,有意味感の3つが核をなす[43]。首尾一貫性感覚を持てる人は,絶え間なくストレッサーに出会いながらも,自己コントロールを失うことなく,事態を処理していける柔軟性をもつ。願望実現医療のなかで,人々は,医療の商業化,圧倒的な宣伝による健康や美への強迫観念,モードのプレッシャーにさらされている。二重まぶた,まつ毛,高い鼻,ピアス,気分明朗など,人体各部へのピンポイントの介入として,断片化された形で提供されることもしばしばである。身体を文字通り道具化し,その性能が注目される。不満なところは,機械の部品を取り換えるように「治療」し,あるいは人体に新たな機能や装置を装塡すればよいと考えがちである。身体は自己形成の統合的な成分ではなく,単なる手段として操作の対象に貶められる。人格的な形成・成長が忘れられ,技術的な改造だけに熱中する。願望実現医療は,苦痛・不快・不都合などを即座に解消してくれる「一時しのぎの即効薬文化」をも誘う。ほしいものが手っ取り早く手に入るコンビニ文化,マクドナルド化,夢を実現する医療など現代技術の発展によって,われわれは現状と折り合って生きていくことが下手になった。不可能なことに直面したときに,挫折しやすく,苦境に陥ったときに精神的な処理に失敗しやすい。アントノフスキーは,首尾一貫性感覚が強いほど,ストレッサーへの対処力が高まるという。願望実現医療への批判的視点として,首尾一貫性感覚に支えられた人格の調和ある発展がポイントとなろう。

V. 今後の課題——多方位的戦略としての願望実現医療論

　医療のあり方に構造的変化を招くと予想される願望実現医療は生命・医療倫理学を超えるテーマであり，多角的な戦略（multi-oriented strategy）で取り組む必要がある。
　① サービス提供側に関して
　願望実現医療がかなり普及した場合，本来の医療とは異質な要素を含んだ「ビジネスとしての医療」が拡大していく。薬にかぎらず，サプリメントや化粧品，美容外科などの宣伝とコマーシャリズムは願望実現医療の問題を考える上で見逃せない。患者を救済することと，会社や医院の利益と，そのどちらを重視するのかは企業や医療福祉サービス機関のビジネスエシックス，経営倫理の問題でもある。医療は「営利を目的として」いないという医療法7条5項の原則から，医業の広告はこれまで厳しく制限されてきた。しかし，近年，患者・クライアントへの正確な情報提供は，患者が医療機関を選択する際に役立つとの観点から，規制緩和が進んできている（医療広告ガイドラインの2007年改正参照）。こうした広告規制のあり方も検討対象となる。
　② サービスの受け手に関して
　願望実現医療は欲望に駆り立てられる医療（desire-driven medicine）である。こうした欲望とどう折り合いをつけていくか，が問われる。CM，マスコミ，モード，「美の狂騒」に足をすくわれないよう，己の願望を振り返り，見つめ直すことが必要であろう。アントノフスキーが強調する，自己を見失わない首尾一貫感覚（SOC）が求められる。つまり，人間としての自己完全化（human fulfillment）はいかにあるべきかが問われる。fulfillmentには，辞書的には，約束や計画を実行する，義務や職務を果たす，希望や必要を満たす，期限を満了するなどの意味がある。それゆえ，human fulfillmentとは，人間としての約束を実行し，義務を果たし，人間らしい充実を得ること，あるいは己の資質を十分に発揮し，不足を補って，自己を完全なものにし，己の生をいっぱいに満たすことである。こうした営みが断片化されることなく整合的に発展することが求められる。一言で言って，人格全体の調和ある発

展が肝要だ。 健康生成論は願望実現医療を促しながらも，同時に，それとのつき合い方をも示唆している。

③ 政策的課題と法的対応

この新領域についての新しい規範（社会政策・社会倫理）の構築，それへの規制枠組みが求められる。医療機関は「営利を目的として」いないという自己了解との関係において，医療政策・健康保険制度のあり方が問われる。主に健康保険制度によって運用される治療型医療と，自由診療としてなされる願望実現医療をダブルスタンダードで規制する[44]ということが避けられないと思われる。願望実現医療の法的規制についての法学的考察も早急に必要である[45]。

注

1) ドイツ連邦議会ホームページ
   http://www.bundestag.de/dokumente/textarchiv/2009/24541705_kw22_sport/index.html
2) Maher 2008, pp.674-675
3) Eberbach 2009, S.6 による。
4) Geipel へのインタヴュー。Eberbach 2009, S.8 による。
5) Sauter の見積もり。Eberbach 2009, S.5 による。
6) Nienhaus/Hergert「美はリッチにする。しかし残念ながら幸福にはしない」。Eberbach 2009, S.9 による。
7) Daniel Hamermesh による調査。Eberbach 2009, S.9 による。
8) Eberbach 2009. S.9
9) 石井／石田 2005
10) Kuczynski 2006（クチンスキー 2008）
11) Loe 2006（ルー 2009）
12) Ritzer 1993（リッツア 1999）
13) Loe 2006
14) Loe 2006（ルー 2009, p.78, 79, 89）
15) Loe 2006（ルー 2009, p.74）
16) Lenk 2002, S.35-48 のまとめによる。
17) Lanzerath 2007
18) 遜 1997　埋田重夫教授（静岡大学人文学部・中国文学）の訳を使わせて頂いたことに感謝申し上げます。
19) 貝原 1712
20) Jonsen 1999（ジョンセン 2009）。
21) Jonsen 1999（ジョンセン 2009），松田純ほか 2010, 第Ⅰ部 3 参照
22) ケトナー自身は英語のサマリーのなかで，desire-driven medicine（欲望に駆り立

てられる医療）と訳している。ほかに wish-fulfilling medicine という訳もある（Al enaBuyx）。Wunschmedizin という語（Stock 2009）もあり，まだ術語が確定していない。

23) Kettner 2006
24) Kettner, 2006, S.12
25) Kettner, 2006, Kettner, 2009
26) Kettner 2006, S.9
27) 日本経済新聞 2010 年 3 月 15 日
28) Kettner 2006, S.11 の表を改作
29) Kettner 2009, 11
30) Schipperges 1985（シッパーゲス 1988），松田純 2005，第 4 章
31) Antonovsky 1987（アントノフスキー 2008）
32) Antonovsky 1987（アントノフスキー 2008）
33) http://www.asahi-net.com/~BD9Y-KTU/igaku_f/hfa_f/1st_ottawa.html の翻訳を一部修正。
34) 「代替医療」などの定義については，津谷 2002 参照。
35) 津谷 2007
36) Eberbach 2009, S.13,15
37) The President's Council 2003, pp.220-234
38) Kettner 2006, S.11
39) Eberbach 2009, S.12
40) 津谷 1998
41) Kettner 2006, S.13
42) Kettner 2006, S.13
43) Antonovsky 1987（アントノフスキー 2008）
44) 加藤 2005
45) 神馬 2010 がこの分野の先駆的業績である。

参考文献

Antonovsky, A. 1987. *Unraveling the mystery of health: How people manage stress and stay well*. San Francisco: Jossey-Bass Publishers. アントノフスキー，A.『健康の謎を解く――ストレス対処と健康保持のメカニズム』山崎喜比古・吉井清子（監訳），有信堂，2008

DRZE 2002. *drze-Sachstandsbericht Enhancement*. 生命環境倫理ドイツ情報センター編『エンハンスメント――バイオテクノロジーによる人間改造をめぐる倫理』松田純・小椋宗一郎訳　知泉書館，2007

Eberbach, W.H. 2009. *Die Verbesserung Des Menschen: Tatsächliche und rechtliche Aspekte. Der wunscherfüllenden Medizin*. Springer

神馬幸一 2010「人体改造（身体的エンハンスメント）に関するドイツの議論状況」『法政研究』静岡大学人文学部，14 巻 3‐4 号

第15章 エンハンスメントから願望実現医療へ　335

Jonsen, A. R. 1999. *A Short History of Medical Ethics*. Oxford University Press. ジョンセン, A.『医療倫理の歴史——バイオエシックスの源流と諸文化圏における展開』藤野昭宏・前田義郎訳, ナカニシヤ出版, 2009
Hornbergs-Schwetzel, Simone 2008. Therapie und Enhancement. Der Versuch einer wertvollen Unterscheidung. In: *Jahrbuch für Wissenschaft und Ethik*, Bd.13
石井政之・石田かおり 2005『「見た目」依存の時代——「美」という抑圧が階層化社会に拍車をかける』原書房
貝原益軒 1712『養生訓』伊藤友信現代訳, 講談社学術文庫, 2002
加藤尚武 2005「エンハンスメントの倫理問題」『日医雑誌』134巻1号。上田昌文／渡部麻衣子編『エンハンスメント論争』社会評論社, 2008に再録
Kettner, Matthias 2006. "Wunscherfüllende Medizin" – Assistenz zum besseren Leben? In: *GGW*2/2006 (April)
Kettner, Matthias 2010. (Hg.) *Wunscherfüllende Medizin. Ärztliche Behandlung im Dienst von Selbstverwirklichung und Lebensplanung*. Frankfurt
Kuczynski, Alex 2006. *Beauty Junkies*, Doubleday. クチンスキー, A.『ビューティ・ジャンキー——美と若さを求めて暴走する整形中毒者たち』草鹿佐恵子訳, バジリコ, 2008
Lanzerath, Dirk 2007. Die normative Funktion des Krankheitsbegriffs und die Medikalisierung der menschlichen Lebenswelt. Bestimmen Anthropotechniken und Enhancement die Zukunft des Menschen? ランツェラート, D.「病気という概念がもつ規範的な機能と, 人間の生活世界の医療化——人体改造技術とエンハンスメントは人間の未来を決定するか?」松田純・小椋宗一郎訳, 国際シンポジウム「医療・薬学の歴史と文化」講演集, 静岡大学, 2007
Lemoine, Patrick 1996. *Le Mystère du Placebo*. Paris. ルモワンヌ, P.『偽薬のミステリー』小野克彦・山田浩之訳, 紀伊國屋書店
Lenk, Christian 2002. *Therapie und Enhancement. Ziele und Grenzen der modernen Medizin*. Lit Verlag: Münster
Loe, Meika 2006. *The Rise of Viagra: How The Little Blue Pill Changed Sex In America*. New York Univ Pr. ルー, M.『バイアグラ時代——"魔法のひと粒"が引き起した功罪』青柳伸子訳, 作品社, 2009.
Maher, Brendan 2008. Poll results: look who's doping. In *Nature* 452 (10)
松田純 2005「前近代の医療とケアに学ぶ」浜渦辰二編『ケアの人間学』知泉書館
松田純ほか(編) 2010『薬剤師のモラルディレンマ』南山堂
Ritzer, George 1993. *The McDonaldization of Society – An Investigation into the Changing Character of Contemporary Social Life*. Pine Forge Press. リッツア, G.『マクドナルド化する社会』正岡寛司ほか訳, 早稲田大学出版部, 1999
Schipperges, H. 1985. *Der Garten der Gesundheit. Medizin im Mittelalter*. シッパーゲス『中世の医学——治療と養生の文化史』大橋博司ほか訳, 人文書院, 1988
Schueffel et al. 1998. *Handbuch der Salutogenese: Konzept und Praxis*.『健康生成論の理論と実際』三和書房, 橋爪誠訳, 2004
関根透 2008.『医療倫理の系譜——患者を思いやる先人の知恵』北樹出版

孫思邈 1997『备急千金要法』科学技術出版社，中国
Stock, Christof 2009. *Die Indikation in der Wunschmedizin. Ein medizinrechtlicher Beitrag zur ethischen Diskussion über "Enhancement"*, Peter Lang.
The President's Council on Bioethics 2003. *Beyond Therapy, Biotechnology and the Pursuit of Happiness*. レオン・R. カス（編著）『治療を超えて――バイオテクノロジーと幸福の追求 大統領生命倫理評議会報告書』倉持武監訳，青木書店，2005
津谷喜一郎 1998「アーユルヴェーダとプラセボ」,『アーユルヴェーダ研究』28号，pp.4-28
津谷喜一郎 2002「代替医療」,「伝統医療」, 高野健人／河原和夫ほか編『社会医学事典』朝倉書店
津谷喜一郎 2007「日本の相補代替医療のコストは3.5兆円――生存研『代替医療と国民医療費研究会』平成14-16年度研究から」,『医道の日本』760-764号
鳥羽研二 2010『間違いだらけのアンチエイジング』朝日新書

第 V 部

医療の社会的文脈

第16章 仕事としての医療

中川輝彦

I. 診療のリスク

　本章では「仕事としての医療」という視点から医療にアプローチする。現在，診療所・病院などの医療機関で提供されている医療において，診療の中心となる行為（患者が病気なのかどうか，病気ならどのような病気なのかを判断する，どのような処置が必要か判断し処置を指示するあるいは自ら処置をする，どのような薬が必要か判断し処方箋を書くなどの行為）は，医師の仕事とされている。医師だけが，こうした行為を法的に許されているのである。本章では，診療が医師の仕事として行われていることに注目して，現代医療の特性を描きたい[1]。

　仕事には失敗がつきものである。大半の仕事には，同じ（正確には類似した）行為の反復が伴う。失敗の可能性を完全に零にできない限り（それは不可能である），その行為を繰り返していれば，いつかは失敗する。意図した結果が得られない，あるいは意図しない，そして望ましくない結果が生じるのである。E. ヒューズのいうように「仕事である作業を繰り返すほど，どこかでエラーをする理論的確率は高まる」（Hughes 1958:90）。医師の仕事も例外ではない。どれほど優れた外科医も，幾度も手術を繰り返していれば，いつかは失敗するのである。

　仕事における失敗の宿命性は，何を意味するのか。ヒューズは「自らの問題の解決やタスクを委任し，ミスをされ，損失を被るかもしれない人」と「他人のために何かをすることで，ミスをし，相手に損害を与えるリスクを，たびたび引き受ける人」の出会いを検討しているが，これを参照したい。医

療は,このような出会いを伴う仕事の典型である。診療を委任した人,つまり患者は,失敗から「損失を被るかもしれない」状態に身を置き,医師は診療を「引き受ける」ことで同時に「相手に損害を与えるリスク」を「引き受ける」。こうした仕事で失敗が起きると,「問題の解決やタスクを委任」した側は相手の失敗の責任を追及したくなり,実際に責任追及が行われることもある。他方,仕事として「問題解決やタスクを委任」された側には,そうした責任追及は理不尽なものに映るだろう。特定の「問題解決やタスク」の遂行を仕事とする人は,その「問題解決やタスク」の遂行において失敗を零にはできないことを嫌というほど知っているからである。こうして「失敗のリスク,およびミス・エラー・失敗のリスクから派生する心理的コンフリクトおよび個人間のコンフリクトのリスク」が生じ,これらのリスクを「縮減・吸収する」ことが,仕事を委任する側／される側双方の課題となる(Hughes 1958:92-93)。「失敗のリスク」およびそこから「派生する」「コンフリクトのリスク」を「仕事のリスク (work risks)」(Hughes 1958:90) と呼ぶなら,「仕事のリスク」は,当該の仕事に関わる人々にリスクの縮減という課題を突きつけ,その営みに影響を与える。誤診や治療ミスなどの診療に伴う「失敗のリスク」やそこから派生する「コンフリクトのリスク」は,医師,患者,さらにはこれらの人々に関わる人々の対処すべき課題となり,その活動に影響を与えるだろう。

ここに,診療という仕事に伴うリスクが,医師にどのような影響を与えているのかという問いが成立する。これが,本章の視点となる問いである。次節からは,社会学,特に医療社会学の知見に依拠して,この問いに答えることを通じて,現代医療の特性を描いていきたい。

II. 医師集団の形成

まず医師の直面する「仕事のリスク」(Hughes 1958:90) を検討したい。医師の「仕事のリスク」は,医師に仕事を委任する人,つまり患者との関係において生じる。患者は「自らの問題やタスクを委任し,ミスをされ,損失を蒙るかもしれない人」(Hughes 1958:92) である。実際,患者の「損失」

は，生（生活，人生，生命）に関わるという意味でしばしば重大である。ヒューズによると「自らの問題やタスクを委任」する人は，多くの場合，失敗が生じる可能性を察している。それにもかかわらず，あるいはそれゆえに仕事を「委任」する人は「委任」した相手が「特別な才能を持っていると信じたがる」。自分にとって重大であり「絶対確実であると考えたい事柄」については，特にそうである（Hughes 1958:91）。自らの生（生活・生命・人生）を賭けている患者もまた，そうであろう。実際に失敗が生じた場合，何が起きるのか。仕事を委任した側は「自らの身の上（家族，財産も含む）に生じたミスを大人しく受け入れ」るわけではない。彼／彼女は「ただちに告発するだろう」（Hughes 1958:92）。患者もそうであろう。「ミスを大人しく受け入れる」患者もいるが，医師の責任を追及したくなる患者やその家族もまた存在する。したがって医師の「仕事のリスク」は，診療における「失敗のリスク」，および患者やその関係者からの失敗に対する責任追及（医療過誤訴訟など）から生じる「コンフリクトのリスク」である。

　ここでE. デュルケムの「職業集団（groupes professionnelles）」論を参照しよう。彼は「類似性」を契機とする「集団」およびそのサブタイプである「職業集団」の形成について，次のように論じる。まず「類似性」が人々を凝集させる。「ある政治社会において，若干数の個人が，その人口のうちの他の人びととわかちもつことのない観念，利害，感情，仕事を共通にするときから，不可避的につぎのようなことが生ずる。すなわち，右のような類似性の影響を受けて，彼らは相互に惹きあい，たがいに求め，関係に入り，結合する」（Durkheim［1893］1960＝1971:12, 邦訳のある文献は邦訳を参照したが，適宜訳し直している部分もある）。人々は凝集し，相互に関わることで「集合意識」を生みだす。「集合意識」とは，その人々の「平均に共通な諸信念と諸感情の総体」であり，それ自体「固有の生命をもつ一定の体系を形成する」（Durkheim［1893］1960＝1971:80）。こうして「集団」が成立する。「集合意識」には，道徳的な「諸信念と諸感情」が含まれる。したがって集団形成とは，集団固有の道徳の形成でもある。「ひとたび集団が形成されるや，そこから道徳生活がはっきり姿をあらわしてくる」（Durkheim［1893］1960＝1971:80）。ここで「道徳」とは，それに違反したら「制裁」が加えられる「行動の準則」

である（Durkheim［1893］1960＝1971:413）。「集団」は「類似性」を契機に形成され，「職業集団」は仕事を同じくするという「類似性」を契機に形成される。

デュルケムのアイディアを引き継いで，ヒューズは「仕事のリスク」という「類似性」に注目して「同業者集団（colleague group）」論を展開する。「同業者集団」は「同じ仕事のリスクに晒されていると考える人々」（Hughes 1958:93）からなる集団であり，それぞれが固有の「集合原理（collective rationale）」（Hughes 1958:90）を発達させている。この「集合原理」は，デュルケムのいう「集合意識」の一部であり，それを共有する集団成員の認識・判断・原理に影響を与える。

同業者集団の集合原理は，その集団の成員を，それが定めるところの良い仕事をするよう促す。それは仕事の評価を通じて成員に道徳的評価を下す。この原理に従い仕事をする成員は，尊敬され，「崇拝される」（Hughes 1958:96）。逆に，この原理に反する成員は，非難されたり，成員性を疑われたりするなど否定的な反応を受けるだろう。こうした同業者からの反応は，良い仕事をする誘因となる。ではどのように仕事は評価されるのか。一般に同業者集団の内部では「成功とされる結果」（Hughes 1958:97）が得られたか否かだけで仕事が評価されることはない。そこでは「結果」だけではなく，仕事のプロセスが重視される。このような評価が実効性を持つ限り，その成員は失敗による責任追及を怖れる必要なく仕事を続けられる。同業者集団の集合原理は，「仕事のリスク」に抗して「仕事を続ける勇気」（Hughes 1958:90）を支えるのである。

同業者集団の集合原理は，その成員に「素人の世界に対する集合的防衛（collective defenses against the lay world）」（Hughes 1958:90）を命じる。「集合的防衛」の義務は，集合原理に従い良い仕事をせよという義務から派生する。仕事を委任する側は，プロセスではなく「結果」を求めている。このため同業者集団の成員による仕事の評価と，仕事を委任する非成員（つまり「素人」）の評価にはズレが生じる。「素人のクライアントから賞賛されている行為が，同業者からは酷評されることもある」し，逆に「誤りなく正しく仕事をしたと同業者から思われている人」が「クライアントから告発される」

こともある（Hughes 1958:98）。仕事を委任される同業者集団の成員にとって，素人は，良い仕事をするという道徳的義務の遂行を妨げる存在でもある。同業者集団の成員は，仕事の「技術的不確定性を十分理解できるのは自分たちだけであり，それゆえ失敗が起きたかどうかを判定する権利は，自分たちだけに与えられるべきだと考え」（Hughes 1958:95），「ミスを定義し，あるケースにおいてミスが生じたか否かを判定する権利を断固として守ろうとする」（Hughes 1958:93），つまり「素人の世界に対する集合的防衛」に努める。

　医師たちの活動は，ヒューズの描く同業者集団の活動と符合する。医師たちは，自分たちの仕事に関して固有の評価基準を発達させており，それは結果というよりプロセスを重視する。T. パーソンズによると，医師の道徳は do everything possible（「可能なことをすべてせよ」ないし「最善をつくせ」）という表現に要約される（Parsons 1951=1974:445）。C. ボスクによる外科医の調査は，こうしたパーソンズの指摘を裏付けている。彼によると，医師の考えるエラーには「技術的エラー」と「道徳的エラー」の 2 タイプがあり，両者ではエラーをした（とみなされた）人への他の医師の反応が異なると指摘する。「最善をつく」したが「技術的」に及ばなかったがゆえに失敗したと判定されるときに適用されるのが「技術的エラー」である。仮に結果は悪くなかったとしても，仕事のプロセスで「最善をつく」していなかったと判定されたときに適用されるのが「道徳的エラー」である。医師の世界では，「技術的エラー」より「道徳的エラー」の方が重いペナルティが科せられる（Bosk［1979］2003:168-172）。パーソンズおよびボスクの指摘は，医師たちが仕事の結果というよりプロセスを評価し，プロセスの評価がその仕事をした成員の道徳的評価に結びついていること，つまり医師たちの共有する仕事の良否および成員の道徳性の評価原理がヒューズの描く同業者集団の集合原理と一致していることを示している。また医師たちは，医師以外の人々は医師の仕事を正当に評価できないと考えており，非医師による評価・コントロールを嫌う。実際，各国で医師は結束して団体（例えば医師会）を作り，E. フリードソンのいう「組織化された自律（organized autonomy）」の確保に努めている[2]。多くの国々では，医師は一定の「組織化された自律」を得ている[3]。ここで「自律」とは医師であれば医師以外の人々から「独立しており，

自由で，他から指示を受けない，という特質ないし状態」(Freidson 1970=1992:124) を，「組織化された」とはこの「自律」が法などの「公的制度」により守られていることをさす (Freidson 1970=1992:126-127)。こうした「組織化された自律」の確保をめざす努力は，同業者集団による「素人の世界に対する集合的防衛」である。以上から，医師たちは同業者集団を形成しているといえよう。

III. 医師の集合原理

診療に伴う「仕事のリスク」を契機に，医師たちは凝集する。ではそこで形成される医師集団の集合原理はどのようなものか。

医師集団の集合原理は「個人主義的」と形容できよう。前述の「最善をつくす」という責務は，患者全体に対する医師全体の責務ではなく，患者個人に対する医師個人の責務を強調する。パーソンズは「医師の責務の第一次的な定義は，自らの患者（his patient）の早期の苦痛のない完全な回復をめざして『最善をつくす』ことである」(Parsons 1951=1974:445) と指摘するが，ここで注目すべきは his patient という表現である。これは「最善をつくす」という責務の宛先が個々の医師の担当患者であることを示している。いいかえると医師にとって自らの担当患者に「最善をつくす」ことが最優先であり，それ以外の患者のことは二の次である。doing everything possible の命じるところを厳密に解するなら，自らの担当ではない患者に労力を割くことは，医師の道徳に反する行為とすらいえる。

医師の個人主義は，道徳的側面だけではなく，認識論的側面にもみられる。医師は，パーソンズのいうように「応用科学者」(Parsons 1951=1974:430) であり，自らの「責務を果たす際に『医学』に関する高度に専門的な能力と，それに基づいた技術を習得し，駆使することが要請されている」(Parsons 1951=1974:442)。ただしフリードソンによると，医師たちは医学の提供する「科学法則・一般原則」を絶対視してはいない。医師たちは，医学的知識を，医師としての仕事の経験，つまり「ファーストハンドの臨床経験 (firsthand clinical experience)」に基づいて取捨選択され，再構成されるべきものとみ

なしている。医師たちは，医学研究者の主張を鵜呑みにするのではなく，自らの「ファーストハンドの経験」に基づいて再構成した医学的知識・技術を診療に持ち込む。医師たちは，他者に伝達し，共有することができる医学の法則・原則より，他者に伝達し，共有することができない（語られた「ファーストハンドの経験」はもはや「ファーストハンド」ではない）きわめて個人的なものである「ファーストハンドの経験」を認識論的に上位においている（Freidson [1970]1988:163-164）。これが医師の「認識論的個人主義（epistemological individualism）」（Freidson [1970]1988:170）である。

　医師集団における認識論的個人主義の発達は，仕事における失敗の宿命性と「応用科学者」として患者のために「最善をつくす」という医師の道徳的責務が組み合わされることにより促進されている。医師の仕事において，失敗は偶発的なミスやエラーだけではなく，医学的知識に比べて実際の心身ははるかに複雑であるという要因からも生じる。仮に「『医学』に関する高度に専門的な能力」を習得したとしても，心身の全てを把握することはできない。そこにはパーソンズのいう「不確実性（uncertainty）」の問題がある。診断は後に誤りが判明するかもしれないし，治療は予期した結果を生まなかったり，あるいは予期しない（そして望ましくない）結果を生むかもしれない。このような状況に医師はおかれている（Parsons 1951＝1974:444）[4]。

　医師の認識論的個人主義は，医学的知識と心身の複雑さの落差（から生じる「不確実性」）の問題に対する解答である。フリードソンのいうように，医師は，医学の提供する医学の法則・原則とそれが対象とする心身の複雑さの落差を埋めるために「ファーストハンドの経験」に頼る。「ファーストハンドの経験」が，実際にどこまで医学とその対象である身体の複雑さの落差を埋めるのか，本当に不確実性や失敗のリスクを縮減するのかは，ここでは確たることはいえない。しかし少なくとも医師は「ファーストハンドの経験」を参照することで，より正確な診断・治療が可能になると信じている。このため医師は，自らの技量を高めるために「ファーストハンドの経験」を積み重ねる必要があると考えている。医師たちは，診療を経験すればするほど医学の法則・原則の限界を経験し，「ファーストハンドの経験」への傾斜を深める。こうして医学の法則・原則に対する「ファーストハンドの経験」の認

識論的優位が，医師に共有される（Freidson［1970］1988:163-164）。

　認識論的個人主義を前提とすると，同じ状況に対して複数の医師が異なった判断をした場合，その判断の優劣はつけがたい。患者Xに対して，Aは自らの「ファーストハンドの経験」の蓄積に基づいてaと判断し，Bは自らの「ファーストハンドの経験」の蓄積に基づいてbと判断したとしよう。A，Bの「ファーストハンドの経験」の蓄積は異なると仮定する（2人の医師の「ファーストハンドの経験」が完全に一致することは実際稀である）。「ファーストハンドの経験」の医学的知識に対する優位を認めると，aとbの優劣をつけることが困難になる。aはAの「ファーストハンドの経験」に基づいているという意味で理に適った判断であり，bはBの「ファーストハンドの経験」に基づいているという意味で，aと同じくらい理に適った判断である。むろん診療の結果が判明してから，事後的にaとbの優劣をつけることは出来るかもしれない。しかし診療を行っている（結果は不明である）状態では，ａｂの優劣はつけがたい。フリードソンのいうように，医師は自らの仕事は「自分と同じファーストハンドの経験を共有しない限り正しく評価できない」と考えており（Freidson［1970］1988:180），同じ「ファーストハンドの経験」を持つ医師は実際のところ希である。

　医師の個人主義的道徳と認識論個人主義をあわせて，ボスクは「臨床家の個人主義（clinical individualism）」（Bosk［1979］2003:243-250）と呼ぶ。「臨床家の個人主義」は，医師の「専門家の自己」を「神聖不可侵」とし，「専門家の自己」を有する一人前の医師に「適切と考えるように仕事を組織化する権利」を与える（Bosk［1979］2003:185）。「臨床家の個人主義」の掟は相互不干渉である。他の医師の診療行為に口を挟むことは，その医師が自らの「ファーストハンドの経験」に基づいて判断することを妨げるかもしれない。つまり他者が「最善をつくす」ことの妨げになり得るという意味で不道徳である。事後的な批判もまた望ましくない。医療には不確実性が付きまとう以上，結果から逆算して診療中の判断を評価（特に判断した医師の責任を問うような評価）はできない。医師の判断について可能なのは，内在的な評価だけである。つまり医師であれば知っているべき医学的知識，および判断を下した医師自身の「ファーストハンドの経験」に照らして，当該の医師が「ベストを

つく」しているか否かという評価である。しかし他者の「ファーストハンドの経験」を知ることは，きわめて困難である。こうしてフリードソンの描く「医師の世界」が成立する。そこでは「自己批判は，おそらく他のどのような形式の批判よりも，もっともよく観察される」。しかし「自己批判は受け入れられるが，他者による批判は受け入れられない」のである（Freidson［1970］1988:179）。

　医師集団の集合原理は個人主義的ではあるが，このことは医師たちの凝集性を弱めることにはならない[5]。むしろ逆である。医師集団の外部からの干渉に対しては，医師たちは団結して各自の「仕事を組織化する権利」を守ろうとする。医師の個人主義と医師の凝集性ないし団結は相反するものではなく，外部つまり「素人の世界」との関係においては，個人主義が団結を要求するのである。

IV. 医師の自己規制

　医師の個人主義は，医師の行為にどのように反映されているのか。ここでは医師の「自己規制（self-regulation）」（Freidson［1970］1988:137），すなわち医師集団内で行われるコントロールに注目して，この問いを考えていきたい。

　その際，2点注意すべきことがある。第1に，医師集団は「一枚岩」ではない。医師集団は，R. バチャーとA. ストラウスのいう「セグメントの緩やかな連合体」である。医師集団は，複数の「セグメント」に分化しており，各「セグメント」の成員は一定の「パターン化され」た「アイデンティティ，価値，利害」を「共有」している。医師集団内部のどのような差異もセグメントを形成する同一性の契機となりうるが，差異があれば必ずセグメントが形成されるわけではない。医師は，医師であると同時に特定のセグメントの成員なので，それに対応して医師のアイデンティティも複合的になる。また医師集団には，多数のセグメントが形成され，一部は重なるため，複数のセグメントに属する医師もいる（Bucher and Strauss 1961:326）。

　バチャーとストラウスのいう「セグメント」の成員が共有するとされる「パターン化」された「アイデンティティ，価値，利害」は，「一定の体系を

形成する」「平均に共通な諸信念と諸感情の総体」というデュルケムの「集合意識」(Durkheim［1893］1960＝1971:80）にほぼ相当する。セグメントを成立させるのは（「医師」という職業的に枠付けられた同業者意識より）狭い範囲で成立する同業者意識である。セグメントを成立させる同業者意識の及ぶ範囲は，例えば自らの専門領域や自らの所属する施設，あるいは施設内の診療科に，あるいは専門部局内の特定の地位（○○病院の△△科の研修医といった具合に）に限定されることもある。日本のいわゆる「医局制度」もまた，こうしたセグメントである[6]。

したがって医師の自己規制は，医師集団全体を枠組みとするものだけではない。セグメント内部で，そのセグメントに固有の集合原理に従って行われるコントロールもある（というよりこちらが大半である）。例えば××病院内の医師間のコントロール，××学会の会員間でのコントロール，△△医局におけるコントロールといった具合にである。

第2に，コントロールには「公式／非公式（formal／informal）」の区別がある。ボスクは，医師集団の内部の「公式コントロール」を「制度化されたレビュー」に基づく正負のサンクションによるコントロールとし，「非公式コントロール」をそれ以外のコントロールとしている（Bosk［1979］2003:18）。医師間の「公式コントロール」は，病院，学会，医師会などの団体が定めた規則に従って，医師が医師の行為を評価し，正負のサンクションを与えることより行われる。他方「非公式コントロール」は，医師による医師の行為の評価およびサンクションであるが，病院，学会，医師会などの団体が定めた規則の外で行われる。例えば個人的な「忠告（talking to）」(Freidson［1970］1988:149-151）や，患者を相互に紹介する医師間のネットワーク（特に明示的な規約があるわけではない）からの追放，つまりフリードソンのいう「ボイコット」(Freidson［1970］1988:183）は，医師間の非公式コントロールである。医師間の会話も，相互に医師としての「責務の喚起」につながるのであれば，それは医師間の非公式コントロールである（Bosk［1979］2003:18）。

医師集団の分化，および公式／非公式というコントロールの区別をふまえて，医師の個人主義が自己規制にどのように反映されているのかを検討していこう。

医師の個人主義は，医師集団の自己規制を抑制する。具体的には3点指摘できよう。第1に，医師は同業者に対する評価，特に公式に否定的な評価を下すことをためらう。前節でも指摘したように「医師の世界」では「自己批判は受け入れられるが，他者による批判は受け入れられない」(Freidson [1970]1988:179)。例えばM. ミルマンは，医師の世界にある相互不干渉の掟を，皮肉を込めて「紳士協定 (gentlemens agreement)」(Millman 1977:98) と呼ぶ。彼女の調査した病院では，医師は，同僚のミスを陰で囁きあうことはあっても，死亡症例検討会などで公然とミスを指摘することはなかった (Millman 1977:96-119)。またD. ライトは，精神科医たちが，自殺した患者について，それは避けられなかった（したがって担当医に責任はない）という物語を作りあげ，共有していくことを指摘している (Light 1980:207-217)。またボスクは，自らの調査した教育病院の外科部門における死亡症例検討会が，失敗した症例に関して，主治医に責められるべきミスがなかったことを示す「儀礼」となっていることを指摘する。そこでは，主治医，あるいはその指導の下にある研修医が失敗した自らの症例について洗いざらい報告し，それを聞いた医師たちは主治医には責任はなかったと評価を下すという相互作用パターンが確立している (Bosk [1979]2003:127-146)。こうした否定的評価へのためらいの理由のひとつは，医師は，他者の診療の適否を判断するのは容易ではなく，他者への干渉につながる行為は不道徳であるとすら考えていることに求められよう。

　第2に，公式のコントロールに比べて非公式のコントロールが好まれる。M. ローゼンタールが指摘するように，医師集団ないしセグメントの集合原理に照らして問題行動をとっていると判断される医師に対しては，まず内密かつ非公式のコントロールが行われる。非公式のコントロールが失敗したときにはじめて公式のコントロールが行われる (Rosenthal 1995:41-92)。このように非公式のコントロールが好まれるのは，公式のコントロールはその行使にさまざまなコストがかかる上に，コントロールの対象者となる医師が抵抗した場合，厄介なことになるという理由がある。しかし医師の個人主義もまたその一因であろう。それは，医師がそれぞれ「適切と考えるように仕事を組織化する権利」(Bosk [1979]2003:185) を擁護し，これに対する侵犯を

許さない。しかるに他の医師の仕事に否定的評価を下し，それに基づいて公式に負のサンクションを行使することは，この「仕事を組織化する権利」に対する公然たる挑戦となる。

第3に，医師たちは，問題行動をとる医師を公式・非公式に排除することがあるが，こうした排除の大半は，セグメントからのものに留まる。通常，公式の排除としては，学会からの除名や病院からの追放が行われる。非公式の排除としては，患者を相互に紹介するネットワークからの排除（いわゆる「ボイコット」）が行われる。どちらも医師集団の一部であるセグメントからの排除ではあっても，医師集団全体からの排除（つまり医師免許の剥奪）ではない。医師免許が剥奪されることは少ない[7]。このように排除が限定的なのは，医師免許の剥奪は，手続き上容易ではないという理由もあろう。しかし医師全体が患者全体に責任を負うのではなく，あくまで医師個人が担当患者に対して責任を負う（したがって他の医師の担当患者に対する責任は二義的である）という個人主義的な道徳の影響もまた否定できないだろう（Bosk [1979] 2003:187-188）。

ただし医師の個人主義は，医師の自己規制を抑制するといっても，自己規制を否定するわけではない。それは，医師を対象とするコントロールの主体を，コントロールの対象となる医師自身，より正確には，その医師の内なる「専門家の自己」（Bosk [1979] 2003:185）に限定する。各医師の自己コントロールが，医師の個人主義が承認する自己規制の方法である。このため医師間のコントロールは，上述のように抑制される傾向にあるが，まだ一人前になっていないとみなされる医師に対しては，既に「専門家の自己」を身につけた医師によるきびしいコントロールが行われることがある。ボスクは，エリートコースとされる研修コースを持つ教育病院の外科部門を調査し，指導医は研修医を自らの「付属品」として扱い，徹底的にコントロールしていること，またそうしたコントロールは医師の「専門家の自己」の習得のために必要と考えられていることを指摘している（Bosk [1979] 2003:184-185）[8]。

V. 現代医療のジレンマ

　ここまで,診療という仕事に伴うリスクが医師にどのような影響を与えているのかという問いを考えてきた。以下では,この考察を通じて明らかになった現代医療の特性について述べたい。

　ここまでの議論は,次のように要約できよう。医師たちは診療に伴う「仕事のリスク」(Hughes 1958:90) を契機に凝集し,個人主義的な集合原理を持つ同業者集団を形成する。医師たちは,医師集団の外部に対しては非医師による仕事への干渉を排除しようとし,内部においては個人主義的な相互不干渉を守ろうとする。外部に対しては「組織化された自律」(Freidson 1970=1992:124-127) を確保することに努め,内部においては自らの「適切と考えるように仕事を組織化する権利」(Bosk [1979]2003:185) を相互に承認する。「組織化された自律」による外部からの干渉の排除には,医師が「仕事のリスク」に抗して仕事を続ける「勇気」を維持する機能がある。また各自が「適切と考えるように仕事を組織化する権利」の相互承認には,個人主義的な道徳および「ファーストハンドの経験」(Freidson [1970]1988:164) に基づいて,医師が自らの担当患者に対して「最善をつくす」ことを可能にする機能がある。

　「仕事のリスク」の医師への影響は何かという問いに対する上記「答」について,2点補足しておきたい。第1に上述の「答」は,医療の歴史的記述ではない。医師集団の形成に関するここまでの叙述は,診療という仕事のリスクがあり,ある時点でそのリスクが固有の集合原理を有する医師集団の形成を促す契機となり,それに後続するある時点で形成された集団が「組織化された自律」を獲得したという歴史的な物語ではない。本章では,「集団」なるもの(あるいは「組織」や「制度」といったもの)を,ある時点で一度作りあげられたら,それが壊れたり変化するまで,変わらず存在するものとはとらえていない。「集団」なるものは,人々の行為の中にのみ存在する。ある集団が長期にわたり同じ特性を持ちつつ存続しているというのは,その集団に関わる人々がそのように振る舞い続けている(ただし,必ずしも当人

はそのことを意図したり，自覚しているとは限らない）からである。医師集団も同様である。本章でいう「医師集団の形成」とは，診療という日常業務につきまとう「仕事のリスク」を契機として，医師たちが凝集し，集合原理が形成され，集合原理に基づいて活動するというプロセスが，日々繰り返されていることを意味する。

　第2に，医師集団の集合原理と個々の医師の行為の関係に注意が必要である。医師集団の集合原理は，医師の行為に影響を与えるが，行為を決定するわけではない。ヒューズのいう「集合原理」はデュルケムのいう「集合意識」の一部だが，デュルケムによるとある個人の意識は「集合意識」に覆い尽くされているわけではなく，集合意識とは区別される「個人意識」もある（Durkheim［1893］1960＝1971:129）。医師集団もまた，それぞれが「集合原理」を持つ「セグメントの緩やかな連合体」（Bucher and Strauss 1961:326）からなることを考慮に入れるなら，医師の行為は，重層的な集合意識（つまり医師全体および各セグメントの集合意識）と個人意識，およびその医師のおかれている状況の関数ということになる。

　さて上記の「答」の含意は何か。本章が明らかにした医師集団の特性は，現代医療につきまとうジレンマを示唆している。これは，一定の（できれば高い）質の医療を安定供給するという観点から，現代医療を批判的に検討する，あるいは改革を構想する際に直面することになるジレンマである。

　ジレンマはふたつある。ひとつは，医師の「組織化された自律」をどこまで制度的に認めるのかというジレンマである。医師集団の集合原理は「素人の世界に対する集合的防衛」（Hughes 1958:90）として「組織化された自律」を求める。「組織化された自律」は，「仕事のリスク」に抗して仕事を続ける動機づけを維持する。しかし同時に「組織化された自律」は，医師と「素人」を乖離させる。「素人の世界」から守られた世界で，医師は固有の仕事の評価基準を発達させる。こうして医師が良しとする医療と，患者を含む「素人」が良しとする医療のズレが生じる。しかも「組織化された自律」は，医師が「素人」の評価に対して鈍感であることを許容する。そして自集団の集合原理（仕事の評価基準）に忠実であろうとする医師（大半の医師がそうであろう）は，実際に「素人」の評価に鈍感にならざるを得ない。医師の「仕事の

リスク」に抗して仕事を続ける動機付けと「素人」の評価に対する敏感さはトレードオフの関係にある。ここに，両者のバランスをどのようにとるのかという問題，つまり医師の「組織化された自律」をどこまで認めるのかというジレンマが成立する。

　もうひとつは，どこまで個々の医師に「仕事を組織化する権利」を認めるのかというジレンマである。医師の集合原理は，個人主義的であり，各医師が自らの判断に基づいて「仕事を組織化する」ことを良しとする。個々の医師に「仕事を組織化する権利」を認めることは，医学の提供する法則・原則の限界（医学的知識よりその対象である心身の方がはるかに複雑であることに由来する不確実性）を「ファーストハンドの経験」に基づいて補う，すなわち「ファーストハンドの経験」に基づいて医学の法則・原則を取捨選択・再構成し，諸々の判断を下すことを認めることである。同時に，個々の医師に「仕事を組織化する権利」を認めることは，医療のバラツキを大きくすることでもある。仮にある医師が，同時代の医学（「同時代の医学」が何を指すかを特定することは，特に複数の対立する学説が併存している場合，きわめて困難だが）からすると「遅れた」医療を提供していたとしよう。その医師が「最善をつくしている」と認められる限り，それは個々の医師の「仕事を組織化する権利」の枠内のことであり，コントロールの対象ではないことになる。このように「ファーストハンドの経験」に基づいた不確実性の縮減の試みを認めることと，診療を医学の法則・原則に忠実なものとすること，つまり医師たちの判断および提供される医療のバラツキを抑えることは，しばしば両立しがたい。ここに，どこまで個々の医師の「仕事を組織化する権利」を認めるのかというジレンマが成立するのである。

注

1）本章では「現代医療」を黒田浩一郎のいう「近代医療 (modern medicine)」の意味で用いる。黒田によると，「近代医療」とは「近代社会における狭義の『医療』」であり，「一八世紀末から一九世紀前半にかけて，ヨーロッパで最初に成立」した。その特徴は「①知識の側面での近代医学，②治療者の側面での専門職としての医師を中心とする医療，③治療の中心的な場という側面での病院，④医療への国家の大規模な関与」である（黒田 2005:149）。

2) 天野拓は，米国医師会の政策形成過程への関与について分析しており，そこでは医師会が外部からの干渉の排除に努めてきたことが示されている（天野 2006）。日本医師会については，池上直己と J. C. キャンベルの分析があるが，ここでもまた医師会が，医療に対する外部からの干渉の排除をその行動原理としてきたことが示されている（池上・キャンベル 1996）。筆者は，インフォームド・コンセントの導入をめぐる日米医師会の対応を検討したが，両医師会とも具体的な方策は違うものの外的な干渉の排除をめざしていることを指摘した（中川 2010）。
3) いわゆる「先進国」における医師の「組織化された自律」の低下は，1970 年代から繰り返し指摘されてきた（Wolinsky 1993）。ただし医師たちは「組織化された自律」を完全に失ったわけではない。このことに関連してフリードソンは，次のように指摘している。企業，国家という政治的にパワフルな団体は，自らの利害関心に奉仕するよう「専門職（profession）」（「組織化された自律」を与えられた職業）をコントロールしようとするだろう。しかし完全にそうした職業から自律性を完全に奪うことは，専門職の技術的な能力を低下させ，これらの団体の利益にそぐわない。このため専門職が解体される，つまり「組織化された自律」が完全に奪われる蓋然性は低い（Freidson 2001:209-213）。
4) パーソンズは，臨床現場における不確実性について，次のように記述している。「この状況に関する要因のいくつかはよく理解できるし，他の要因はそうではない。既知の要素と，まだ未知の要素との関係を確定できない。つまり知られていない要素は，どんな時にも作用しており，既知の要素の分析に基づいて組み立てられた期待を損なうことになろう。一定の要因が大いに作用してはいるが，個々のケースにおいて，それらの要因が作用しているのかどうか，いつどのように作用しているのかについては，予測できないことがあるのは，知られている。また，最良のプランが不思議なことに上手くいかなくてはじめて，こうした要因は気づかれることもある」（Parsons 1951＝1974:444）。
5) 医師の団体は，各医師の「仕事を組織化する権利」を守るべく活動している。池上とキャンベルは，日本医師会の実際の活動を規定している「政策理念」を「プロフェッションとしての自由」としている（池上・キャンベル 1996:29）。
6) 「医局」および「医局」によるコントロールについては，猪飼周平の論考（猪飼 2010: 271-300）を参照のこと。
7) 日本の場合，医師免許の剥奪は，厚生労働大臣の任命するメンバーで構成される医道審議会で決定され，行政処分として行われる。なお「免許取消」の対象となる医師の数は，この 10 年をみるかぎり，ごく少数である。
8) ボスクの描いたようなきびしい教育が，どの教育病院でも行われているわけではない。D. サドナウの調査した米国の公立病院は，指導医にあたる医師が実質的に不在であり，研修医は相互に学びあっていた（Sudnow 1967＝1992:47-49）。なおボスクの調査ほど大規模なものではないが，日本の病院を調査したものとしては，加藤源太の論考がある。加藤はボスク的な教育を調査対象の一部に見いだしているが，医師の養成システムの変容に伴い，それは変わりつつあると指摘している（加藤 2009）。

参考文献

天野拓, 2006『現代アメリカの医療政策と専門家集団』東京, 慶應義塾大学出版会
Bosk, Charles, [1979]2003, *Forgive and Remember: Managing Medical Failure*, Chicago, London, University of Chicago Press
Bucher, Rue and Strauss, Anselm, 1961, "Professions in Process", *American Journal of Sociology*, 66, pp.325-34
Durkheim, Emile. [1893] 1960, *De la division du travail social: Etude sur L'organisation des sociétés supérieures, 7e ed*, Paris, P.U.F.(田原音和訳, 1971『現代社会学大系 2 社会分業論』東京, 青木書店)
Freidson, Eliot, 1970, *Professional Dominance: the Social Structure of Medical Care*, New York, Atherton Press(宝月誠・進藤雄三訳, 1992『医療と専門家支配』東京, 恒星社厚生閣)
Freidson, Eliot, [1970]1988, *Profession of Medicine: A Study of the Sociology of Applied Knowledge (with a new Afterword)*, Chicago and London, The University of Chicago Press
Freidson, Eliot, 2001, *Professionalism: The Third Logic*, Chicago, The University of Chicago Press
Hughes, Everett, 1958, *Men and their work*, New York, Free Press
猪飼周平, 2010『病院の世紀の理論』東京, 有斐閣
池上直己・J. C. キャンベル, 1996『日本の医療』東京, 中央公論新社
加藤源太, 2009「医療専門職における自己コントロールの再検討――日本における新しい医師卒後臨床研修を事例として」『ソシオロジ』3-18 頁
黒田浩一郎, 2005「病/医療と社会学理論」宝月誠・進藤雄三編『社会的コントロールの現在』京都, 世界思想社
Light, Donald, 1980, *Becoming Psychiatrist: The Professional Transformation of Self*, New York and London, W.W. Norton and Company
Millman, Maricia, 1977, *The Unkindest Cut, Life in the Backrooms of Medicine*, New York, William Morrow and Company
中川輝彦, 2010「インフォームド・コンセント」佐藤純一・土屋貴志・黒田浩一郎編『先端医療の社会学』京都, 世界思想社, 157-182 頁
Parsons, Talcott, 1951, *The Social System*, New York, The Free Press(佐藤勉訳, 1974『現代社会学大系 14 社会体系論』東京, 青木書店)
Sudnow, David, 1967, *Passing on: On Social Organization of Dying*, Prentice Hall(岩田啓靖・志村哲郎・山田富秋訳, 1992『病院でつくられる死――「死」と「死につつあること」の社会学』東京, せりか書房)
Wolinsky, Fredric, 1993, "The Professional Dominance, Deprofessionalization, Proletarianization, and Corporatization Perspectives: An Overview and Synthesis", Hafferty, Frederic McKinlay, John ed., *The Changing Medical Profession: An International Perspective*, New York, Oxford University Press, pp.11-24

第17章　医療と悪
——ケニア海岸地方における伝統医療者の専門職化とその座礁——

慶田勝彦

I. はじめに

　本章では，医療と悪（evil）の関係について論じてみたい。ただし，私はケニア海岸地方のマリンディ近郊に居住するミジケンダ（Mijikenda）[1]の人びとの間で生じた施術者の専門職化（近代医療者と対等の伝統医療者としての地位確立）に向けた小さな運動とその運動の座礁に関する民族誌的記述を通して，この問題について検討するという方法を採用している。

　『広辞苑』にあるように，医療を「医術で病気を治すこと。療法，治療」として文字通りに理解するならば，医療は常に不完全である。というのも，治療の成功はあらかじめ保障されてはおらず，治療の環境，医療者の能力，患者の状態など，さまざまな要因によって医療は失敗，あるいは成功の不完全性のリスクをともなっているからである。医学あるいは医療技術は自然科学の知識と技術に基礎づけられた体系性を有しているが，医療は医学的知識と技術の適切かつ的確な使用を可能にするための経済的，教育的，社会的，行政的，法的な制度的条件を必要としている。また，患者にとっては，医療は病気を治療してくれたり，死の淵から命を救ってくれたりする，健康と生命の維持を可能にする「善」である一方で，適切な医療を受けられない状況や誤った医療を受けてしまう可能性もあり，しばしば医療の「悪」についても指摘される。

　とはいえ，近代医療が完備されている社会では，医療の悪は制度的悪（教育システムの欠陥，現場の管理運営の欠陥，技術の限界，法的拘束，経済的非効率，社会的合意形成の失敗など）として捉えられているように思えるが，

私は，このような近代医療の制度的悪とは異なる形で出現している医療と悪の問題を語ってみたい[2]。特に，現在のアフリカ諸国において，「民族医療 (ethnomedicine)」や「伝統医療 (traditional medicine)」の従事者として語られる「施術者」や「治療者」に焦点をあてることにするが，その意義はどこにあるのだろうか。この点については次節で検討することにして，ここでは本章の主題をもう少し具体化しておきたい。なお，本章で言及する施術者および伝統医療者 (traditional healers) は，ミジケンダのムガンガ (*muganga*, pl. *a-*) に対応しているが，原則としてローカルな一般的文脈でムガンガに言及する場合は施術者，専門職化の過程で医療者として自己提示するムガンガに言及する場合は伝統医療者の訳語をあてている[3]。

本章で紹介する施術者の専門職化の運動で私が最も興味深く思ったのは，施術者の運動そのものよりも，それを傍らからみていた現地の人びとの反応であった。人びとは病気をはじめとするさまざまな問題に対処するために施術者を頻繁に訪ねるし，施術者をミジケンダの医者（ドクター）として語ることもある。けれども，施術者が近代医療の従事者と対等の地位を要求したときに，人びとは懐疑的かつ冷ややかな態度を示していた。近代医療者たちが施術者を対等の医者として認めたがらない（施術者の医療的行為が科学的に根拠づけられない等）のは理解しやすいが，なぜ，現地の人びとも施術者を近代医療者と同列に位置づけることに躊躇していたのだろうか。近代医療施設の傍らに伝統医療施設が建造され，近代医療と自分たちの伝統医療を代替的に利用する環境を人びとが歓迎してもよかったのではないだろうか。しかし，結果的には施術者の運動は座礁したようにみえるし，その原因のひとつはこの運動に対する現地の人びとの消極的な態度にあったように思う。

人びとは近代医療と施術者の行為をどのような観点から差異化していたのだろうか。本章では，その理由の検討を目的とするが，私は検討の過程において人びとが近代医療と施術/伝統医療に期待するものが本質的に異なっているのではないかと考えるようになった。人びとが施術に期待しているのは妖術や憑依霊などの，病気や不幸をもたらしている悪のエージェントへの対処であり，制御なのである。その一方で，人びとの近代医療への期待は高いし，近代医療施設はいつも多くの患者がいて混雑している。注目するべき点

は，ミジケンダの人びとが施術に求める悪への対処を近代医療に対しては全く望んでいないようにみえることである。

ミジケンダでは近代医療と施術における治療の性格の違いが明確に認識されており，施術は，近代医療が構造的に抱え込んでしまっている治療の失敗と限界をミジケンダ特有の悪の領域において（再）編成する補完的な医療として存在している。そして，個々人の病気経験のレヴェルでは，ミジケンダの施術が医療の本質として人びとに認識されていることを以下で論じてみたい。

II. 施術者の専門性

ミジケンダに限らず，専門家あるいは専門職者としての施術者の資質については，古くから世界各地で指摘されている。施術者は宗教的職能者，儀礼専門家（スペシャリスト），病気治療者，シャーマンなどとして知られてきた。施術者の行為は，医療だけには限定されていなかったし，病気治療にしても，土着の宗教的・儀礼的実践の一部とみなされていた。あるいは，政治的な力や司法的手続きの一部，さらにはその社会の道徳や世界観に組み込まれているものとして理解されてきた。社会・文化人類学においては，すでに1920年代以降は文化の複数性が認識され，特定社会のフィールドワークを通じて，それぞれの社会に体系性を与えている文化的固有性がつぎつぎと明らかにされていった。いわゆる文化の相対性が認識される過程で現地の「医療」の相対化は遅れていたといえるが，1960年代後半からは，それまでは土着の宗教・儀礼的実践とされてきた医療的行為が西欧医療や生物医学とは異なる非西欧医療あるいは代替医療として語られはじめるのである（近藤2002, 奥野2002, Rubel and Hass 1996）。

第一に，伝統医療のなかに医学的な根拠をみいだす伝統医療の近代化，文明化の方向性がある。例えば，施術で使用されている薬草の特定化とその医学的効能の探究などがその代表であるが，この方向性は伝統医療の内部に科学的根拠をみいだそうとする伝統医療の「科学的ロマン化」（癌やHIV/AIDSなどの特効薬になるなど）として出現する[4]。本章で言及している施

術者の専門職化の運動は，この方向性を全面に打ちだしていた。第二に，近代医療の内部においても医療のリスク，失敗，限界が認識され，後にフーコーの研究によって焦点化されるようになる臨床医学や近代医療制度と権力の問題など，広い意味での近代医療批判のコンテクストにおいて，伝統医療が西欧医療それ自体の解体と再編を可能にするという脱近代医療化の方向性が存在してきたように思える（フーコー 2000, Rubel and Hass 1996, Vaughan 1992)。

このような背景とどこまで直接的な関係があるのかはわからないが，伝統医療の専門職化は，アフリカの文脈では少々ねじれた歴史性を有している。第一に，施術者は先述したように，特に医療者としての専門家ではなかったが，宗教的，儀礼的職能者としての専門性を伝統的に認められていた点である。伝統医療の専門職化は，医療に特化した形で施術者の専門性を「再」専門化する過程である（Last and Chavunduka 1986, Rubel and Hass 1996)。

たとえば，専門職に関してある程度は共有されていると思われる定義に施術者をあてはめた場合，少なくともミジケンダの施術者は専門職者[5]とみなしてよい。ミジケンダの慣習的な観点からすると，「施術の仕事（*kazi ya uganga*)」という言葉が施術者によって頻繁に語られるように，施術は素人（アマチュア）が有していない職能であり，その能力は人びとが施術者の資質として認めているもの（使用する薬や道具，憑依霊による占いの能力の有無，他の施術者による能力認定など）を通じて暗黙に「資格化」されてきた。ただし，その資格の基準はあくまでも内的なものであり，施術者集団の合意に基づくものであった。それゆえ，植民地時代からアフリカ各地で施術者の専門職としての資格化は，内的な基準と国家的な基準とが常に構造的緊張をともなった現象として問題になってきたのである。以下，ラストの定義（Last 1986: 6-9）を援用しながら，ミジケンダの施術者の専門性についてその概要を示しておきたい。

伝統的に，施術者には専門性の基準を自ら規制する自律性が認められている。なにをもって専門とするのかは，その専門職集団内部が決定するのであり，雇い主やクライアントの介入を受けない。また，施術者は，その専門領域を独占する。たとえば，妖術に起因する病気治療は，妖術系の施術者にし

かできない。次に,専門職者は自己利益の追求のみを目的にするのではなく,公的なサービスを行うことが社会的に求められている。施術料がやたらに高いカリスマ施術者以外の施術は,ほぼ公的サービスに近い形で実施されている。ミジケンダにおいては後述するように,施術者は妖術使いとして告発される頻度が高いが,それは施術を自己の欲望成就に使用したことに対する倫理的制裁に近い。つまり,施術者は病気や不幸に対処する公的な善の体現者として位置づけられているのである。最後に,施術としての知識と技術は次世代の施術者たちに継承され,専門職としての施術者の再生産を可能にしている。さらにつけ加えておくならば,ミジケンダの最も権威ある施術の知識と技術は,カヤと呼ばれるミジケンダの歴史的居住地,現在では世界遺産にも登録されている「聖なるカヤの森」と結びつけられている[6]。

このように,ミジケンダにおいては伝統的に施術者の専門性が認められてきたが,植民地化の過程において,また,ケニア独立以後も,施術者の専門職者としての正当性は常に問題となってきた。政府は,施術者に対してはその活動を承認する資格を限定したり,資格を与えたかと思うと剥奪したりと両義的な態度を示してきたが,少なくとも国家的な干渉を必要とする対象とみなしていた。これが第二のねじれた歴史性と関係している。それは施術の専門性を医療へと特化することが,施術の普遍性への志向を加速させる一方で,その普遍性の根拠を科学的には明示できないという矛盾をかかえているからである。普遍性への志向は施術を科学的に根拠づけるという形態をとるが,施術は科学的見地からすると非医療的,反医療的ともいえる「いかがわしさ」「詐欺性」「偽物性」の代名詞でもあった。そして,施術の「いかがわしさ」については,現地の人びとも自覚しているのである。たとえば,上述したカヤの権威にしても,最も権威あるカヤの長老(＝カヤの力を制御する強力な施術者)のひとりが,専門的なカヤの知識と技術を政治家に売り,私腹を肥やしたとして糾弾され,カヤの長老の資格を剥奪されたことなどが最近の問題となっていた(McIntosh 2009)。

III. 施術者の「いかがわしさ」

　アフリカにおける施術者の専門職化において，伝統医療の普遍志向の障害となってきた施術の「いかがわしさ」については，近藤が示唆的な論考（2002）を展開している。以下，彼の議論をひとつの参照点とすることで，本章での私の論点を明確にしてみたい。

　近藤はナイジェリアのカドゥナ社会の事例を中心に，カドゥナの伝統医療者の専門職化は，医療としての「カモフラージュ」であり，実質的には「起業家」としての性格が強いと述べる。国家による伝統医療者としての資格認定証，ハーバリストという響きのよい名称などを用いて，伝統医療者は自らを近代医療者と対等なものとして「カモフラージュ」し，実際には，流動的で，不確定な社会状況に臨機応変に対処する商業的野心をもった「起業家」として活動しているという。この論考を通じて，近藤は伝統医療者の姿にアフリカの文化的な複数性，多元性，流動性を生き抜く積極的な主体をみいだすことに成功しているし，おそらく，ケニア海岸地方の施術者の中にも，程度の違いはあれ，このような「起業家」的側面を確認することができる。

　近藤が指摘したような施術者の「いかがわしさ」に関する言説は歴史的にさまざまな形で反復されている（施術者の「いかがわしさ」に関する理論的考察は浜本の論考（2010）を参照のこと）。しかしながら，施術者が「起業家」として成功するために意識的に近代医療の権威を流用しているとしても，若干，厄介な問題が残ってしまう。確かに，ミジケンダでも「いかがわしさ」満載の施術者を数多くみかける一方で，その「いかがわしい」感じの施術者にしても，その多くが患者をだまそうとは思っていないようにみえることである（そう思ってしまう私自身がすでにだまされている？）。施術者の中には「起業家」として成功しているカリスマたちも存在しているが，他の多くは貧相であり，とりたてて経済的，商業的な野心家であるようには思われない。そんな貧乏施術者のところには，やはり貧乏（そうな）患者が，びっくりするほど遠くから夜遅くにやってくるにもかかわらず，施術者たちは熱心に病状を聞き，なにが適切な処置であるのかを検討し，自分では手に負えな

い問題については別の施術者を紹介し,訪れてきた患者にできる限りの治療を施す。

　私の印象からすると,カリスマであれ,貧相であれ,施術者の多くは真面目で,自分たちの「施術の仕事」に忠実であり,患者にも丁寧に対応する医療者の側面が強いし,実際,人びとは,そんな施術者を日常的に訪ね,病気治療をはじめとしてさまざまな災厄への対処を依頼している。人びとにとって施術者は医者であるといってよい。しかし,施術者が近代医療者と同等の立場を要求しはじめたとき,その運動が我々のような部外者にとってだけではなく,当のミジケンダの人びとにとっても「いかがわしい」ものにみえていたのはなぜだろうか。近藤はカドゥナの施術者に焦点をあて,施術の「いかがわしさ」を医療専門職者として「カモフラージュ」した「起業家」のあり方に求めたが,私はミジケンダの人びとが施術者の医療専門職化のどこに「いかがわしさ」をみていたのかを焦点化したい。

IV. モダニスト言説

　2003年に,私がかねてから調査していた地域（ケニア海岸地方のマリンディ地区サバキ川流域）にスワヴィ（SWAVI）という伝統医療者の組織が,施術者を国家的に伝統医療者として登録し,近代医療従事者と対等の医療者としての地位確立を目的とした運動を行っていた。スワヴィの指導者はDr.シミウというルイヤ人の伝統医療者だった。また,Dr.シミウは海岸地方の活動ではミジケンダ・グループのひとつであるラバイの施術者を実質的な運営およびパフォーマンスの主体として組織し,サバキ川流域での活動に際してはDr.シミウを含めて総勢10人ほどの施術者が運動を推進していた。

　スワヴィ自体はその当時,ケニア政府に比較的新しく登録認可された伝統医療者の組織で,保健省と自然資源省から活動を保障されていた。スワヴィの新しさは施術者の専門性を妖術から切り離し,伝統的な「医者」としての地位確立を強調している点にあった。スワヴィ以前にも,主として妖術に起因する病気を治療する施術者は「ハーバリスト」として,1970年頃から,国が発行する認定証の取得が義務づけられていた（Parkin 1991:171-172）。こ

の点からも分かるように,施術者の多くは医療の専門家というよりは妖術に対処する専門家として,その地位を認められてきたのである。

そのため,スワヴィ集会に参加していた施術者の中にはすでに「ハーバリスト」の認定証を持っている施術者もいたが,スワヴィは彼らに対しても医療者の側面を強調し,施術者間の「医療」知識と技術の共有を理由に参加を呼びかけていた。スワヴィは,施術者を妖術との関係から解放し,伝統医療に科学的根拠を与え,政府公認の伝統医療者であることを証明する「ID カード」を個々の施術者に発行するという触れ込みで活動をおこなっていた。

また,スワヴィ協会には「ハーバリスト」とは違って,これまでは施術者としての認定証取得が特には義務づけられていなかった「占い(憑依霊系)」の施術者が「ID カード」を求めて数多く参加していた。施術者の種類については後述するが,この結果,すでに認定証を所持している施術者,そして認定証を紛失したり,まだ取得していなかったりした施術者がこの運動に参加していた。

2つのロケーション(カコネニとカクユーニ)[7]で,集会に参加していた施術者はそれぞれ少なくとも 40～50 人を数え,当日参加はできなかったが登録を希望していた施術者を含めると,2つのロケーションで 100 人を軽く超える施術者がスワヴィへの登録を申請していた。私は,Dr.シミウ一行が村にやってくる日に日本から持参していた安物のハンディ・ビデオカメラを用いて活動の様子を初めて撮影する試みをした。それまでに調査地で知り合いになった施術者たちの活動を記録として残しておくのにいい機会だと判断したのである。カコネニの施術者の代表と世話役だったレイモンド・カイングの許可を得て,私はビデオカメラを抱えて Dr.シミウの到着を待ち構えていた。しかし,到着した Dr.シミウは私のビデオ撮影に露骨な不快感を示し,カコネニの施術者の代表と世話役に不平を述べていた。私は Dr.シミウにこれまでの調査経歴と調査目的(施術者の活動に関するもの)を説明し,スワヴィの代表者から直接許可を得ていなかったことを詫び,撮影はしないので,集会には参加させてほしいという要望を伝えた[8]。

Dr.シミウはしばらく考えていたようだが,スワヴィの活動記録の一環として私の撮影を許可した。そして彼は,集会における私のビデオ撮影および

施術者への関心そのものを近代西欧の側からの好奇心や興味の代表として言及した。撮影されたビデオは世界各地を流通し、アフリカの伝統医療活動についての情報の一部になるため、私に対しては貧困や不衛生さを喚起する場面の撮影を一切禁じたし、施術者に対しても清潔さと医療者としての威厳を保つことを繰返し指示した。特に女性たちには、決して汚れた服などを着用せず、たとえ高齢であったとしても胸などがはだけないように注意し、伝統医療者にふさわしい服装を心がけるように指導していた。そして、Dr.シミウは伝統医療者が妖術の使い手と混同されている風評を払拭するには、施術者が医療を行っているのだという意識を持つ必要があり、伝統医療は近代医療の側からもその科学性が期待されている点などを強調した。このように、ビデオ撮影を含め、Dr.シミウが集会で採用していた戦略は、モダニスト言説を通じて、近代医療と対等の伝統医療のあり方を明確にすることだった。

2つのロケーションでの活動内容には大きな違いはなかった。Dr.シミウは医療者としての意識の確立（特に妖術との距離をおくこと。清潔であること。施術者間での知識と技術の共有など）を促進する必要性を強調した。また、地元の世話役、さらには何人かの施術者の代表が近代医療者と対等になる日が来たことに喜びの意を表明した。また、Dr.シミウは近代医療施設の敷地内で集会の開催を希望し、将来的な目標としてその敷地の一角にスワヴィ診療所（兼事務所）の建造を掲げていた。実際、カコネニでは近代医療施設内での活動が許可され、そこで働いている近代医療者（ドクター）は施術者の活動が医療として認められることにも意義あると述べ、Dr.シミウの運動を歓迎した。

しかしながら、カクユーニでは近代医療施設内での集会の開催自体が許可されてはいなかった。これが2つのロケーションでの違いだった。カクユーニ集会にも、かなり遠方から足を運んできた施術者が多かったし、集会の内容はカコネニと変わらなかったが、近代医療者側からは対等の立場を拒否された形になっていた。また、カクユーニではDr.シミウに同行していたミジケンダ・ラバイの施術者（カコネニではもっぱらIDカードの登録事務を担当しており、外見的には施術者とは判別できない服装をしていた）が、施術者の専門服を身に纏い、カヤンバという楽器を中心にした憑依霊の治療の歌

を披露し，洗練された伝統医療者のパフォーマンスを地域住人にみせつけていた。Dr.シミウは，カクユーニでは近代医療施設内での活動が許可されなかったことを残念がってはいたが，許可されなかったことを批判はしなかった。Dr.シミウにとっては，施術者を医療者として認知させることが目的であったため，近代医療との対立は避けたかったのである。

　スワヴィの活動に対する地域の人びとの反応は，興味はあるようだったが懐疑的なものだった。私が伝統医療の専門職化を求める施術者の集会に参加するといったとき，ある若者は半分笑いながら次のように語った。「集まっている施術者の多くは，妖術治療の施術者だろう？　また，参加しているのは施術者だけだろう？　妖術使いの政党でも作ろうっていうのかい？　それはとんでもないことだし，ありえないよ」。翌年，私が同じ地域に戻ったとき，建造されるはずだったスワヴィ診療は存在しておらず，Dr.シミウの件はどうなったのかと，当時の世話役のレイモンドにきくと，「頓挫したさ (Yagwa kare)」と，そのような出来事があったことなど忘れたかのようなつれない答えが返ってきた。

V. 問われるべき問題

　2つのロケーションにおいて，スワヴィの運動が座礁しているようにみえるのはなぜだろうか。いくつかの可能性が考えられる。第一に，組織の外部性である。スワヴィの指導者はミジケンダではないうえに，実際にスワヴィの運動を担っていた施術者はミジケンダの中でもラバイであった。私が調査していた地域の施術者はギリアマが中心であり，ギリアマは独自の施術者組織をもっているため，ギリアマ以外の権威に反発したという可能性がある。しかしながら，その点に関してはもっとも反発してもよさそうなギリアマの施術者が，むしろこの集会に積極的に参加していたため，これが座礁の主たる要因とは考えにくい。

　第二に，スワヴィが採用したモダニスト言説の戦略上の失敗である。カコネニでは近代医療施設内部での集会の開催が認められていたが，カクユーニでは拒否されていた。また，施術者にしても，IDカードは欲しかった（施

術活動を国家的に認可してくれる）が，Dr.シミウが力説するほどには近代医療者と対等であることを望んでいるようにはみえなかった。人びとにしても，施術者の近代医療的装いをどこか滑稽なものとして眺めており，近藤のいう「カモフラージュ」にも失敗していたといえるかもしれない。

　しかしながら，スワヴィの運動が施術者を魅了したのは，施術者が人びとの病気治療を行う医療者として認知され，安心して施術活動を行うことができる点をDr.シミウが強調していたことだった。どの施術者も，毎日のように人びとの治療に精を出している一方で，しばしば施術行為の「いかがわしさ」を中傷されたり，妖術使いとしての疑いを持たれたりすることに不満を持っていたからである。それゆえ，近藤が指摘していたカドゥナの施術者たちとは異なり，スワヴィにしても，ミジケンダの施術者にしても施術の仕事を「カモフラージュ」ではなく，医療（施術で人びとを治療するという意味において）の専門職として認知してもらうための運動を真面目に行っていたことを示している。実際，スワヴィの戦略は「起業家」の戦略としては稚拙すぎるように思える。

　問題はどこにあるのだろうか。施術者は日常的に人びとを治療し，また，人びとも施術者を必要としている。そもそも施術者にまったく信用をおいていないならば，施術者は存在しないに違いない。日常的に，施術は「病気を治療する」医療行為とみなされているし，民族医療や伝統医療という用語も一般化してきている。国家としても自らの国のなかに独自の医療が存在してきたことを示すのは，ひとつの権威にもなる。それにもかかわらず，地元の人びとの多くが，そして施術者のなかにも，施術を近代医療と対比することにどこか居心地の悪さを感じ，また，施術者を近代医療者と対等のものとは認めたがっていないようにみえるのはなぜだろうか。その理由は，施術が単に科学的，医学的根拠を欠いているからということでもない。ここから問われるべき問題は，人びとが近代医療と施術の双方ともに医療をみいだしているにもかかわらず，両者は決定的に異なるものとして捉えられているのはなぜか。人びとは両者のどこに差異化を見いだしているのか。また，人びとによって両者の関係はどのように捉えられているのか，といった点にある。明らかにする必要があるのは，人びとの医療の捉え方である。

VI. 施術の捉え方

　ミジケンダにおいて，施術の対象は大きく分類すると①憑依霊 (*pepo*)，②妖術使い (*mutsai*)・妖術 (*utsai*)，③祖霊 (*koma*)・屋敷 (*mudzi*) である。施術者はそれぞれの対象に応じた専門性を有しており，人びともその違いを認識している。憑依霊と妖術使いは，悪のエージェントとして実体化されており，病気や不幸を引き起こす原因とみなされている。施術者は各エージェントによって生じる病気や不幸に対処する施術能力があると同時に，悪のエージェントそのものをコントロールしたり，あるいは，その力の一部を治療の力へと変換したりする能力があるとされている。祖霊は，本来的には悪のエージェントではないが，祖霊に関係する屋敷の人びとの振る舞い（祖霊を忘れることなど）に起因する祖霊の怒りが，病気あるいは火事などの屋敷自体の不幸を招くとされている。

　また，屋敷の秩序は「性的な秩序」と「年功序列 (seniority)」を基本としており，本来あるべき秩序が人びとの振る舞い（近親者とみなされる人びとの間での性的接触や年少者が年長者を「追い越して」結婚してしまうような場合など）によって，屋敷に悪 (*mai*) が発生すると考えられている。人の死も，自動的に屋敷に悪を発生させると考えられているため，葬儀を終えるときにはこの悪を儀礼的に取り除く必要があり (cf. 浜本 1989)，屋敷それ自体がまるで人の身体であるかのように治療の対象となる。祖霊への対処，屋敷に生じた悪への対処は，憑依霊系でも妖術系でもない施術者によってなされるし，その専門性も異なっている。また，先述したように，屋敷に関する施術の知識や技術は，ミジケンダの歴史的居住地であり，現在では自然森林化しているカヤに由来するとされている。

　妖術使いや憑依霊として実体化されている悪，屋敷の秩序への違反や過失，時には祖霊によってもたらされる悪への対処，これが「施術の仕事」なのであり，それぞれに専門性を有している。ここでは，それぞれの施術の詳細を述べることはできないので，悪のエージェントとして実体化されている憑依霊と妖術使いおよびその妖術に対処する施術の特徴について，本章の議論と

の関係で簡潔に言及しておきたい。

　憑依霊は人間に外在するエージェントであり，通常，数十種類の精霊の存在が施術者によって指摘されている。精霊は人間に取り憑き，身体の内部に侵入するために憑依霊と呼ばれるわけだが，この憑依霊は人びとの身体的，精神的不調の原因として想定されている。憑依霊は人間の美，徳，善に嫉妬し，個々人の魅力や「いいところ」を奪い，独占したがる邪悪な存在である。一番分かりやすい例は，数ある憑依霊の中でも代表的なムルング（ムルングは字義通りには「至高神」であるが，憑依霊ムルングは憑依霊の中での「至高霊」である）と呼ばれる霊である。ムルングが女性に憑依した場合，下腹部に住み着き，妊娠を妨げたり，流産させたりするといわれている。子沢山（豊穣性は伝統的なミジケンダの価値観では徳であり，善である）の女性であるがゆえに，ムルング（基本的に女性の霊とされている）は女性の多産能力に嫉妬して子どもを産めないようにする。このとき，不妊が憑依霊ムルングによる病気の症状として経験されている。

　この不妊治療は，憑依霊を呼び出して（特定の楽器演奏と歌をともなう儀礼的な形態をとる），霊の要求を聞くことからはじまるが，通常，ムルングの要求は自分も子どもがほしいということである（cf. 浜本 1993）[9]。瓢箪が子どもとして差し出されるのであるが，霊は嫉妬深く，邪悪なわりには間抜け（おばか）なところがあり，瓢箪の子どもと実際の子どもとの区別がうまくできないために，瓢箪の子どもを自分の子どもとして喜んで受け取るらしい[10]。憑依霊の要求が満たされると，患者は治癒し，再び生殖能力を回復するという。また，憑依霊の施術者は，過去に自ら精霊に憑依され，憑依霊の患者としての経験を必ずもっている。憑依霊の施術者は，人間に外在する悪のエージェントとしての憑依霊に身体内部に侵入されて病気となるが，次に，霊の力を自らの治療能力へと変換し（たとえば，占いができるようになる），霊を制御する能力を身につけた専門家なのである。

　一方，妖術は呪薬，呪具，そして言葉によって人びとや人びとの所有物を攻撃する邪悪な術と考えられている（ミジケンダの妖術に関しては，Brantley 1979; Ciekawy 1998; 2001; 浜本 2009; 慶田 2002; Parkin 1991 などを参照のこと）。一般的には人びとの病気や死の原因の多くが，妖術のせいであると語

られる。妖術は憑依霊とは異なって，人間の内にある邪悪さ（特に嫉妬）と結びつけられており，妖術を行使する人間は妖術使いと呼ばれている。ミジケンダにおける妖術使いは，人間の邪悪な欲望が暴走した究極の悪の姿であるといってもよい。憑依霊の場合は人間に外在する精霊が嫉妬するのであるが，妖術の場合，嫉妬は人間の内にある欲望であり，また，個人が完全にはコントロールできないものである。人間の嫉妬は自己の一部でありながら，他者性をもつもの，すなわち自己制御が困難な欲望と考えられている。そして，誰しもがこの嫉妬を内にかかえているため，誰しもが妖術使いとしての可能性をもつ。

　妖術の施術者は妖術の予防，治療，さらには妖術使いとの対決までさまざまな施術を行うが，クフンドゥーラ（*kuhundula*:「逆転する」,「ひっくり返す」などの意味）と呼ばれる治療にその特徴がよく示されている。施術者は，患者に仕掛けられた妖術を「ひっくり返す」ことで，妖術の力を無効にする。このことは，施術者が基本的には妖術と同じ性質の力を行使できることを意味しており，実際に，妖術の施術者が妖術使いとして告発されるケースは非常に多い。強力な施術者であればあるほど，潜在的には究極の妖術使いである。妖術の施術者は，妖術を治療したり，妖術の効果を無効にする専門家であり，また，カリスマ的な施術者は妖術使いと直接対決し，妖術使いの術を封じ込めることができる専門家なのである。施術者の中でも，特に妖術の施術者は人びとに必要とされている一方で，非常に「いかがわしい」と考えられている。それは妖術の力と施術の力は基本的に同一であり，それを悪（妖術）として使用するか，善（施術）として使用するかは使用者個人の倫理に依存するほかはない一方で，ミジケンダの人びとは強力な力をもった人間が常に善であり続けることは極めて困難であるとの認識を共有しているからだと思われる。

VII. 結　語

　スワヴィの事例へと戻り，上記の作業から本章で立てておいた問い，スワヴィの運動はなぜ座礁したのか，そして，人びとは近代医療と施術の関係を

どのように捉えているのかについて，暫定的ではあるが結論を述べておきたい。

カコネニおよびカクユーニの住民たちは，Dr.シミウのモダニスト言説よりも，彼の施術者としての力に対してより強い関心を示していた。Dr.シミウは妖術使いをコントロールできる力があると噂されていたからである。ミジケンダの歴史には妖術使いを捕まえたり，妖術を封じ込めたりするカリスマ的な施術者が存在してきたが，Dr.シミウは大規模な反妖術運動を組織しようとしているのかもしれないという淡い期待を住民は抱いていた。そして，人びとはスワヴィ集会への施術者の参加・否参加それ自体を妖術使いを見分けるための「踏み絵」として眺めていた。なぜならば，「邪悪な施術者＝妖術使い」はDr.シミウによって自らの正体が暴露されることを恐れているために，集会には参加できないとの理屈が成り立っていたからである。逆に，集会に参加した施術者はとりあえずは妖術使いではないことを自己証明しようとする施術者とみなされていた。

けれども，先述した若者は「集会には妖術使いとみなされている施術者が含まれている。なぜ，彼らにまで〈医者〉としてのIDカードを発行しようとしているのか。今起こっていることは『悪＝妖術』の専門化にほかならない。まずは『いい施術者 (muganga mudzo)』と『悪い施術者＝妖術使い (muganga muii = mutsai)』を選別してからでないと話は始まらない」と述べていた。実際，少なくとも集会において，Dr.シミウは自らの施術の力を直接みせることはなかったし，先述したように，伝統医療が妖術と結びつけられることを忌避さえしていた。Dr.シミウは，あくまで近代医療と対等の医療者として自ら振る舞っていたため，歴史的に反近代のレッテルを貼られてきた反妖術運動を展開するわけにはいかなかったのである。しかしながら，人びとがDr.シミウに期待していたのは，近代医療を志向した施術の単なるデモンストレーションではなく，施術者たちを「いい施術者」と「悪い施術者」に区別し，「悪い施術者」を一掃することだった。Dr.シミウがモダニスト言説の内部に施術者を位置づけて，妖術との関係を否定しようとすればするほど，人びとの目には施術者に本来期待されている悪のエージェント（妖術使いや憑依霊）のコントロールの放棄と悪の力の是認にみえたのである。

スワヴィの伝統医療者としての専門職化運動は，施術者の企業家的側面の「カモフラージュ」というよりは，妖術使いの「カモフラージュ」として受け止められたのである[11]。

最後に，ミジケンダの人びとが施術者には悪のコントロールを期待しているのに対して，近代医療には悪のコントロールを全くといっていいほど期待していないようにみえる点に関して考察してみたい。

ミジケンダの言葉では，病気はウコンゴ（*ukongo*）といい，病人はムコンゴ（*mukongo*）という。動物にも同じ言葉が適用される。人間の治療は，いわゆる近代医療の医者（ドクター）や施術者（伝統医療者）が行うし，牛，山羊，羊などの家畜は近代的教育を受けた動物の医者，すなわち獣医が治療にあたる。近代医療者や獣医は医者（ドクター）ではあっても，施術者（ムガンガ）とは呼ばれない。

さらに興味深いのは，自転車，時計，椅子のようなモノが壊れたときにもキコンゴ（*kikongo*）という，病気や病人と同じ語幹の言葉が使用される点である。モノを修理する専門家はさすがに医者ではなく，技術的熟練者を意味するフンディ（*fundi*）と呼ばれる。近代医療の医者は，しばしばその知識や技術に関しては比喩的にフンディとして言及されることもあり，施術者よりも人間や動物の身体メカニズムを修復するフンディ（修理屋）に近い存在として捉えられている。フンディは特殊な知識と技術をもった専門家であるが，決して悪に対処する存在とは考えられていない。そして，ミジケンダの人びとはフンディには限界があることを知っている。「壊れたもの」「調子が悪くなったもの」は技術的に「治療（修復）」に成功することもあれば，失敗することもあるからである。そして，失敗に関する究極の責任をフンディには求めない。人にしろ，家畜にしろ，畑にしろ，モノにしろ，「調子が悪い」，「壊れている」，「病気である」，「機能しない」状態を治療，修復するための技術的限界や失敗は単なる事実以外のなにものでもない一方で，人びとがこれらの事実を自らの経験として語る際には，「一連の事象の生起に不可欠の一環ではなく，外部要因でありながら事象とかかわり，事象に特異な価値を与える何物か」（エヴァンズ=プリチャード 2000: 86），すなわち，ミジケンダにおいてはなんらかの悪が想定されており，その悪に対処するのはフン

ディではなく，施術者であると人びとは認識している。

　ある意味，ミジケンダの人びとは極めて合理的に近代医療を受容しているといえるかもしれない。なぜなら，本来は近代医療自体が抱えているはずの道徳的，倫理的問題はミジケンダ固有の悪の領域において再編され，個々人の病気経験のレヴェルで処理されるからである。このことは，ミジケンダの人びとが近代医療には過剰な期待を抱いておらず，医者（ドクター）を「生命の救済者」として聖人化していない態度にもあらわれている。近代医療は，大変優れた身体修復技術として尊敬され，受容されているのである。

　ミジケンダの人びとは悪の制御を医療の本質に組み込んできたミジケンダの施術と悪を含む道徳的，倫理的問題を削ぎ落した近代医療の双方を彼らに必要な医療システムとして受容している。とはいえ，施術者にしてみれば人びとの病気経験の悪の領域から脱却し，近代医療者と同等の地位を確立したいと願うのも無理からぬことである。けれども，施術自体が妖術や憑依霊といった悪を対象にし，さらには，悪の力を善へと変換することを通じて施術の力を獲得している限り，また，人びとも悪の制御を施術者に期待している限り，施術者が悪の執行者になるという可能性から逃れることはできないように思われる。悪の力を手にした人間が，自分の欲望や利益のためにその力を行使する誘惑に負けるのは自然であるというのがミジケンダの認識だからである。それゆえに，人びとの病気を治療し，人びとの不幸の解決に助力し続ける施術者は一目置かれる存在となる。施術者は施術者である限りにおいて，悪の力の使用を容認された唯一の善として存在するからである。

　さて，医療と悪に焦点をあててミジケンダの医療を眺めたときにみえてきたのは，異なる医療システムのラディカルなミジケンダ的統合とでも呼びたくなるような構図だった。西欧医療の優れた知識や技術を貪欲に受け入れる一方で，個々人を襲う病気経験はミジケンダ固有の悪の領域において意味が与えられるからである。もちろん，この構図を近代医療が完備した社会に直接当てはめることはできないわけだが，上述してきた作業から，近代医療においても医療と悪の関係を主題化することの意義を問うことはできるかもしれない。しかし，それは本章での私の役割を超えた仕事である。私の役割は，本書でさまざまな分野から考察されている医療の本質の一部に，近代医療の

周辺とでもいえる場所で育まれてきた，悪を前提とした医療的想像力を書き込むことくらいである。

謝辞

本章でのミジケンダに関する調査研究は，主として科学研究費補助金・基盤研究B（海外学術）「東アフリカ海岸地域におけるイスラムの多様性とネットワークに関する人類学的研究」（研究代表者：浜本満，慶田は研究分担者）2001-2003年度の助成で行われた。

また，本章を完成させることができたのは，2009年5月～2010年9月まで熊本大学文学部海外研修助成および個人研修制度を利用して，英国オックスフォード大学・社会文化人類学研究施設（ISCA）で研究する時間が与えられたからである。熊本大学文学部および総合人間学科のスタッフ全員に感謝している。海外研修中という事情もあり，本書の成立過程では他の執筆者との共同研究会に参加できず，また，意見の交換もできずにご迷惑をおかけしてしまったことをお詫びしておきたい。その分，編者の高橋先生には余計な手間をとらせてしまうことになったが，寛容な精神で対応していただきとても感謝している。

オックスフォード大学での受け入れに関しては，ISCAの前施設長のデヴィッド・パーキン教授(Pro.David Parkin, オックスフォード大学，オール・ソウルズ・カレッジ）および現施設長のデヴィッド・ゲルナー教授（Pro. David Gellner, オックスフォード大学，オール・ソウルズ・カレッジ）に大変お世話になった。さらに，エリザベス・スー博士（Dr. Elisabeth Hsu, オックスフォード大学，GTC グリーン・テンプルトン・カレッジ）が組織する「GTC医療人類学ディスカッション・グループ」主催のセミナーで，本章を基にした原稿を発表する機会に恵まれた（The professionalization of traditional healers and its failure among the Giriama of Malindi, Kenya. 9th March 2010）。その際，エリザベス博士をはじめグループのメンバーから示唆的なコメントをもらうことができたし，ギリアマ出身の大学院博士課程のイシュマエル・バーヤ（Ishmael Baya, オックスフォード大学，ミッション研究センター）および彼の指導教官のベン・ナイトン博士（Dr. Ben Knighton, オックスフォード大学，ミッション研究センター）からも貴重なコメントをもらうことができた。最後になったが，このセミナーで発表することになったのは，エリザベス博士のもとで博士論文を執筆中の野波侑里さんにエリザベス博士を紹介されたことが契機となっている。以上，すべての人

びとに感謝している。

注

1) ミジケンダは言語的，社会的，文化的に近接している9つの集団（ギリアマ，チョニィ，カウマ，カンベ，リベ，ジバナ，ラバイ，ドゥルマ，ディゴ）から構成されている人びとの総称であり，主としてケニア海岸地方の後背地に，南北（南はタンザニア国境まで，北はマリンディ，ラム島あたりまで）に帯状に広がって居住している。現在の総人口は100万人を超え，ケニア海岸地方の主要グループとなっている。2008年に，歴史的にはミジケンダの要塞村であり，現在は自然森林としての稀少価値が認められている「カヤ」が「ミジケンダの聖なるカヤの森林」として世界遺産（ユネスコ）の文化遺産に登録された（慶田：2010）。なお，私自身はギリアマを中心とした調査を行ってきており，本章で使用しているデータもギリアマに偏っている点をお断りしておきたい。

2) パーキンはケニア海岸地方に居住しているスワヒリとミジケンダの悪の観念に関して興味深い比較検討を行っている（Parkin 1986）。スワヒリとミジケンダはお互いに共通性をもったグループであると同時に，しばしば対極の価値をもったグループであるとの認識をもっている。パーキンは，双方の悪——ミジケンダは悪を人間の本質として捉えているのに対し，スワヒリはイスラームの影響もあって悪は神の領域の問題であると捉えている——を比較検討し，双方の異なる悪の観念が入れ替わりもする点を示唆しながら，悪の不確定性について論じ，不確定性を抱え込んでいる悪は人びとによって「容認される（entitled）」必要があるという。この「容認された悪（entitled evil）」はヒットラーの悪のように明確な形を与えられる（articulateされる）ものもあるが，明確な形を与えられないものもある。この論考においてパーキンは，クワシオルコル病の子どもへの適切な治療を断念し，死ぬことを受け入れてしまったようにみえるミジケンダの母親の行為に究極の悪を感じていたことを示唆し，そのようなパーキン自らの悪の感覚をミジケンダの人びととの反応を通じて再帰的に捉え直すという方法を採用している。パーキンはこの母親の悪を「容認された悪」と位置づけるが，それはヒットラーの悪とは違って，悪に明確な形を与えず（articulateしない），母親の行為に関する善悪の判断を保留し，その判断を未来へと委ねていると論じている。この論考の過程で言及されているミジケンダの悪と各施術との関係は本章で私が論じている点と重複しているものも多いが，本章では悪の概念そのものの分析よりも人びとの「医療」の捉え方のほうに焦点をあてている。

3) 私が遭遇した専門職化の運動では「伝統的」という言葉が使用され，特に「民族」という形では提示されてはいなかったので，本章では「伝統医療」や「伝統医療者」という用語を使用している。

4) 科学的にロマン化（近藤的には「カモフラージュ」）され，新しく開発されて市場に出回っている「ハーバリスト」の薬剤による被害がケニアでも問題になっている。近代医療の立場から，「ハーバリスト」の薬剤の一部は健康に害があるとして，その使用禁止を呼びかけるキャンペーンも行われている。例えば，ケニアの主要新

開 Daily Nation の Health Alarm as Kenyans Troop to Bogus Herbalists, 1st August 2009 や Be Warned, Herbal Prescriptions Could be Harmful, 7 February 2010 などの記事を参照のこと。
　一方で，タンザニア（ブルンディも含む）では，2007 年暮れ頃から「アルビノ」の人びとがつぎつぎと殺害の対象になっていることが問題となっていた（Story from BBC NEWS: http://news.bbc.co.uk/go/pr/fr/-/1/hi/world/africa/7935048.stm）。2009 年，この殺害に関与した 4 人に対して国は死刑の判決を言い渡したことが注目された。アフリカでは「アルビノ」の子どもを「邪悪な子ども」として忌み嫌う習慣があったが，タンザニアでは「アルビノ」の身体から作られた呪薬は特別の効能を発揮するとされ，「アルビノ」を殺して，施術者たちに高く買ってもらうという現象が起き，「アルビノ」の殺害が加速したのである。「アルビノ」から作られた呪薬は人びとに富と名声をもたらすとされ，人びとはこの呪薬を非常に高値で購入していたといわれている。この問題は国際的に非難されると同時に「アルビノ」の子どもたちは保護され（Daily Nation, Human Body Parts Don't Create Wealth, 17 September 2009; 300 Albino Children Go into Hiding, 20 November 2009），また，歌手のサリフ・ケイタ（マリ共和国出身の世界的に有名なワールドミュージックのパイオニアの 1 人で彼自身も「アルビノ」である）なども立ち上がる人権問題に発展しているが，いまだに「アルビノ」の呪薬は闇の市場価値があるという。このように，施術者の治療や呪術的効能を可能にする力は，しばしばもっとも邪悪にみえる方法で獲得された力，あるいはその社会であらかじめ悪として想像された力と同一のものなのである。

5) もちろん近代医療の専門家と等価ではない。また，アフリカの施術者たちが専門職者の証である「資格」や「認定証」に強い関心をもっている点については歴史的な検討を必要とする（Last and Chavunduka 1986）。
6) カヤは歴史的にはミジケンダが外敵から身を護るための要塞村であったが，20 世紀初頭に人びとはカヤから出奔し，ケニア海岸後背地一帯に分散，居住していた。カヤは無人化し，自然森林化したが，カヤはミジケンダのアイデンティティの中心として存在し続けていた。パーキン（Parkin 1991）は，西欧的な観念からすると「聖なる」ものの特徴を有していないカヤの森林が，ミジケンダの人びとにとって「聖なる空間」であり続けた点に着目し，カヤを「聖なる空白（sacred void）」と呼び，空白，空虚であるがゆえに新しい意味の生産を可能にする意味論的な結節点として捉えていた。また，カヤは無人化したと言われてはいるが，実際には，ごくわずかのカヤの長老（kaya elders）がカヤに住み続け，カヤを護ってきたともいわれている。ただし，パーキンはカヤの長老の世俗性，政治性を指摘し，カヤの長老自体は聖なるものとしては認識されてはいなかったと述べている。21 世紀になり，カヤは世界遺産の仲間入りをするが，カヤの長老たちはミジケンダの伝統文化を用いて自然森林としてのカヤを守護する伝統的権威として期待されている。この長老たちが有する伝統的知識と技術は基本的には施術に関するものであり，カヤに由来する施術はミジケンダでも最も権威ある施術として暗黙に認められてきた。
7) カコネニは，正確にはジローレ・ロケーションのサブ・ロケーションのひとつであるが，ロケーションのチーフ事務所はカコネニにある。また，集会の開催場所は

カコネニであったが，ジローレ・ロケーションの施術者たちが参加の対象となっていたので，集会それ自体はジローレ・ロケーションの催しとなっていた。
8）ケニアでは，しばしば写真やビデオの撮影はトラブルのもとになるため，私は現地の人びととかなりの信頼関係ができたと判断した後で儀礼などの写真を撮影するようにしていた。また，ビデオ撮影はそれまでの調査では行っていなかった。スワヴィの運動の際は，現地の施術者の代表とカコネニの世話役，さらには集まっていた施術者たちの了承を事前に得てビデオ撮影をすることにしたのだが，Dr.シミウの許可を得ていなかったため，彼は最初撮影を拒否した。本文でも述べているように，最終的には私をモダニスト言説に巻き込む形で撮影を許可した。おそらく，この一件は現地の「伝統」をめぐる表象の問題としても重要な位置を占めていると思うが，本章ではこの点に関しては詳しく論じることができない。
9）浜本はミジケンダのドゥルマで調査を行っており，「ドゥルマの占いにおける説明のモード」（1993）で憑依霊ムルングについて言及している。ギリアマにおいてもムルングに関しての特徴はほぼ同じであるといってよい。
10）私はしばしば「白人の霊」（基本的にはヨーロッパ系の「白人（*muzungu*）」の特徴をもった霊とされているが，日本人も「白人」のカテゴリーに入っている）が治療などの対象となったときに重宝された。「白人の霊」は，実際の「白人」たちが所有している時計，サングラス，靴，こうもり傘，タバコ，香水など，特に高価なもの，珍しいものを要求するのだが，マリンディのインドやアラブ商人（彼らは「白人」とは呼ばれない）から安く購入した品々でもかまわないというのである。また，日本人は「白人」の一部として認識されているから，私が所有しているものはそれが何であろうと憑依霊は喜ぶという。憑依霊は自らが要求しているものが実際どんなものであるのかよく知らず，「間抜け」なところがあると施術者たちは語っていた。なお，「白人の霊」については浜本の示唆的な論考（1985）を参照のこと。
11）類似した現象は「妖術法（witchcraft act）」をめぐって生じている（Waller 2003）。英国の植民地時代から現在に至るまで，ケニアの人びとが妖術使いを殺害するという事件は続いているが，「妖術法」は妖術を行使したとされる人物に適応される法として制定されたにもかかわらず，実際は，妖術使いを「匿う」法であると人びとに理解されていたからである。なぜなら，多くの場合，人びとは妖術使いによって家族が殺され，さらなる被害が起きるのを防ぐために妖術使いを殺害したと主張し，妖術使い襲撃や妖術使い殺しが正当であった（正義であった）ことを法廷でも堂々と証言していたのであるが，近代の法廷ではその正当性は認められず，単なる暴行や殺人として加害者の罪がとわれたからである。西欧の法は妖術使いを裁かないどころか，妖術使いの罪（現地の人びとにとっての）を「カモフラージュ」するものとみなされていた。人びとは，近代医療が「起業家」の「カモフラージュ」ではなく，近代の法廷と同様に「妖術使い」の「カモフラージュ」になっている点に「いかがわしさ」をみいだしていたのである。

引用文献

Brantley, Cynthia. 1979. An Historical Perspective of the Giriama and Witchcraft

Control. *Africa: Journal of the International African Institute* 49: 112-133.
Ciekawy, Daine. 1998. Witchcraft and Statecraft: Five Technologies of Power in Colonial and Postcolonial Kenya. *African Studies Review* 20: 62-72.
―――. 2001. Utsai as Ethical Discourse: A Critique of Power from Mijikenda in Coastal Kenya. *Witchcraft Discourses: Anthropological and Philosophical Exchanges*, ed. George C. Bond and Diane M. Ciekawy, Athens: Ohio University Press, pp. 158-189.
エヴァンズ・プリチャード, E. E.『アザンデ人の世界――妖術・託宣・呪術』向井元子訳, 東京：みすず書房, 2000年．
フーコー, ミシェル.『臨床医学の誕生』神谷美恵子訳, 東京：みすず書房, 2000年．
浜本満.「憑依霊としての白人～東アフリカの憑依霊信仰についての一考察」,『社会人類学年報』11: 35-60, 1985年．
―――.「死を投げ棄てる方法：儀礼における日常性の再構築」,『人類学的認識の冒険』田辺繁治編, 同文舘, 333-356頁, 1989年．
―――.「ドゥルマの占いにおける説明のモード」,『民族学研究』58-1: 1-28, 1993年．
―――.「開発とウィッチ・ハント：ケニアコーストにおける地域行政と妖術信仰」,『東アフリカにおける暴力の諸相に関する人類学的研究』, 平成18年度―平成20年度科学研究費補助金（基盤研究B・海外学術）研究成果報告書, 熊本大学文学部文化人類学研究室発行, 71-149頁, 2009年．
―――.「いかさま施術師の条件：治療実践における見掛けの構築について」,『九州大学大学院教育学研究紀要』12（通巻 第55集）: 49-84, 2010年．
慶田勝彦.「妖術と身体――ケニア海岸地方における翻訳領域」,『民族学研究』67-3: 289-308, 2002年．
―――.「スピリチュアルな空間としての世界遺産――ケニア海岸地方・ミジケンダの聖なるカヤの森林」,『宗教の人類学』吉田匡興・石井美保・花渕馨也編, 横浜：春風社, 2010年, 239-271頁．
近藤英俊.「カモフラージュとしての専門性――ナイジェリア・カドゥナにおける伝統医療の専門職化をめぐって」,『民族学研究』63-7: 269-288, 2002年．
Last, Murray. 1986. Introduction: Ambiguities and Definitions. *The Professionalization of African Medicine*, ed. Murray Last and Gordon Chavunduka, Manchester: Manchester University Press, pp.1-19.
Last, Murray and Chavunduka, Gordon, eds. 1986. *The Professionalization of African Medicine*. Manchester: Manchester University Press.
McIntosh, Janet. 2009. Elders and 'Frauds': Commodified Expertise and Politicized Authenticity among Mijikenda. *Africa* 79: 35-52.
奥野克巳.「土着の実践から民族医療へ――近代医療との交差を中心として」,『民族学研究』63-7: 249-268, 2002年．
Parkin, David. 1986 (1985). Entitling Evil: Muslims and non-Muslims in Coastal Kenya. *The Anthropology of Evil*, ed., David Parkin. Blackwell Publishers, pp.224-243.

―――. 1991. *Sacred Void: Spatial Images of Work and Ritual among the Giriama of Kenya*. Cambridge: Cambridge University Press.

Rubel, Arthur J. and Hass, Michael R. 1996. Ethnomedicine, *Medical Anthropology: Contemporary Theory and Method*, Revised Edition, ed. Carolyn F. Sargent and Thomas M. Johnson, Westport, CT: Praeger Publisher, Chap.6.

Vaughan, Megan. 1992. *Curing Their Ills: Colonial Power and African Illness*, Stanford: Polity Press.

Waller, Richard D. 2003. Witchcraft and Colonial Law in Kenya. *Past and Present* 180: 241-275.

著者紹介 （執筆順）

宮川俊行（みやかわとしゆき）　長崎純心大学大学院人間文化研究科教授（倫理学）

船木　亨（ふなきとおる）　専修大学文学部哲学科教授（フランス現代哲学）

西田晃一（にしだこういち）　熊本大学イノベーション推進人材育成センター特任助教（倫理学，応用倫理学，日本思想）

コンスタンティン・S. クルーツキー　ノブゴロド州立大学医学教育学部准教授

浅井　篤（あさいあつし）　熊本大学大学院生命科学研究部教授（医療倫理）

稲葉一人（いなばかずと）　中京大学法科大学院教授，熊本大学客員教授，元大阪地方裁判所判事（生命医療倫理学，紛争解決学）

八幡英幸（やはたひでゆき）　熊本大学教育学部教授（倫理学）

藤井　可（ふじいたか）　佐賀大学医学部講師（生命・環境倫理学，医療倫理学）

石井トク（いしいとく）　日本赤十字北海道看護大学学長（看護学）

森田敏子（もりたとしこ）　熊本大学大学院生命科学研究部教授（看護学）

前田ひとみ（まえだひとみ）　熊本大学大学院生命科学研究部教授（看護学）

高橋隆雄（たかはしたかお）　熊本大学大学院社会文化科学研究科教授（倫理学）

岡部　勉（おかべつとむ）　熊本大学文学部教授（哲学）

北村俊則（きたむらとしのり）　北村メンタルヘルス研究所所長（精神医学）

木島伸彦（きじまのぶひこ）　慶應義塾大学心理学研究室准教授（心理学）

松田　純（まつだじゅん）　静岡大学人文学部教授（人間学）

中川輝彦（なかがわてるひこ）　熊本大学大学院社会文化科学研究科准教授（社会学）

慶田勝彦（けいだかつひこ）　熊本大学文学部教授（文化人類学，アフリカ研究）

〈熊本大学生命倫理論集4〉
医療の本質と変容
──伝統医療と先端医療のはざまで──

2011年4月30日　初版発行

編　者　　高　橋　隆　雄
　　　　　北　村　俊　則

発行者　　五十川　直　行

発行所　　㈶九州大学出版会
　　　　　〒812-0053　福岡市東区箱崎7-1-146
　　　　　　　　　　　九州大学構内
　　　　　電話 092-641-0515（直通）
　　　　　振替 01710-6-3677
　　　　　印刷／城島印刷㈱　製本／篠原製本㈱

Ⓒ 2011 Printed in Japan　　　ISBN978-4-7985-0052-2

〈熊本大学生命倫理論集〉

1 **日本の生命倫理**——回顧と展望——
高橋隆雄・浅井 篤 編　　　　　　　　　　A5判 404頁 3,800円

2 **自己決定論のゆくえ**——哲学・法学・医学の現場から——
高橋隆雄・八幡英幸 編　　　　　　　　　　A5判 320頁 3,800円

3 **生命という価値**——その本質を問う——
高橋隆雄・粂 和彦 編　　　　　　　　　　A5判 352頁 3,800円

〈熊本大学生命倫理研究会論集（全6巻）〉

1 **遺伝子の時代の倫理**
高橋隆雄 編　　　　　　　　　　　　　　　A5判 260頁 2,800円

2 **ケア論の射程**
中山 將・高橋隆雄 編　　　　　　　　　　A5判 320頁 3,000円

3 **ヒトの生命と人間の尊厳**
高橋隆雄 編　　　　　　　　　　　　　　　A5判 300頁 3,000円

4 **よき死の作法**
高橋隆雄・田口宏昭 編　　　　　　　　　　A5判 320頁 3,200円

5 **生命と環境の共鳴**
高橋隆雄 編　　　　　　　　　　　　　　　A5判 250頁 2,800円

6 **生命・情報・機械**
高橋隆雄 編　　　　　　　　　　　　　　　A5判 250頁 2,800円

自己決定の時代の倫理学——意識調査にもとづく倫理的思考——
高橋隆雄　　　　　　　　　　　　　　　　A5判 232頁 4,200円

生命の倫理——その規範を動かすもの——
山崎喜代子 編　　　　　　　　　　　　　　A5判 326頁 2,800円

生命の倫理2——優生学の時代を越えて——
山崎喜代子 編　　　　　　　　　　　　　　A5判 352頁 3,000円

（表示価格は本体価格）　　　　　九州大学出版会